JN287654

Anatomy and Human Movement Pocketbook

機能解剖
ポケットブック

Nigel Palastanga
Roger Soames
Dot Palastanga

訳 野村 嶬　佛教大学保健医療技術学部理学療法学科・教授

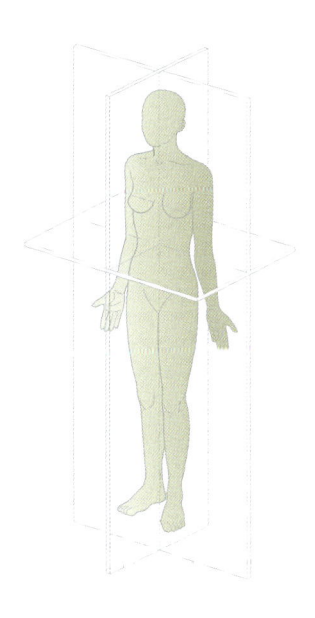

医学書院

■ 著者

Nigel P. Palastanga MA BA FCSP DMS DipTP
 Pro Vice Chancellor, Cardiff University (and Department of Physiotherapy Education), Cardiff, UK

Roger SOAMES BSc PhD
 Centre for Anatomy and Human Identification, College of Life Sciences, University of Dundee, Dundee, UK

Dot Palastanga MA MCSP CertEd(HE)
 Lecturer, Department of Occupational Therapy Education, Cardiff Unversity, Cardiff, UK

Authorized translation of the original English language edition:
"Anatomy and Human Movement Pocketbook"
by Nigel P. Palastanga, Roger W. Soames and Dot Palastanga
is published by arrangement with Elsevier Limited, Oxford, United Kingdom

First edition ©2008 Elsevier Limited
©First Japanese Edition 2009 by IGAKU-SHOIN Ltd.,Tokyo

Printed and bound in Japan

原書名：Anatomy and Human Movement Pocketbook
Elsevier社との契約に基づく翻訳出版

機能解剖ポケットブック

発　行　2009年8月1日　第1版第1刷
　　　　2010年7月15日　第1版第2刷
訳　者　野村　嶬（のむら　さかし）
発行者　株式会社　医学書院
　　　　代表取締役　金原　優
　　　　〒113-8719　東京都文京区本郷1-28-23
　　　　電話 03-3817-5600（社内案内）
組　版　ビーコム
印刷・製本　三美印刷

本書の複製権・翻訳権・上映権・譲渡権・公衆送信権（送信可能化権を含む）は㈱医学書院が保有します．

ISBN978-4-260-00825-9

JCOPY 〈(社)出版者著作権管理機構　委託出版物〉
本書の無断複写は著作権法上での例外を除き禁じられています．複写される場合は，そのつど事前に，(社)出版者著作権管理機構（電話 03-3513-6969，FAX 03-3513-6979，info@jcopy.or.jp）の許諾を得てください．

訳者まえがき

　本書は，現在5版まで発刊され欧米でよく使用されている，700頁を超える大著である「anatomy and human movement structure and function」のエッセンスを抜粋し，再編集したポケットブックの翻訳書である．したがって，本書だけで人体構造の全体像を学ぶことは量的に適切ではない．むしろ，本書は一通り人体解剖学を学んだ方々が臨床現場や現場への行き帰りの電車内などで確認や復習のために手軽に利用していただくのに適している．

　本書はポケットブックでありながら，驚くほど多くの図を本文とバランスよく同じ頁に配置し，本文では「人の動き」を担う骨，関節，靱帯，筋，神経およびそれらに関連する主要な疾患が簡潔に記述されている．医学的知識を手軽に得るツールとして医学電子辞書は大変有用である．しかし，医学電子辞書では「人の動き」に関連した諸構造の説明はもちろん一通り掲載されているけれども，それらが図解されているものは少ない．「人の動き」に関連した諸構造は図解されていないとイメージし難いものも多くある．その点で本書は優れているので，重要ポイントを指摘したポケットブックとして有用であろう．

　臨床現場やスポーツ関連の施設で働く若いPT，OT，看護師，柔道整復師，鍼灸師，スポーツトレーナーなどのコ・メディカルスタッフや健康科学関連分野で活躍中の方々に大いに活用していただければ幸いである．

　本書の出版にあたり，御尽力いただいた医学書院の関係者の皆様に御礼を申し上げます．

2009年6月

野村　嶬

まえがき

　Nigel Palastanga と Roger Soames は『Anatomy and Human Movement (*AHM*)』の執筆と発刊にほぼ20年間関わってきた．そして，その5版の発刊となった今，*AHM* は非常に成功した解剖学テキストとなった．*AHM* は解剖学を詳細に記載しているので，どうしても大著となり重くもなる．そこで，多くの場で学生や臨床家から *AHM* の内容を変更することなく，携帯できるより小さいポケットブックの発刊を依頼された．この要請に応えて，Dot Palastanga が著者として加わった．彼は理学療法士と作業療法士の解剖学教育の経験豊かな教師であり，*AHM* の初版からこれまでの版のすべてに深く関わっている．

　このポケットブックのアイディアは，詳細なテキストである *AHM* の内容をより扱いやすいものに凝縮することで，とりわけ健康科学の分野で専門領域の発展のために解剖学を学ぶ方々を支援することである．しかし，本書の内容は多くの専門領域に必要とされる解剖学的知識のレベルからすれば不十分と言わざるを得ない．したがって，本書は解剖学的知識を得る最初でかつ唯一のものとして役立つよりも，むしろ解剖学的知識の復習に有用であろう．また，本書は小型なので臨床の場面で実習生や臨床家が確認や復習のために素早く利用できるであろう．この点は，別売りの *AHM* 学習カード*でもさらに補うことができる（*訳注 本書の著者によって作成されたカード形式による著作）．

　本書の図は *AHM* から引用した．特に主要な関節に関連した機能的な筋群を示す場合には複数の図を一緒にした．また，本書の図は主要な関節を中心にして局所的に描かれている．

NPP / RS / DP

目次

1 総論　　1

面と方向　2
動き　3
骨　5
関節　6
筋　7
末梢神経　8
てこ　9
皮膚　10
リンパ系　11

2 上肢　　13

序論　14
上肢帯　15
肩関節　24
肘関節　35
前腕　44
手関節と手根　51
手　60
まとめ – 筋と動き　81
神経支配　82
血管　88

3 下肢　　89

序論　90
下肢帯　91
股関節　98
膝関節　112
脛腓関節　125
足関節　129
足　133
足関節と足　141
まとめ – 筋と動き　151
神経支配　152
血管　159

4 体幹と頸部　　161

胸部　162
脊柱　174
まとめ – 筋と動き　198
神経支配　199
血管　207
腹部と骨盤　209

5 頭部と脳　　215

頭蓋　216
耳　229
目　230

索引　231

第1章

総論

面と方向 2
- 解剖学的位置
- 面
- 方向

動き 3
- 前腕の動き
- 足の動き

骨 5
- 骨発生
- 骨の成長とリモデリング

関節 6

筋 7

末梢神経 8

てこ 9

皮膚 10

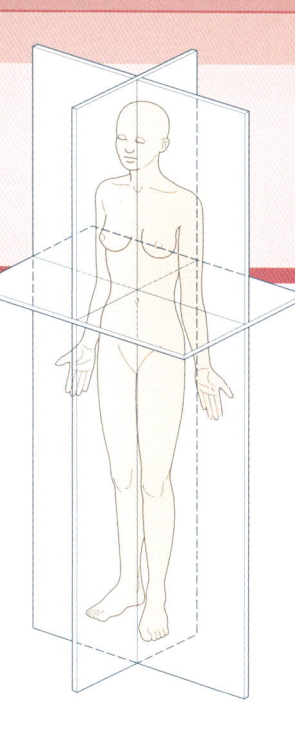

リンパ系 11
- 臨床解剖

面と方向

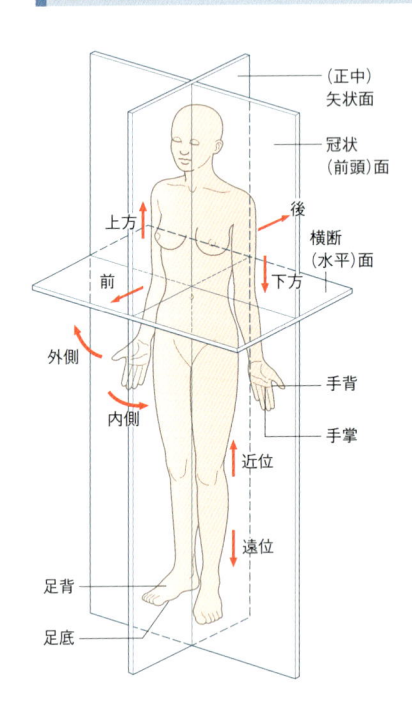

図中ラベル:
- （正中）矢状面
- 冠状（前頭）面
- 横断（水平）面
- 上方／下方
- 前／後
- 外側／内側
- 手背／手掌
- 近位／遠位
- 足背／足底

解剖学的位置

直立して前方を向き，両下肢を合わせ足は趾先が前方を向く姿勢とする．そして上肢を体側に付け手掌が前方を向く姿勢が**解剖学的位置**である（図）．

面

互いに直交して人体を貫く3つの基準面を想定する．すなわち**(正中)矢状面**は人体を前から後に貫き，人体を左右対称に分ける：この面に平行な面は**傍矢状面**である．**冠状(前頭)面**は矢状面に直交し，人体を上端から下端に貫き，人体を前後に分ける．**横断(水平)面**は矢状面や冠状面に直交し，人体を上下に分ける：横断面のレベルは表示される．

方向

方向を表す用語は人体構造の位置を以下のように記載できる．

前方 前方へまたは前方に．
後方 後方へまたは後方に．
上方 上方に．
下方 下方に．
外側 正中面または正中線から遠い．
内側 正中面または正中線に近い．
遠位 体幹または四肢の基部からより遠い．
近位 体幹または四肢の基部により近い．
浅側 人体表面または皮膚により近い．
深側 人体表面または皮膚から遠い．

動き

　動きは通常 2 つまたはそれ以上の面で同時に生じるが，動きを定義された運動軸ごとに分けて記載することは便利である．横断軸を運動軸とした傍矢状面の動きは**屈曲**と**伸展**である；前後軸を運動軸とした冠状面の動きは**外転**と**内転**である；垂直軸を運動軸とした横断面の動きは**内旋**と**外旋**である．

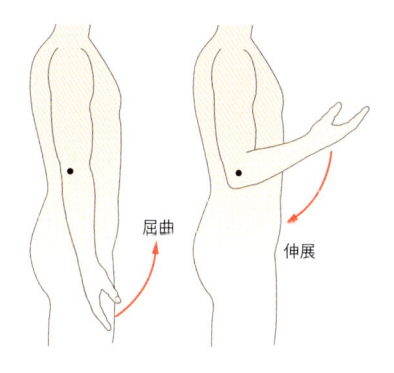

屈曲　隣り合う人体部分の前面が近づく動き（例：肘関節），あるいは後面が近づく動き（例：膝関節）．
伸展　互いに向き合う面が遠ざかる動き，すなわち関節を伸ばす動き．中間位（解剖学的位置）から屈曲とは反対方向への動きもまた伸展である．

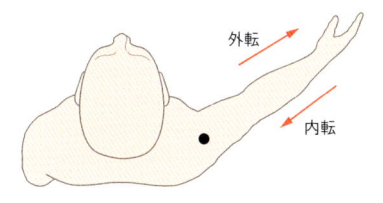

外転　四肢を正中線から遠ざける動き．
内転　四肢を正中線に近づける動き．

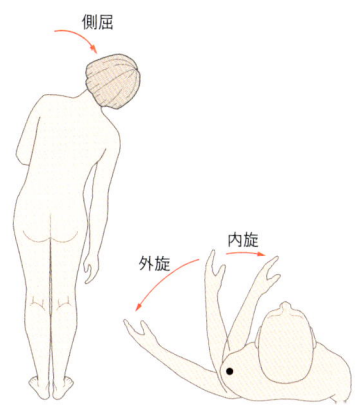

側屈　体幹を正中線から遠ざける動き．
内旋　四肢の一部分の前面が正中線方向に回旋する動き．
外旋　四肢の前面が正中線方向からそれるように回旋する動き．

回外位　回内位

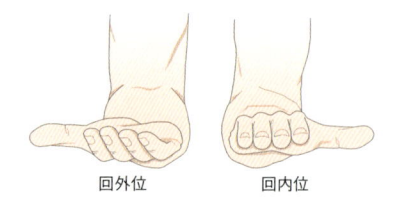

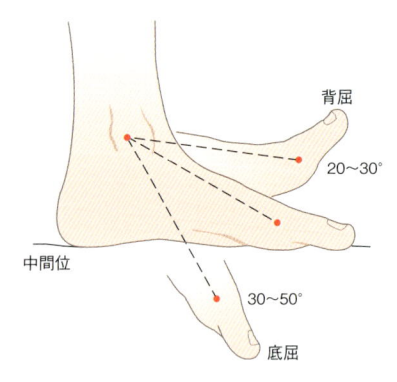

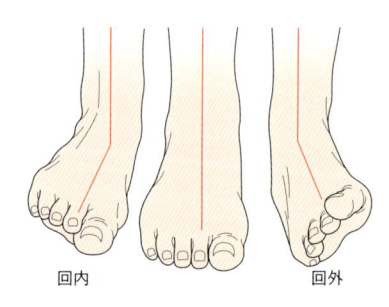

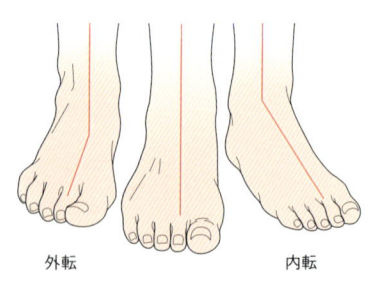

前腕の動き

回外　手掌が前方を向く動き．
回内　手掌が後方を向く動き．

背屈 20〜30°
中間位
底屈 30〜50°

足の動き

底屈　足背が下腿の前面から遠ざかる動き．
背屈　足背が下腿の前面に近づく動き．

回内　　回外

回外　足の前部を足底が内側を向くように回旋する動き．回外は常に足の内転を伴う．
回内　足の前部を足底が外側を向くように回旋する動き．回内は常に足の外転を伴う．
外返し　足底を外側に向ける足全体の動き：回内と外転の複合した動き．
内返し　足底を内側に向ける足全体の動き：回外と内転の複合した動き．

外転　　内転

骨

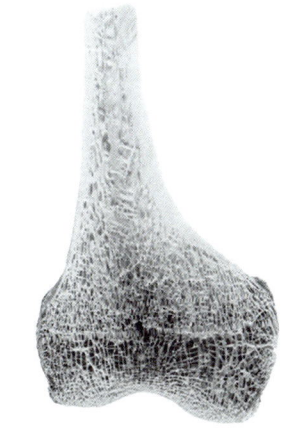

骨は，丈夫さと弾性の源である線維性結合組織と，硬さの源である無機塩類からなる複合物であり，周囲を密性結合組織である骨膜で包まれている．骨はカルシウムの貯蔵庫であり，絶えず体液との間でカルシウムのやりとりをしている．

骨は形態的には，骨幹と2つの広がった骨端を有する**長管骨**，**短骨**，**扁平骨**，および**不規則骨**に分類される．

長管骨の骨端，短骨，不規則骨などに存在する海綿骨には，骨梁が圧迫力，伸張力および剪断力に抗する方向に配置している．緻密骨は海綿骨の外側を薄く被い，長管骨の骨幹では厚い．

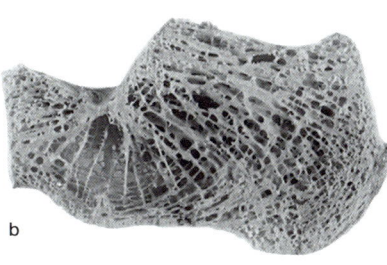

緻密骨と海綿骨：(a)大腿骨の骨幹と遠位骨端の冠状断面；(b)踵骨の傍矢状断面

骨発生

膜内骨化は，中胚葉に無機塩類が沈着する：頭蓋冠，下顎骨および鎖骨で生じる．
軟骨性骨化は，硝子軟骨が骨に置換する：上記以外のすべての骨で生じる．
骨化中心は骨化が始まる部位である：一次骨化中心は出生前に出現するが，二次骨化中心は出生後に現れる．

骨の成長とリモデリング

成長過程では骨は形を変える．成人では骨は血中のホルモン濃度と長期間加えられた力に反応して絶えずリモデリング(再造形)している．骨の成長とリモデリングは**破骨細胞**と**骨芽細胞**の平衡した活性に依存する．長管骨の長さの成長は骨幹と骨端の間に位置する**骨端成長板**で起こる：骨端成長板がなくなると長さの成長は止まる．

関節

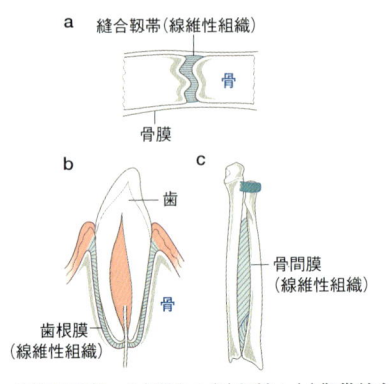

線維性関節：(a)縫合；(b)釘植；(c)靭帯結合

線維性関節では，連結部に線維性組織が介在していて通常はほとんど動かない．3つのタイプ，すなわち縫合，釘植，靭帯結合がある．

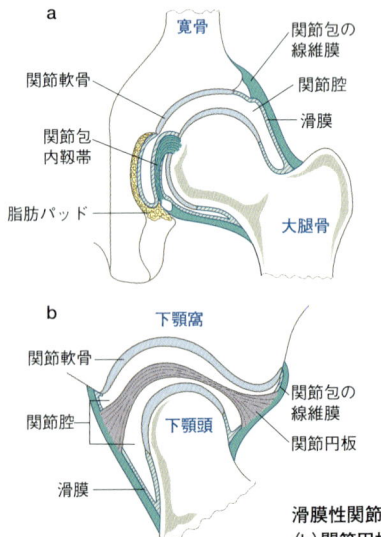

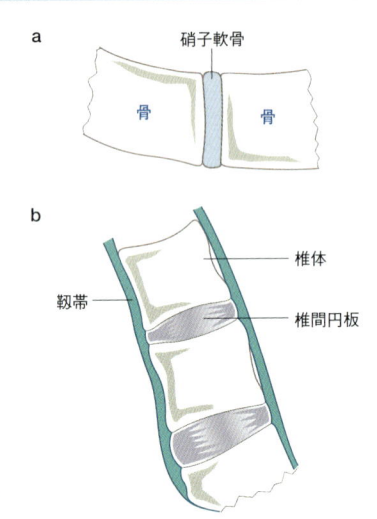

軟骨性関節：(a)一次；(b)二次

軟骨性関節では，連結部に連続的な軟骨性パッドが介在していて限られた動きのみが可能である．2つのタイプ，すなわち一次軟骨性関節と二次軟骨性関節（線維軟骨結合）がある．

滑膜性関節はしばしば靭帯で補強されている関節包の線維膜で包まれていて自由に動き，関節包を裏打ちしている滑膜は潤滑油の働きをする滑液を関節腔に分泌する．滑液包は滑膜性関節と関係している．関節面は一般に硝子軟骨でカバーされている．滑膜性関節は，関節面の形態と可能な動きによって，平面関節，鞍関節，蝶番関節，車軸関節，臼状関節，顆状関節，楕円関節に分けられる．

滑膜性関節：(a)関節円板がないもの；(b)関節円板があるもの

筋

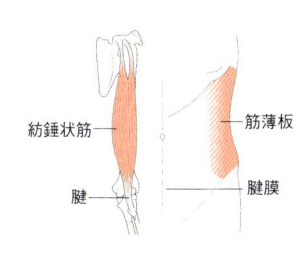

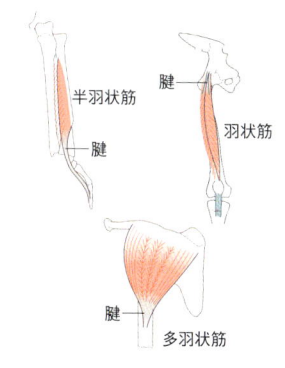

平滑筋は血管や中空性器官の壁を構成し，骨格筋よりもゆっくりと収縮し筋力は弱い．**心筋**は心臓を作る．

骨格筋は，筋全体の牽引線に対して平行にまたは斜めに配列する筋線維束を有する．

平行な線維束は**紡錘状筋**または広くて薄い**筋薄板**を作るが，これらは長さをかなり短縮できるが筋力は相対的に弱い．

斜めに配列する筋線維束（**羽状筋群**）は紡錘状筋に比べて短縮距離は短いが，より強い筋力を発揮する．**半羽状筋**は腱の片側に付着する筋線維束を有する；**羽状筋**は腱につながる中隔の両側に付着する筋線維束を有する；**多羽状筋**は複数の羽状筋の間に中間隔壁を有する．

筋は収縮すると張力を発生する．張力が一定である場合は**等張性収縮**である；**求心性収縮**では筋は短縮するのに対し，**遠心性収縮**では筋は伸張する．外から加えられた力に対して筋の長さが変化しない場合は**等尺性収縮**である．

個々の筋線維は結合組織である**筋内膜**で取り囲まれ，平行な**筋線維束**は**筋周膜**で取り囲まれ，さらに筋線維束のグループは**筋上膜**で取り囲まれている．

筋は，平行密性結合組織からなる索状または平らな帯状の**腱**，または薄板状の**腱膜**によって骨に付着する．

摩擦を受ける腱は，例えば膝蓋骨などの種子骨を生み，種子骨はてこの作用を増加させたり筋の作用方向を変える．

筋線維束の配列

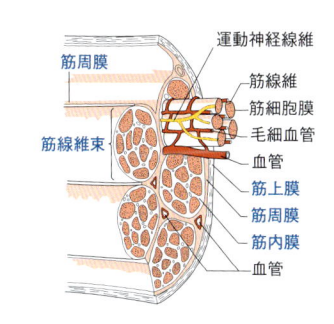

筋の構成

末梢神経

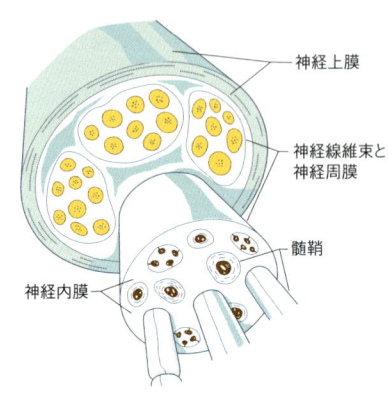

末梢神経は，髄鞘で包まれた**有髄線維**と陥入したシュワン細胞膜で取り囲まれた**無髄線維**からなる.

個々の有髄線維と無髄線維は結合組織である**神経内膜**で，軸索の束(**神経線維束**)は**神経周膜**で，さらに神経線維束のグループは**神経上膜**で，それぞれ包まれている.

求心性(感覚)線維は末梢での事象に関する神経情報を中枢神経系に伝えるのに対して，**遠心性(運動)**線維は神経情報を中枢神経系から末梢に伝え末梢での筋収縮などの反応を引き起こす.

末梢神経

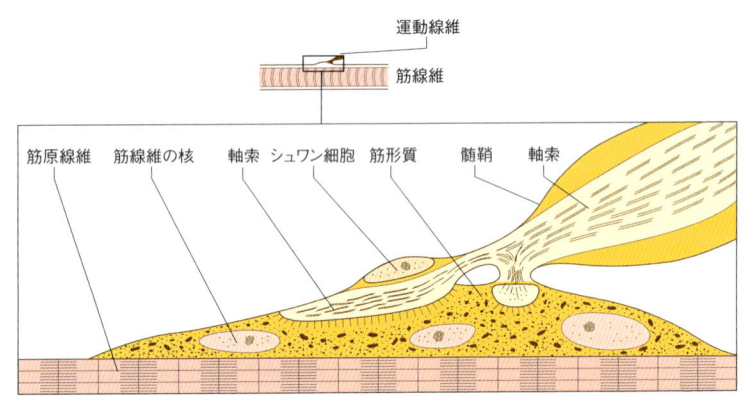

神経筋接合部

神経筋接合部は運動線維の軸索終末部と筋線維との複合部である．神経線維は筋線維に近づくと，筋線維の細胞膜上で扁平状に広がる：神経筋接合部はシュワン鞘によって周囲の部位から隔離される.

筋線維に接する神経線維の軸索終末部は**接合部前膜**であり，接合部の筋線維膜は**接合部後膜**である：この2つの細胞膜の間には間隙がある．軸索終末には，活動電位が軸索終末に達すると放出される神経伝達物質(アセチルコリン)を貯蔵している小胞を含む．放出されたアセチルコリンは間隙を拡散して接合部後膜上に存在する受容体と結合し，その結果，筋線維膜に発生した活動電位によって筋収縮がもたらされる.

てこ

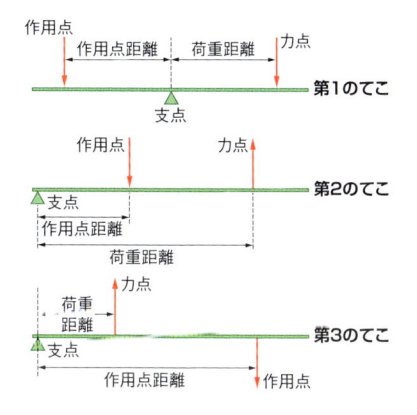

作用点／作用点距離／荷重距離／力点／**第1のてこ**／支点

作用点／力点／**第2のてこ**／支点／作用点距離／荷重距離

荷重距離／力点／**第3のてこ**／支点／作用点距離／作用点

てこの原理と作用は骨にかかる力を考える際には重要である．骨は支点である関節を中心に回転するてこである；関節と力点（筋により力がかかる点）との距離は**荷重距離**であり，関節と作用点（負荷がかかる点）との距離は**作用点距離**である．

3種類のてこが存在する：
- 第1のてこでは，筋が働く力点と作用点が支点である関節の反対側にある．
- 第2のてこでは，作用点が力点と支点である関節の間にある．
- 第3のてこでは，力点が作用点と支点である関節の間にある．人体で最も多い．

最大の種子骨である膝蓋骨は膝関節での大腿四頭筋のてこ作用を増加させる(a)．
上腕二頭筋は第3のてこの力点に働く(b)．筋活動の主要な部分は動きを引き起こす方向よりも関節を安定化させる方向に向けられている．

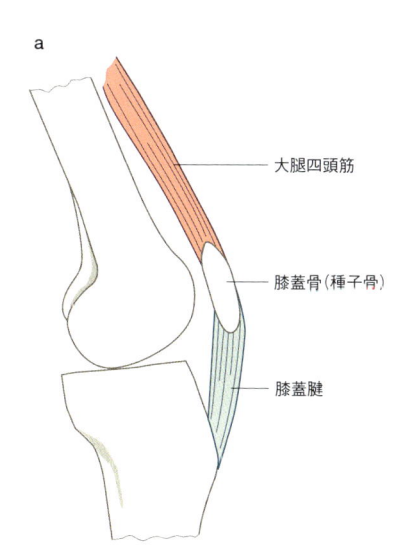

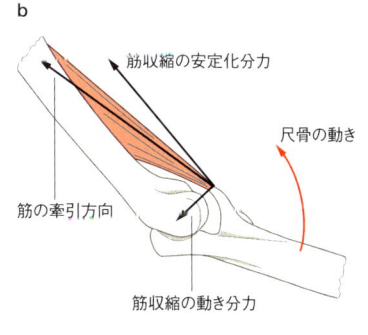

てこ

a
大腿四頭筋
膝蓋骨（種子骨）
膝蓋腱

b
筋収縮の安定化分力
尺骨の動き
筋の牽引方向
筋収縮の動き分力

(a)膝蓋骨は筋のてこ作用を増加させる；(b)上腕二頭筋は第3のてことして働く

皮膚

体表にある**表皮**は数層の細胞層からなるが、その細胞層は表面に移動して角質化し、やがて死ぬ。表皮の基底面はより深側の真皮と堅く結合している。表皮には血管は分布しないが感覚神経終末は存在する。表皮のメラニン細胞が皮膚の色素沈着を引き起こす。

真皮は血管、リンパ管、神経と感覚神経終末、毛包、汗腺、脂腺、平滑筋(立毛筋)、脂肪などを含む。真皮の深側面には、血管や神経が走行している皮下組織が陥入する。真皮より深側の皮下組織は血管、リンパ管、毛包の基部、汗腺や脂腺の分泌部、皮神経や感覚神経終末、脂肪、弾性線維などを含む疎性結合組織である。

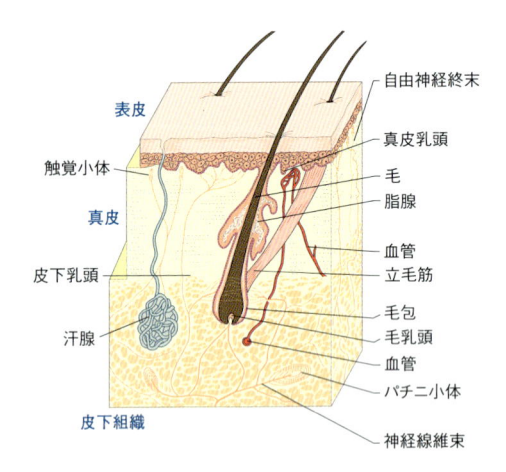

皮膚内に存在する神経終末

- **自由神経終末**は侵害刺激や温度刺激に反応する:触圧刺激に反応するものもある。
- **メルケル盤**と**マイスネル小体**は触刺激に反応する。
- **クラウゼ終末小体**は皮膚の機械的刺激に反応する。
- **ルフィニ小体**は皮膚が圧力によって変形する時の伸張に反応する。
- **パチニ小体**は圧刺激に反応する。

皮膚

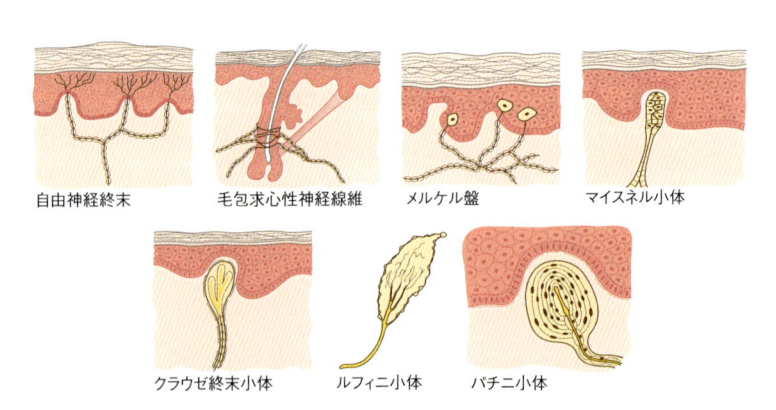

自由神経終末 / 毛包求心性神経線維 / メルケル盤 / マイスネル小体 / クラウゼ終末小体 / ルフィニ小体 / パチニ小体

皮膚内に存在する神経終末

リンパ系

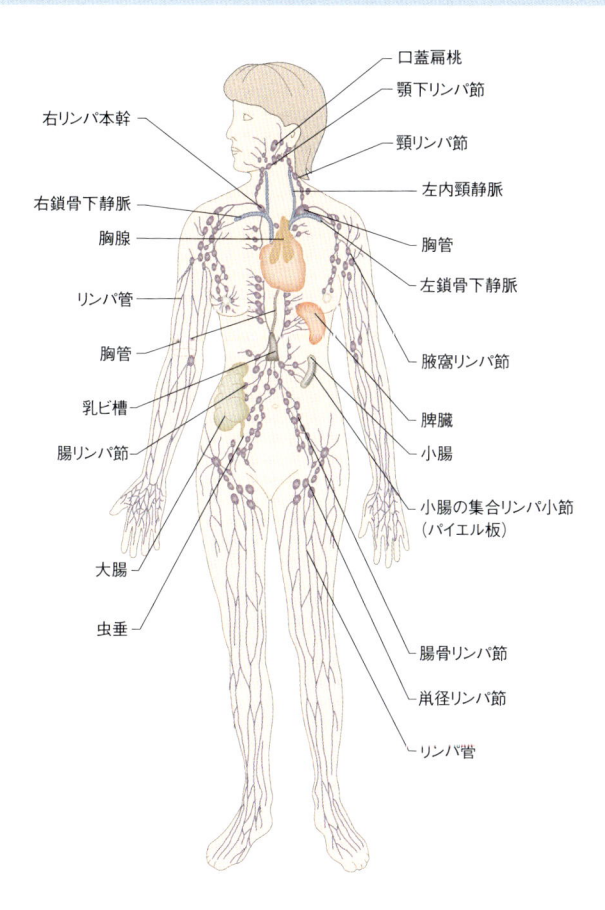

主要なリンパ管とリンパ節を示す前面図

 リンパ系は血管系と密接に関係している.
 循環器系内の血漿は毛細血管から拡散して組織を直接侵すが,この液体がリンパ管に集められると**リンパ**と呼ばれ,やがて心臓に戻ってくる.リンパの組成は血液に類似しているが,細胞成分は赤血球ではなくリンパ球である.太いリンパ管には逆流防止の弁があり,リンパ管の走行に沿って**リンパ節**が存在する.

臨床解剖

リンパ節は，有害な細菌が組織から血液へ移ることを阻止するフィルターとして働く．そのような働きの中で，リンパ節が炎症を起こしたり，腫脹したり，痛みを生じたりすることもある．

リンパ系はまた，過剰な組織液を吸収して主要な循環器系に返すことにより，組織液の量を制御することにもかかわる．長期にわたる不動化の場合や腋窩リンパ節が摘出される根治的乳房切除の後に生じるような，過剰な体液は**浮腫**を引き起こす．

リンパ系の還流は以下の方法で改善することが可能である．

- リンパ管周囲の筋の活動はリンパ管を圧迫してリンパの還流を促進する．一方リンパ管の弁はリンパの逆流を防ぐ．このことは，筋活動がなぜ浮腫，なかでも下肢の浮腫の予防に大変重要であるかを示している．
- 吸息運動はリンパを胸管へ流入するのを助けるのに対して，呼息運動はリンパを心臓につながる主要な静脈に流入するのを助ける．それゆえに，深呼吸法は良好なリンパ還流にとって重要である．
- 四肢での遠位から近位へのマッサージ動作はリンパの還流を助ける．
- 上肢を腋窩のレベルより上方に，また下肢を鼠径部のレベルより上方にそれぞれ挙上することは，リンパの還流促進に重力を利用することになる．

第2章

上肢

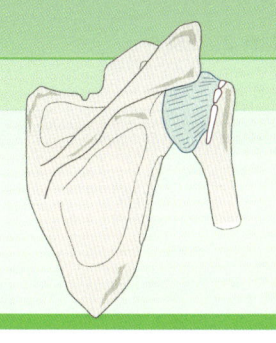

序論 14

上肢帯 15
- 骨
- 関節面
- 関節包と靱帯
- 関節の動き
- 肩甲骨の動き
- 筋
- 回旋

肩関節 24
- 骨
- 関節面
- 関節包と滑膜
- 靱帯
- 動き
- 筋
- 上肢帯と肩関節－臨床解剖

肘関節 35
- 骨
- 関節面
- 関節包と滑膜
- 肘関節に関連する靱帯
- 動きと安定性
- 筋
- 肘関節の周囲構造
- 臨床解剖

前腕 44
- 骨
- 関節面
- 関節包と滑膜
- 靱帯と前腕骨間膜
- 動き
- 筋

手関節と手根 51
- 骨
- 関節面
- 関節包と滑膜
- 靱帯
- 動き
- 筋
- 手関節の周囲構造

手 60
- 骨
- 母指の関節面
- 母指の関節と靱帯
- 母指の動き
- 指の関節面
- 指の関節の関節包と靱帯
- 指の動き
- 筋
- 滑液鞘
- 結合組織
- 手の周囲構造
- 把握

まとめ－筋と動き 81

神経支配 82
- 腕神経叢
- 腋窩神経と筋皮神経
- 尺骨神経
- 橈骨神経
- 正中神経
- 皮神経支配
- デルマトーム（皮節）

血管 88
- 動脈
- 静脈

序論

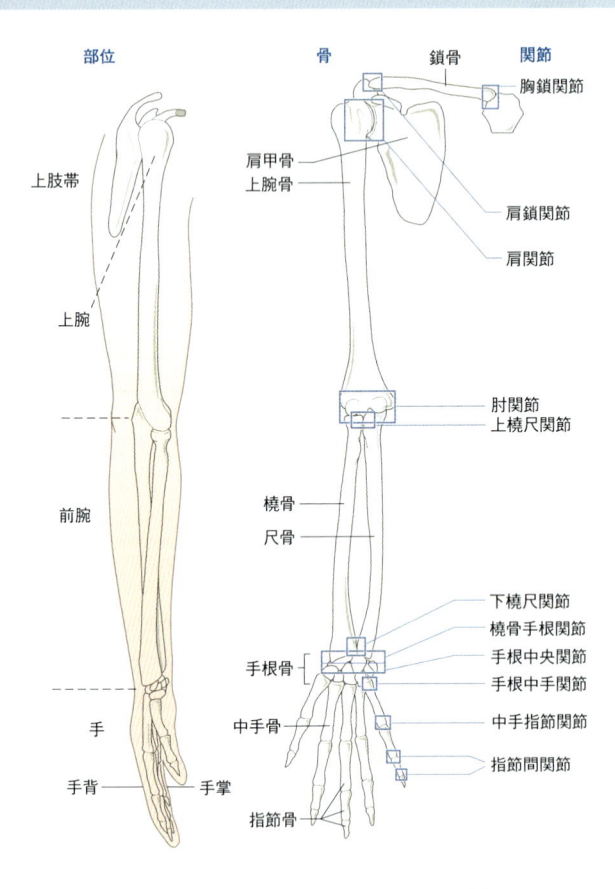

部位: 上肢帯、上腕、前腕、手（手背、手掌）

骨: 鎖骨、肩甲骨、上腕骨、橈骨、尺骨、手根骨、中手骨、指節骨

関節: 胸鎖関節、肩鎖関節、肩関節、肘関節、上橈尺関節、下橈尺関節、橈骨手根関節、手根中央関節、手根中手関節、中手指節関節、指節間関節

　進化における適応によって上肢は移動機能のほとんどを持たなくなったが，歩行補助具を使用する場合のように，移動支援として働く能力は依然として保持している．上肢は上肢帯（肩甲骨と鎖骨）で体幹と結びつき，そのうち肩甲骨は自らを頭部，頸部および胸部に結びつけている筋群で保持されているが，鎖骨は上肢を体幹から離して保持する支柱として働く．体幹と手の間には高度な可動性関節が直列に配置されていて，それにより手は空間に保持した状態で多様で複雑な作業を遂行できる．ヒトの手が動物界で最も有能な道具となったのは手の進化によるものであり，とりわけ対立が可能な母指により把握動作や手で物を巧みに扱う技術が可能になったことによる．

上肢帯

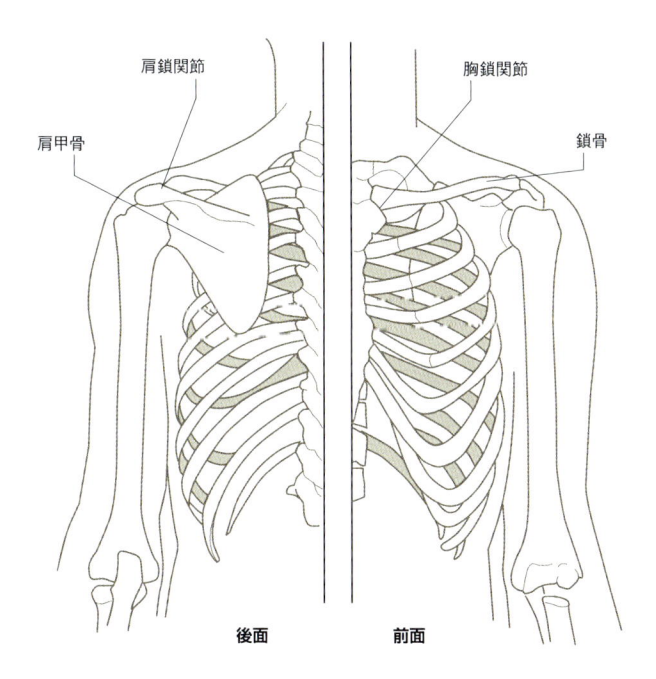

肩鎖関節　　　　　　　　胸鎖関節

肩甲骨　　　　　　　　　　　　　　　鎖骨

後面　　　前面

　上肢帯は上肢（自由上肢骨）を胸郭に結びつけているが，それにより上肢に生じた力を上肢の動きを全体として制限することなしに体軸骨格に部分的に伝えることができる機構ができさあがった．

　上肢帯の骨は胸郭の後外側面の第2肋骨～第7肋骨レベルにある**肩甲骨**と，**鎖骨**である．肩甲骨と鎖骨は**肩鎖関節**を作る：鎖骨の内側端は胸骨の胸骨柄と**胸鎖関節**を作る．肩甲骨は筋で胸郭に結びつけられているのに対して，鎖骨は体幹から離れたところで上肢を保持する支柱として働く．

　胸鎖関節，肩鎖関節および肩関節の複合された動きによって，上肢のかなりの機能的な動きを可能にする．鎖骨は胸骨に対して動き，肩甲骨は鎖骨に対して動き，さらに上腕骨は肩甲骨に対して動く．さらに，肩甲骨は胸郭に対しても動く．肩−上腕複合体が大きな可動性を持つことは安定性を損なうが，その可動性は上肢帯を胸郭，脊柱，頭部および頸部に結びつけている強力な筋群で促進される．この筋群は上肢が体重を受けとめる時に衝撃吸収装置としても働く．

骨

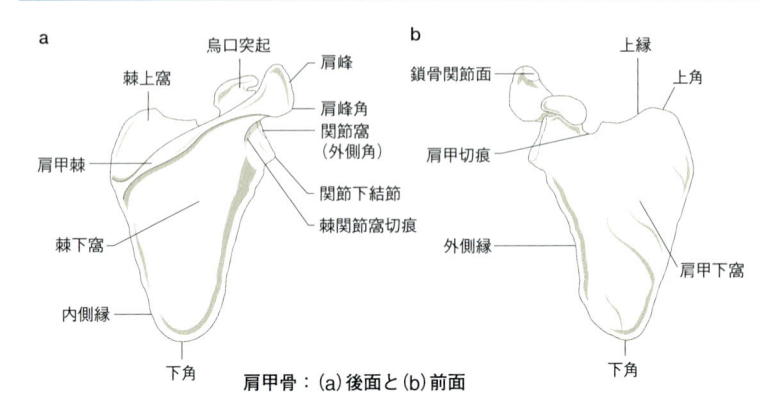

肩甲骨：(a) 後面と (b) 前面

a: 棘上窩、烏口突起、肩峰、肩峰角、関節窩（外側角）、関節下結節、棘関節窩切痕、肩甲棘、棘下窩、内側縁、下角

b: 上縁、鎖骨関節面、上角、肩甲切痕、外側縁、肩甲下窩、下角

肩甲骨 2つの面，3つの縁，3つの角および2つの突起を有する三角形状の扁平骨である．肋骨面は平坦でうねがある：後面は肩甲棘によって棘上窩と棘下窩に分けられる．外側角は先端が切り取られた形の関節窩になる．肩峰は肩甲棘から前方へ突出する．烏口突起は鎖骨の下方で前方へ突出する．

鎖骨 胸骨と肩峰との間で皮膚のすぐ深側に位置する骨である．内側2/3は三角形状で前方へ凸の弯曲をなし，外側1/3は扁平であり前方へ凹の弯曲をなす．上面は平坦であるが，下面は内側に広い卵形状の肋鎖靱帯圧痕があり外側に円錐靱帯結節と菱形靱帯線があることで特徴づけられる．

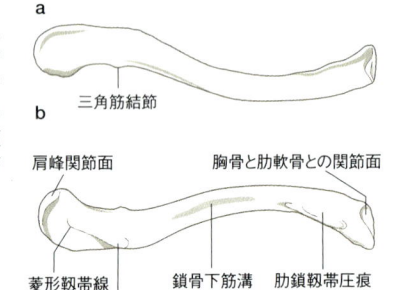

鎖骨：(a) 上面と (b) 下面

a: 三角筋結節

b: 肩峰関節面、胸骨と肋軟骨との関節面、菱形靱帯線、鎖骨下筋溝、肋鎖靱帯圧痕、円錐靱帯結節

触診
肩甲骨：内側縁は下角と上角の間の全長にわたって触診できる．肩甲棘は内側の小さい三角状の部位から起こり外側に向かうほど大きくなることが容易に触診できる．肩甲棘の下縁は肩峰の外側縁に連続する．烏口突起は，肩関節の関節裂隙線より内側で，かつ鎖骨の中間1/3と外側1/3の境の下方で触診できる．
鎖骨：鎖骨の肥大化した内側端，胸鎖関節の関節裂隙線，骨幹の全長および肩鎖関節の関節裂隙線のすべてが触診できる．

関節面

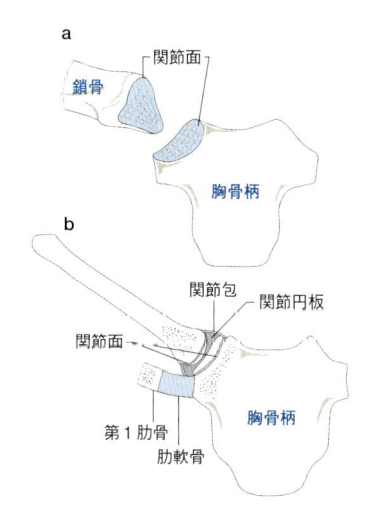

胸鎖関節 鎖骨の内側端と，胸骨柄の上外側角（胸骨切痕）および第1肋軟骨の隣接部からなる．鎖骨の関節面がより大きいため鎖骨は胸骨柄の上に張り出す．関節面は線維軟骨で被われる．

関節面は互いに異なる曲率半径の凹凸を持つ．適合性は線維軟骨性の関節円板で少しは高まる．

鎖骨の関節面は垂直方向に凸状であり水平方向に平坦かあるいはわずかに凹状である．胸骨の関節面は垂直面に対して45°傾き，上方から下方へ強い凹状でかつ後方から前方へ凸状である．

胸鎖関節：(a) 関節面；(b) 関節を通る冠状断面

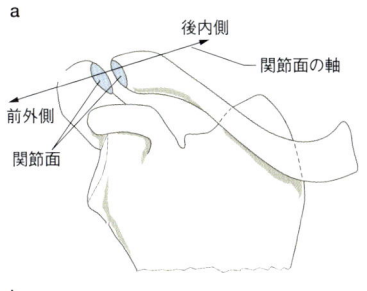

肩鎖関節 鎖骨外側端と肩峰の前内側端との平坦で卵形状の関節面からなる．両関節面は線維軟骨で被われる．

鎖骨の関節面は前外方を向き，肩峰の関節面は後内方を向く．

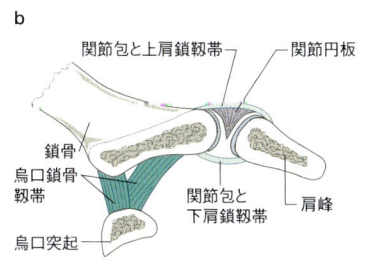

肩鎖関節：(a) 関節面；(b) 関節を通る冠状断面

関節包と靱帯

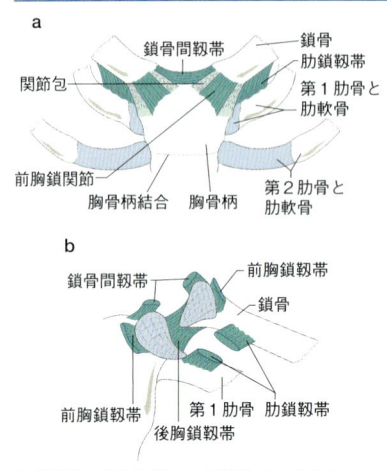

胸鎖関節：(a) 靱帯；(b) 関節が切開されている

胸鎖関節 機能的には臼状関節である．強力な**線維性関節包**が鎖骨と胸骨の関節縁に付着し，さらに下方に延びて第1肋軟骨上面に付着する．前・後胸鎖靱帯，および鎖骨間靱帯で補強されている．完全な関節円板が関節包に付着して関節腔を2つに分ける：関節円板はさらに鎖骨の内側端の後上縁や第1肋軟骨の胸骨端にも付着する．滑膜は関節腔の関節面以外を裏打ちする．

強力な関節包外靱帯である**肋鎖靱帯**は第1肋軟骨上面と鎖骨の内側端下面をつなぐ．肋鎖靱帯は，鎖骨内側端の前方や後方への過剰な動きを阻止するとともに鎖骨の挙上を制限する．

肩鎖関節 滑膜性の平面関節である．ゆるい**線維性関節包**が関節縁に付着し，それは上・下肩鎖靱帯によって補強される．ほとんどの関節では，部分的な線維軟骨性の関節円板が関節包上部に付着している．

強力な関節包外靱帯である**烏口鎖骨靱帯**は鎖骨の外側端を烏口突起につなぐ．円錐靱帯と菱形靱帯は，それぞれ鎖骨の円錐靱帯結節と菱形靱帯線に付着する．円錐靱帯は鎖骨の前方への動きを制限し，菱形靱帯が鎖骨の後方への動きを制限する．両者は，外側方向からの力が肩に加わった際に，肩峰が鎖骨の外側端の下へずれるのを阻止する．

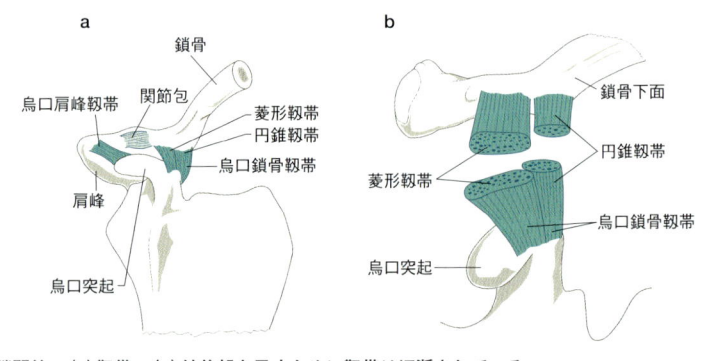

肩鎖関節：(a) 靱帯；(b) 付着部を示すために靱帯は切断されている

■ 関節の動き

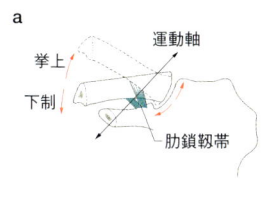

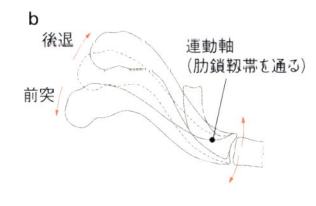

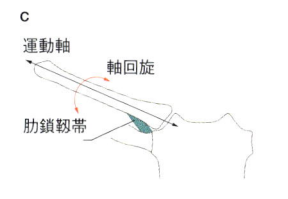

胸鎖関節と肩鎖関節の動き

胸鎖関節
- 肋鎖靱帯を通る垂直軸での**挙上と下制**(a).
- 肋鎖靱帯を通る水平軸での**前突と後退**(b).
- 胸鎖関節と肩鎖関節の中心を通る軸での**軸回旋**(c)で,肩甲骨の回旋によって起こり靱帯で鎖骨へ伝えられる.

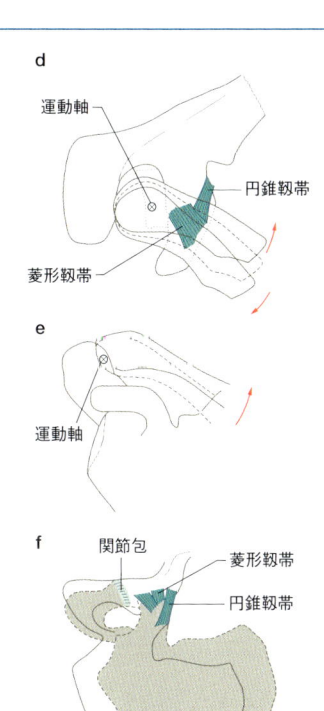

肩鎖関節 すべての動きは,一方の関節面が他方の関節面を受動的に滑走することである.
- **垂直軸**を運動軸とする動き(d)は前突と後退であり,鎖骨と肩甲骨の角度は前突時には減少し後退時には増加する.
- **矢状軸**を運動軸とする動き(e)は挙上と下制である.
- **軸回旋**の動き(f)は円錐靱帯と肩鎖関節を通る軸の周りで起こる肩甲骨の上・下方回旋である.

肩甲骨の動き

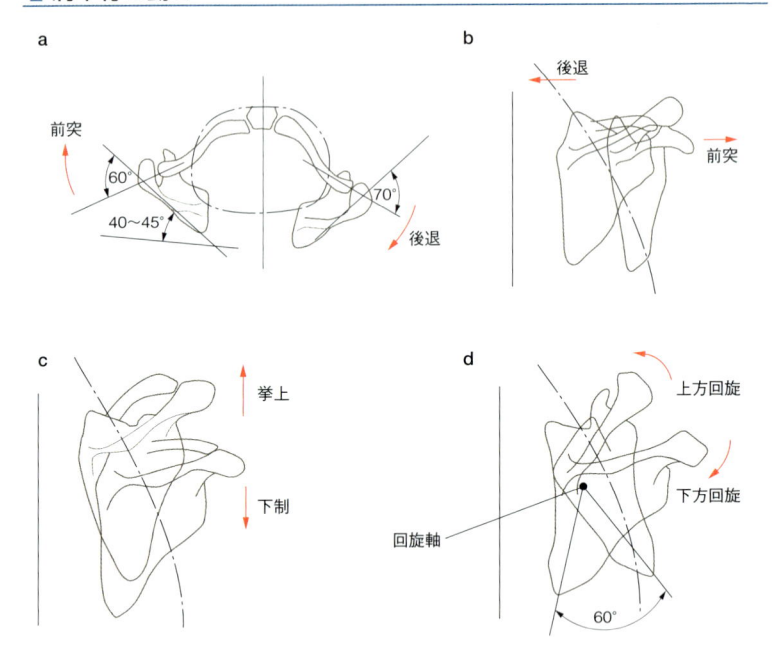

肩甲骨の動き：(a) 上方からみる；(b, c, d) 右の肩甲骨を後方からみる

　上肢帯の動きは，肩関節の可動域ひいては上肢の可動域を広げる．
　肩甲骨の**前突/後退**（肩甲骨が胸壁の周囲を外側/内側方向へ動くこと）は，肩甲骨をそれぞれより矢状面や冠状面により近づけることである．その可動域は，鎖骨と肩甲骨の角度を60〜70°に保ったままで，40〜45°となる．胸壁周囲での肩甲骨の直線移動距離は約15cmである．
　挙上/下制は，通常，肩甲骨のわずかな程度の回旋を伴うが，直線距離で10〜12cm移動する．
　下方回旋/上方回旋は，肩甲棘の直下の棘三角の近くに位置する運動軸の周りで起こり可動域はおよそ60°である．この動きによる下角の移動距離は10〜12cmである．
　上腕の外転時または屈曲時に鎖骨はその長軸の周りを回旋して鎖骨の上面がより後方を向くようになる．鎖骨の回旋を制限すると，全体として上肢の動きを制限することになる．

■ 筋

胸郭上部を後方からみる

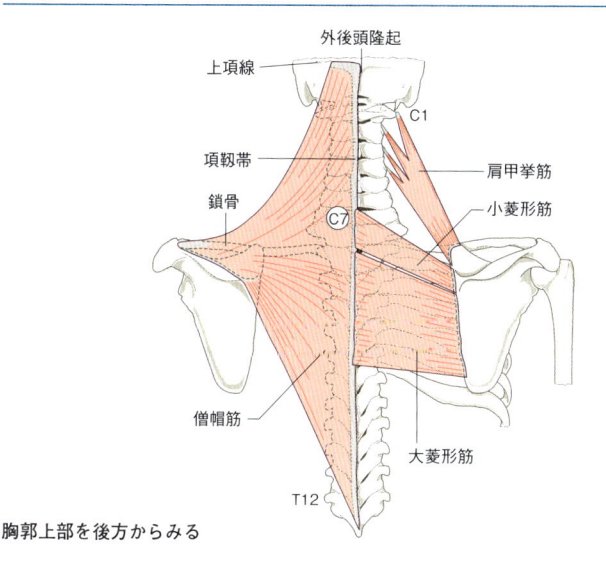

(図中ラベル: 外後頭隆起, 上項線, 項靱帯, 鎖骨, 僧帽筋, C1, C7, T12, 肩甲挙筋, 小菱形筋, 大菱形筋)

僧帽筋 上肢帯の後退，挙上および上方回旋を行う．頸部の伸展と側屈も行う．下部線維束は肩甲骨を下制する．
- ▶ **起始**：上項線の内側 1/3 と外後頭隆起；項靱帯；C7-T12 の棘突起と棘上靱帯.
- ▶ **停止**：鎖骨の外側 1/3 の後縁；肩峰の内側縁；肩甲棘の上縁.
- ▶ **神経支配**：副神経脊髄根（XI）.

肩甲挙筋 上肢帯の挙上，後退および下方回旋；頸部の側屈と伸展も行う．
- ▶ **起始**：C1-C4 の横突起.
- ▶ **停止**：肩甲骨の内側縁上部.
- ▶ **神経支配**：肩甲背神経（C5）.

大・小菱形筋 上肢帯の挙上，後退および下方回旋.
- ▶ **起始**：大菱形筋は T2-T5 の棘突起と棘上靱帯；小菱形筋は C7-T1 の棘突起と棘上靱帯.
- ▶ **停止**：大菱形筋は肩甲骨内側縁の肩甲棘より下部，小菱形筋は肩甲骨内側縁の肩甲棘より上部.
- ▶ **神経支配**：肩甲背神経（C5）.

> これらの筋群は，上腕の動きの最中に肩甲骨を胸郭に対して安定化させる作用で重要な役割を果たす．僧帽筋は，また，前鋸筋とともに肩甲骨を上方回旋して関節窩を上方に動かし，肩関節外転の挙上範囲を増加させる．この位置から下方回旋により肩甲骨を解剖学的位置に戻す動きは，通常は上方回旋筋群の遠心性収縮による．しかし，上肢で椅子を押しての立ち上がり動作のように，重力に抗して肩甲骨を下方回旋するのは大・小菱形筋と肩甲挙筋である．
>
> **僧帽筋**は肩甲挙筋とともに，姿勢維持機能も有する．すなわち上肢の下方への重力牽引に抗し，とりわけ荷重を持ち上げたり運んだりする時，肩のレベルを維持する．

筋

肩甲骨を挙上し，かつ後方に回旋して胸郭から離すようにした状態

前鋸筋

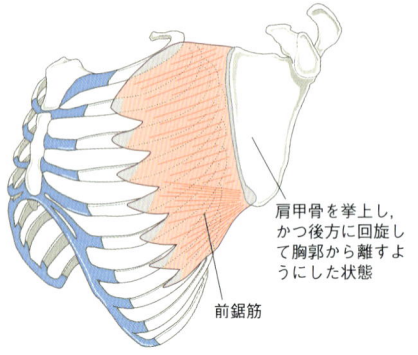

胸郭を前下方からみる

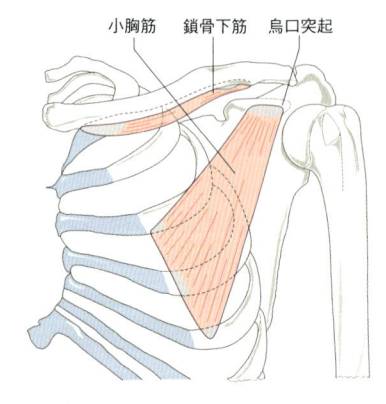

小胸筋　鎖骨下筋　烏口突起

左肩部を前方からみる

前鋸筋　肩甲骨の強力な前突と上方回旋を行う．
- **起始**：上位8または9肋骨の外表面と肋間膜．
- **停止**：肩甲骨の内側縁の肋骨面．
- **神経支配**：長胸神経（C5-C7）．

> 前鋸筋は，肩甲骨を前方に動かして上肢を前に運ぶ押す動作や突き出す動作の主動筋である．
> 　上肢の動きの際に肩甲骨を胸郭に対して安定（固定）化することは不可欠なことである．前鋸筋が麻痺すると上肢の機能と動きに深刻な影響をもたらす"肩甲（骨）翼状症"となる．
> 　前鋸筋は僧帽筋とともに肩甲骨の上方回旋を行うが，これは肩関節の外転の可動域を拡大するのに重要である．

小胸筋　大胸筋より深側に位置し，肩甲骨の前突と下方回旋を行う．
- **起始**：肩甲骨の烏口突起．
- **停止**：第3，4，5肋骨と肋間膜．
- **神経支配**：外・内側胸筋神経（C6-C8）．

鎖骨下筋　鎖骨を安定（固定）化させる．
- **起始**：第1肋骨胸骨端の上面．
- **停止**：鎖骨中部下面．
- **神経支配**：鎖骨下筋神経（C5，C6）．

> 小胸筋は上肢帯の下方回旋を補助し，努力吸息の時に固定された肩甲骨に対して肋骨を挙上する．

回旋

肩甲骨の上方(外方)回旋と下方(内方)回旋

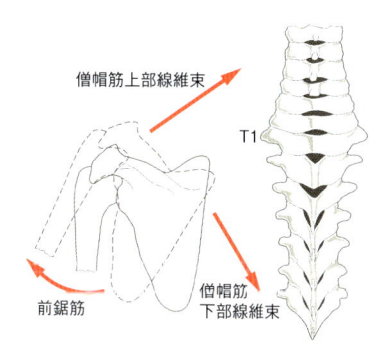

僧帽筋上部線維束
T1
前鋸筋
僧帽筋下部線維束

肩甲骨の上方回旋(矢印は主動筋の作用方向を示す)

　肩甲骨の上方回旋は肩甲骨下角が胸郭の周りを外方へ回旋する動きであり,鎖骨外側端の挙上を伴う(これらの動きは容易に触診できる).この動きは肩甲骨下角を引く前鋸筋,鎖骨と肩峰を引き上げる僧帽筋上部線維束,および肩甲棘内側端を下方へ引く僧帽筋下部線維束により起こる.

> 　肩甲骨の上方回旋は肩関節の関節窩を動かして,上腕の外転における挙上可動域をおよそ60°増大させる.この運動の正常な調和したリズムが壊れると,"逆上腕肩甲リズム"となる.

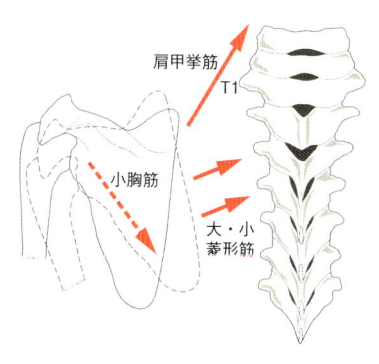

肩甲挙筋
T1
小胸筋
大・小菱形筋

肩甲骨の下方回旋(矢印は主動筋の作用方向を示す)

　肩甲骨の下方回旋は肩甲骨下角の脊柱方向への動きであり,この動きは鎖骨外側端の下制を伴う(これらの動きは容易に触診できる).

> 　最大上方回旋位からの肩甲骨の下方回旋はしばしば上方回旋筋群の遠心性収縮と重力によってなされるが,例えば椅子を押しての立ち上がり動作,松葉杖の使用,あるいは上腕を頭上に固定しての懸垂運動のような抵抗に抗しての肩甲骨の下方回旋は,下方回旋筋群(肩甲挙筋,小胸筋,大・小菱形筋)の求心性収縮による.

肩関節

骨

肩関節は肩甲骨の関節窩と上腕骨頭で構成される球関節である.

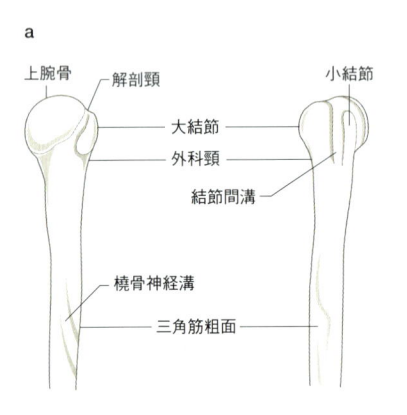

a
- 上腕骨
- 解剖頸
- 小結節
- 大結節
- 外科頸
- 結節間溝
- 橈骨神経溝
- 三角筋粗面

b
- 烏口突起
- 肩峰
- 肩峰角
- 関節上結節
- 関節窩
- 関節下結節
- 外側縁
- 肩甲下窩
- 下角

肩関節：(a)上腕骨近位端；(b)肩甲骨外側面

上肢の高い可動性は, 上肢が荷重を負担することから解放されて形成された肩関節での変化に部分的に依存し, また上肢を体幹につないでいる上肢帯の動きにも部分的に依存する.

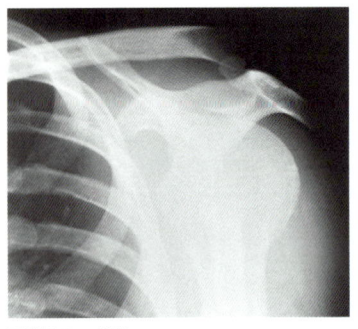

肩関節のX線像

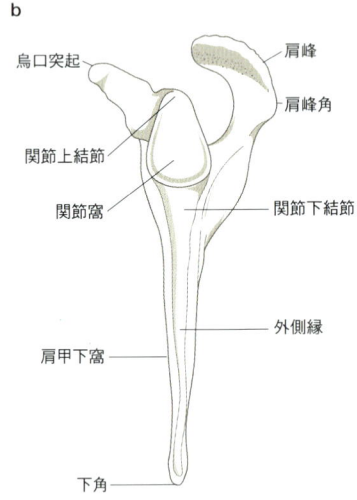

触診

肩甲骨：肩峰の上面は肩関節の上方で触診され, 烏口突起は鎖骨の前下方で触診される.

上腕骨：大結節は肩関節で最も外側に位置する骨性部分である. 大結節の上面, 前面および後面が触診できる. 丸みのある小結節は, 烏口突起尖端のすぐ外側で三角筋の深部に触診できる. 小結節の外側で, 結節間溝が触診できる. 上腕骨の骨幹上部はその内側と外側が触れる.

肩関節裂隙線：肩関節裂隙線は, 体表面からは烏口突起尖端より1cm外側を通る外方にわずかに凹面状の垂直線として触診される.

関節面

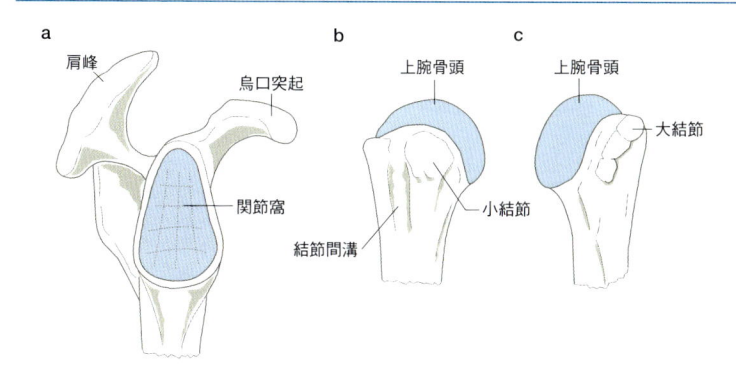

肩関節関節面：(a)関節窩；(b, c)上腕骨頭

　肩甲骨の外側角に位置する西洋ナシ形の浅い関節窩は，外方，前方かつわずかに上方を向き，垂直方向と水平方向に凹状をなす．関節面は線維軟骨性の関節唇によって深くなっているが，それでも上腕骨頭の関節面の1/3程度に過ぎない．

　上腕骨頭は球の2/5をなし，上方，内方かつ後方を向き，上腕骨頭の1/3だけが肩関節の位置には無関係にいつでも関節窩と接していて，肩関節に広い可動域をもたらす．

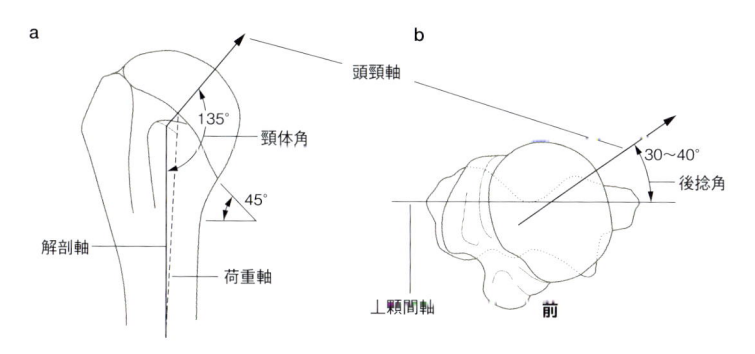

上腕骨近位端における軸：(a)前面；(b)上面

　前頭面で上腕骨頭頸部の長軸は，上腕骨体と135〜140°の角度をなす(頸体角)：上腕骨頭の中心は，上腕骨体の長軸より約1cm内側にある．さらに上腕骨の頭頸部は上腕骨頭が後内方を向くように，上腕骨体に対して30〜40°後方へ回旋している(後捻角)．

関節包と滑膜

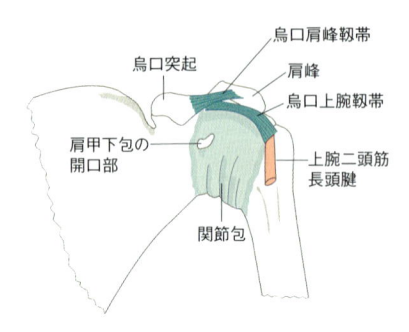

肩関節の関節包前面

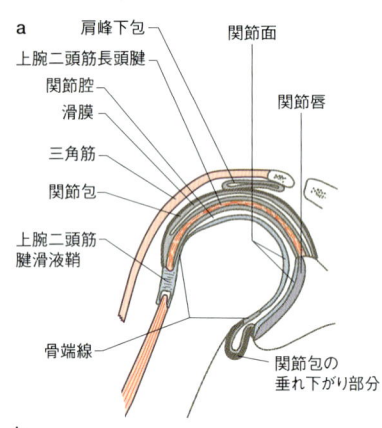

烏口肩峰靱帯
烏口突起
肩峰
烏口上腕靱帯
肩甲下包の開口部
上腕二頭筋長頭腱
関節包

関節包 たるみのある**線維性関節包**が肩関節を完全に取り囲み肩甲骨の関節唇と，上腕骨の解剖頸と上腕骨頭の関節縁に付着するが，下方では関節縁より1cm下の上腕骨体の上部に付着する．

関節包の前部は上・中・下関節上腕靱帯によって肥厚している．回旋筋腱板の腱は関節包の周囲で広がり，上腕骨の付着部近くでは関節包と合流する．関節包は部分的には厚くて強いが，関節の安定化作用はほとんどない．上腕二頭筋長頭腱は，結節間溝の上縁にある関節包の開口部を通って上腕に達する．

a
肩峰下包
上腕二頭筋長頭腱
関節腔
滑膜
三角筋
関節包
上腕二頭筋腱滑液鞘
骨端線
関節面
関節唇
関節包の垂れ下がり部分

滑膜 肩甲骨と上腕骨の関節縁に付着し，関節面以外のすべての内表面を被い，肩甲下筋包や棘下筋下包と交通する．臨床的には重要な他の滑液包（肩峰下包，三角筋下包）は肩関節の関節腔とは交通しない．

上腕二頭筋長頭腱の関節包内部分は二重の層をなす滑液鞘に包まれていて，その滑液鞘は関節上結節に付着するところで肩関節の滑膜と連続し，上腕横靱帯の深側を通って結節間溝に入るところでは2cmほど上腕に広がっている．

b
上腕二頭筋長頭腱
上腕骨頭
肩峰下包
肩峰
SS
SS
IS
IS
関節窩
TM
TM
関節唇
関節上腕靱帯による肥厚部

関節面：(a)肩関節を通る冠状断面；(b)肩関節を開き関節上腕靱帯を示す
IS 棘下筋；SS 棘上筋；TM 小円筋

靱帯

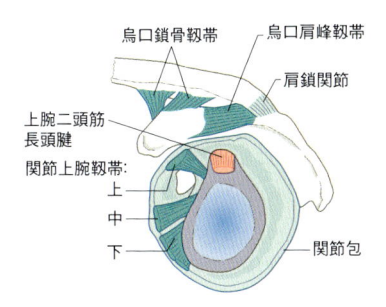

上腕骨を取り除いて肩関節の関節窩を外方からみる

関節上腕靱帯は真の安定化作用は持たないが,肩関節の外旋時に関節上腕靱帯はいずれも緊張し,内旋時にゆるむ.また,肩関節の外転時に中・下関節上腕靱帯は緊張し上関節上腕靱帯はゆるむ.

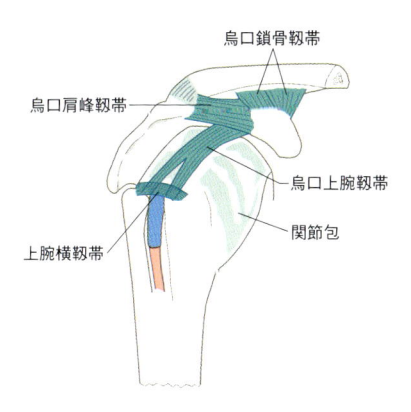

前方からみる

　肩関節の関節包前部は上・中・下関節上腕靱帯で補強されている.

上関節上腕靱帯　関節縁および関節唇と,小結節上部表面の間に張る.

中関節上腕靱帯　上関節上腕靱帯より下方の関節縁および関節唇と,小結節前部の間に張る.

下関節上腕靱帯　3つの関節上腕靱帯のうちで最も発達した靱帯であり,関節縁と解剖頸の前下部の間に張る.

上腕横靱帯　結節間溝の上端で大結節と小結節の間に張る.

烏口上腕靱帯　烏口突起の外側縁と,上腕横靱帯および解剖頸の隣接部との間に張る強くて扁平な帯状の靱帯.

烏口肩峰靱帯　烏口突起と上腕骨頭の直上に位置する肩峰の間に張る三角形状の強力な靱帯.

動き

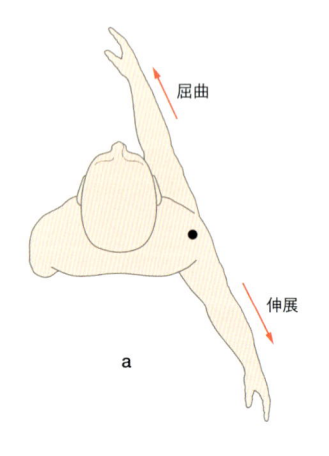

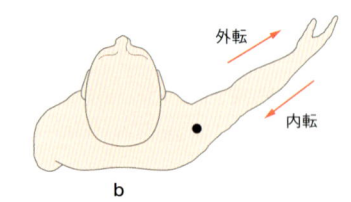

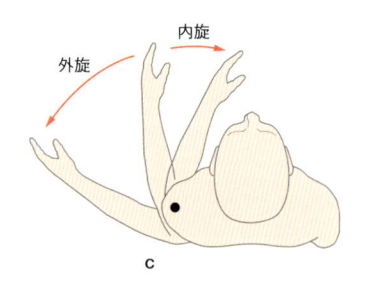

上腕骨頭の中心を通る多数の運動軸で動きが生じる．主な運動軸は，人体の基本面（矢状面，冠状面）ではなくその両面から45°の位置にある関節窩面に対して注意深く定義しなければならない．関節面におけるすべての動きは滑りと転がりが組み合わさったものである．

基本面に対する動きでは，屈曲と伸展は横軸で起こり，外転と内転は前後軸で起こり，さらに内旋と外旋は上腕骨の長軸で起こる．

関節窩面に対する動きでは（図で示しているように），屈曲と伸展は関節窩に垂直な運動軸で起こり，外転と内転は関節窩に平行な運動軸で起こり，さらに内旋と外旋は上肢の長軸で起こる．

- **屈曲**と**伸展**（a）の可動域は，それぞれおよそ110°と70°である．
- **外転**（b）の可動域はおよそ120°であり，そのうち外転初期の25〜30°だけが肩甲骨の付随する回旋なしで起こる．
- **外旋**（c）と**内旋**（c）のは可動域は，それぞれおよそ80°と90°である．

▶ **副次的な動き**：上腕骨体に沿って加えられた力により，近位方向や遠位方向への滑りが引き起こされる．上腕骨の外科頸に加えられた力により関節窩に対する上腕骨頭の前後方向の滑りが引き起こされる．

関節窩の面に対する肩関節の動き：(a)屈曲/伸展；(b)**外転/内転**；(c)内旋/外旋

筋

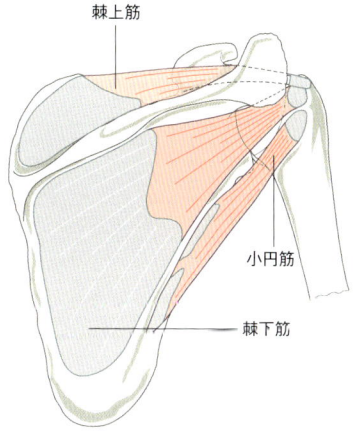

右の肩甲骨を後方からみる

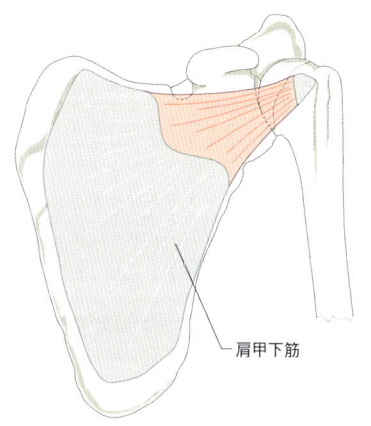

左の肩甲骨を前方からみる

棘上筋　肩関節で上腕を外転.
- ▶起始：棘上窩の内側 2/3 と棘上筋筋膜.
- ▶停止：上腕骨大結節の上部.
- ▶神経支配：肩甲上神経(C5, C6).

棘下筋　肩関節で上腕を外旋.
- ▶起始：棘下窩の内側 2/3 と棘下筋筋膜.
- ▶停止：上腕骨大結節の中部.
- ▶神経支配：肩甲上神経(C5, C6).

小円筋　肩関節で上腕を外旋.
- ▶起始：肩甲骨外側縁の上部 2/3.
- ▶停止：上腕骨大結節の下部.
- ▶神経支配：腋窩神経(C5, C6).

肩甲下筋　肩関節で上腕を内旋.
- ▶起始：肩甲下窩の内側 2/3 と肩甲下筋筋膜.
- ▶停止：上腕骨小結節.
- ▶神経支配：上・下肩甲下神経(C5–C7).

　これらの4つの筋は，肩関節の安定化に必須の回旋筋腱板を形成する．
　小円筋と棘下筋は，肩関節が90°外転位の時，上腕骨を外旋させて大結節を烏口肩峰アーチから離し，完全挙上まで外転動作を可能にする．
　さらに棘上筋は，外転を開始することにより三角筋の上方への剪断力に逆らうように作用する．肩甲下筋には上腕の内転を補助する作用もある．

筋

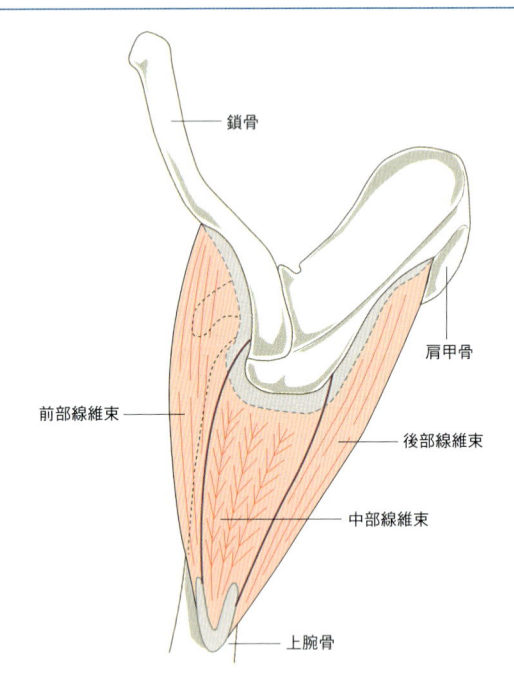

左の三角筋を上方からみる

三角筋 すべての線維束は肩関節で上腕を外転．前部線維束は上腕の屈曲と内旋；後部線維束は上腕の伸展と外旋．
- ▶ **起始**：前部線維束－鎖骨外側1/3の前縁；中部線維束－肩峰外側縁；後部線維束－肩甲棘下縁．
- ▶ **停止**：上腕骨の三角筋粗面．
- ▶ **神経支配**：腋窩神経（C5，C6）．

> 中部線維束は多羽状筋であるために非常に強力である．上腕が解剖学的位置にある時，三角筋が収縮すると上腕骨の上方への剪断力が生じる．棘上筋の収縮はこの動きを阻止し，かつ三角筋に外転作用が生じるまでの最初のほんのわずかな外転を引き起こす．中部線維束はまた，外転位に保持された肩関節に強く働いて，挙上位での上腕の作用を可能にする．腋窩神経の損傷では，棘上筋と上腕二頭筋長頭による上腕の弱い外転だけが残存するような麻痺となる．

筋

大胸筋 肩関節で上腕を屈曲，内旋および内転．
- **起始**：鎖骨内側半の前縁；胸骨前面；上位6個の肋軟骨前面と第6肋骨前面．
- **停止**：層状の腱となり上腕骨の大結節稜へ停止する．
- **神経支配**：内側胸筋神経（C8，T1）と外側胸筋神経（C5-C7）．

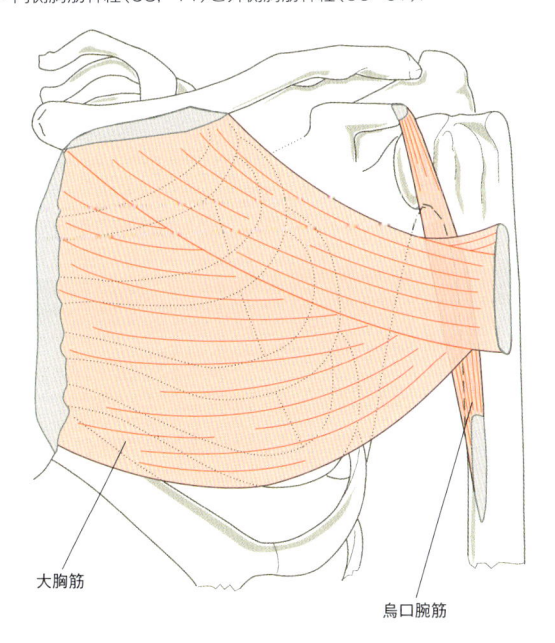

大胸筋

烏口腕筋

左の肩を前方からみる

大胸筋は腕を押し出す動作，殴る動作および投球する動作などに関与する強力な筋である．大胸筋の下部線維束は，例えば体幹を引き上げる動作や岩登りの動作のように，完全屈曲位から重力に抗して肩関節を正中線に向けて伸展できる．上腕骨を固定すると，大胸筋は吸息の補助筋としての作用もある．
大胸筋は腋窩の前壁を構成しており，容易に触診できる．

烏口腕筋 肩関節で上腕の内転と屈曲．
- **起始**：烏口突起尖端．
- **停止**：上腕骨体の内側部．
- **神経支配**：筋皮神経（C6，C7）．

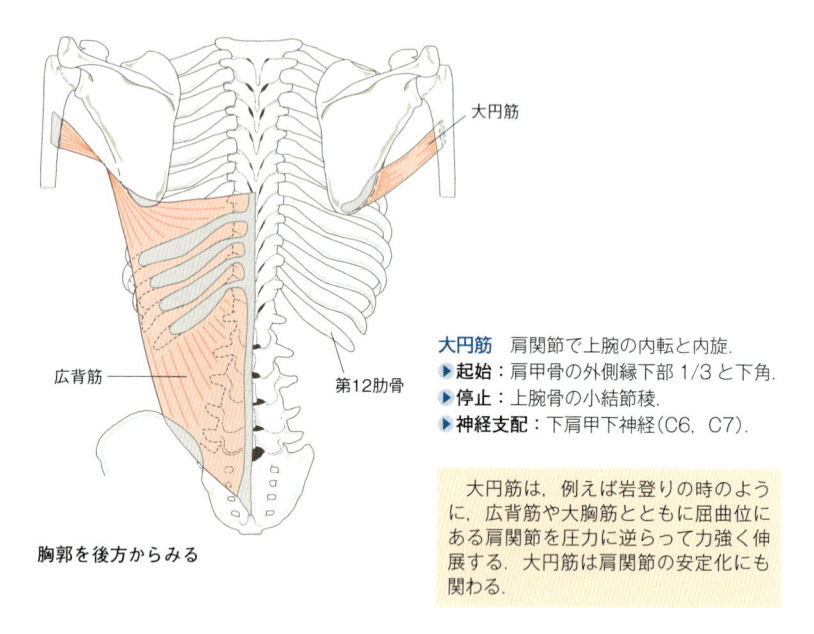

筋

胸郭を後方からみる

(図中ラベル: 大円筋, 広背筋, 第12肋骨)

大円筋 肩関節で上腕の内転と内旋.
- **起始**：肩甲骨の外側縁下部 1/3 と下角.
- **停止**：上腕骨の小結節稜.
- **神経支配**：下肩甲下神経(C6, C7).

> 大円筋は，例えば岩登りの時のように，広背筋や大胸筋とともに屈曲位にある肩関節を圧力に逆らって力強く伸展する．大円筋は肩関節の安定化にも関わる．

広背筋 肩関節で上腕の内転，内旋および伸展
- **起始**：胸腰筋膜を介して第7胸椎〜第12胸椎の棘突起；すべての腰椎と仙椎の棘突起，棘上靱帯および棘間靱帯；腸骨稜外側唇の後部；下位4本の肋骨と肩甲骨下角.
- **停止**：長い扁平な腱は走行中180°ねじれて上腕骨小結節稜に停止する.
- **神経支配**：胸背神経(C6-C8).

> 機能的には，広背筋は大胸筋や大円筋とともに，"岩登り筋 climbing muscle"である．広背筋はボートを漕ぐ時や泳ぐ時のように力に抗して肩関節を強力に伸展する．上腕骨を固定すると，広背筋は例えば松葉杖を使って歩行する時のように起始/停止が逆転して骨盤を挙上する．このことは脊損の際に重要になる．その理由は，広背筋の神経支配のレベルからすれば対麻痺では広背筋は障害を免れ，骨盤に付着する唯一の正常な筋となるからである．広背筋は肩甲骨下端を安定化する作用もある．
> 広背筋は肋骨への付着を有するので，咳をする時のように，努力呼息を補助する．
> 広背筋と大円筋は腋窩の後壁を形成するので，そこで触診できる．

肩関節 ■ 33

筋

回旋筋腱板の筋群と肩関節の安定化

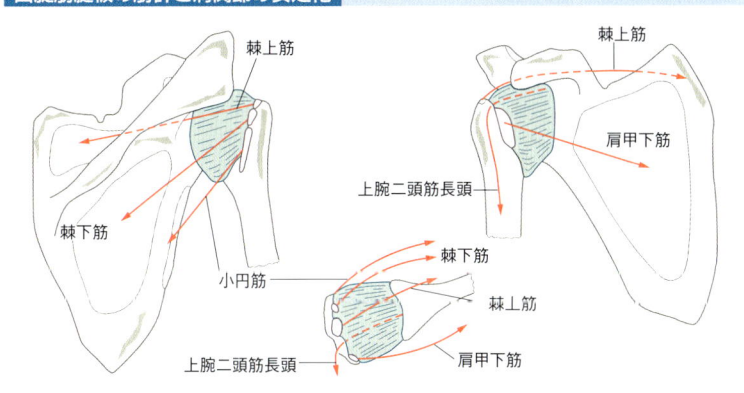

図での矢印は回旋筋腱板と上腕二頭筋の牽引力の方向を表している．これらの筋のすべての停止は肩関節に接近していて，そのうちの4筋の停止腱が関節包に癒着していることは肩関節の安定化作用を高めている．肩関節周囲の他の筋群（三角筋，大胸筋，広背筋，上腕三頭筋長頭，烏口腕筋）もまた肩関節の安定化作用に寄与する．肩関節の関節包と靱帯にたるみがあるために筋群によるこのような作用は欠くことができない特徴である．このような配置により，どのような位置でも筋緊張によって肩関節を安定化させたまま肩関節の広範囲な動きが可能になっている．

腋窩

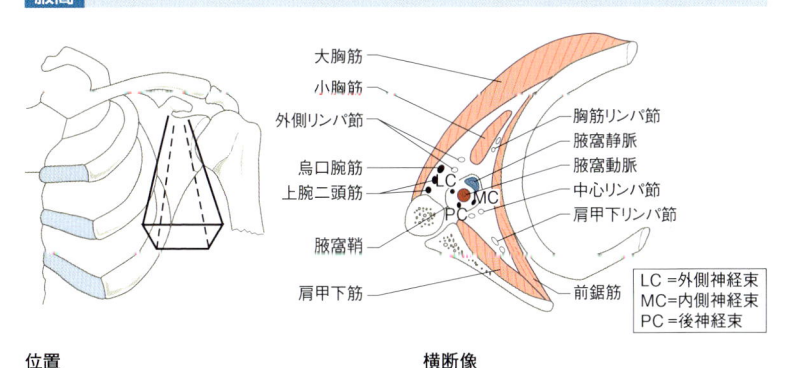

LC =外側神経束
MC =内側神経束
PC =後神経束

位置　　　　　　　　　　　　　　　横断像

腋窩は肩関節部位のスペースであり，その境界は図に示されているが，その中に腕神経叢の神経束，腋窩動・静脈およびリンパ節などの重要な構造物を多く含む．腋窩リンパ節は乳房切除術の際にしばしば取り除かれる．腕神経叢の神経束は腋窩で損傷されることがある．

上肢帯と肩関節-臨床解剖

上肢帯と肩関節の協調運動
　例えば，上腕の完全挙上までの外転では肩甲骨の上方回旋 60°と上腕骨の外転 120°が協調するように，上肢帯と肩関節は一緒に動いて全体の可動域を広げる．その際，上腕骨は外旋もし，鎖骨はその外側端を挙上する．解剖学的位置からスタートすると，最初の外転 30°までは肩関節の動きだけである．この点から外転 15°増すごとに肩関節が外転 10°，肩甲骨が上方回旋 5°それぞれ動く（2：1 の割合で）．肩関節外転 90°（実際には上腕の外転 120°）の時，上腕骨は外旋して大結節が烏口肩峰アーチに接触しないようになり，外転の動きが 180°まで可能になる．もしこのような動きの連鎖が変化すると，例えばこの動きの初期に肩甲骨の回旋が大きく起こると，しばしば"逆上腕肩甲リズム"と呼ばれる．

鎖骨骨折
　転倒時に完全伸展した上腕にかかるような間接的衝撃によって鎖骨はよく骨折する．骨折は骨体中央部で起こるが，その理由は鎖骨の形態と，強靱な肋鎖靱帯と烏口鎖骨靱帯により突然の力がより弱い骨部位に伝わるからである．

肩鎖関節の脱臼/亜脱臼
　これは通常，転倒時に肩峰が鎖骨の下方へ引かれる時や，肩に直接打撃が加えられる時のような直接的衝撃の結果として起こる．

肩関節の脱臼
　前方への脱臼は最も一般的な損傷であり，上腕が強制的に外転かつ外旋された時上腕骨頭が関節窩から前方へ滑脱することにより引き起こされる．これは数種類の筋が付着する関節包を損傷して肩関節を不安定化させ，再発性である．この場合の外科手術は関節包を修復するか，肩甲下筋腱を短縮する，あるいはその両方を行うことである．
　亜脱臼は，支持作用を果たしている回旋筋腱板筋が関節面の正常配置を維持することができなくなった部位で生じる．例えば外傷や麻痺（脳卒中）の際に不十分な処置が適用されると強い痛みが生じる．

上腕骨外科頸の骨折
　これは一般に，転倒時に完全伸展した上腕で起こる．骨折は年配の人で頻度が高く，しばしば嵌入骨折となる．転置骨折では，腋窩内の血管や神経を損傷する危険があるのでより深刻である．骨転位はここで一般的であり，その際に病理的骨折が起こりやすい．

棘上筋
　棘上筋の腱は，肩峰の下方の上腕骨頭と交叉するところで，炎症が起きやすい．痛みは外転時に，通常は外転 60°〜120°—"痛みの弧"の間だけで生じる．
　棘上筋の腱は炎症を起こさなくても破断することもあり，その場合は上腕の外転が開始できない．

有痛性肩拘縮症（癒着性関節包炎）
　これは，肩関節周囲の軟部組織が炎症を起こして痛みを発症し，上腕のほとんどの方向への動きが制限される起源不明の痛みを伴う状態である．

肘関節

骨

肘関節は，上腕骨の遠位端，尺骨の近位端および橈骨頭からなる滑膜性の蝶番関節である．この**関節裂隙線**は，外側上顆より1cm下方の点と内側上顆より2cm下方の点の間の，肘関節を斜走する線で示される．

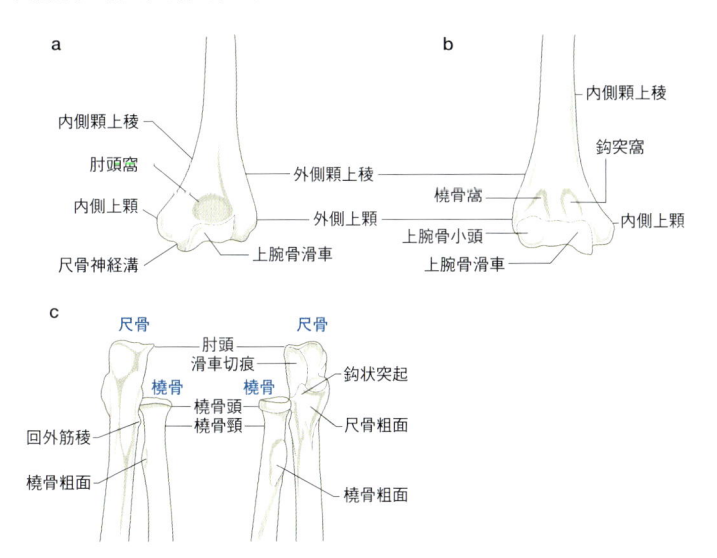

上腕骨遠位端（a，後面；b，前面）と，橈骨と尺骨の近位端（c）

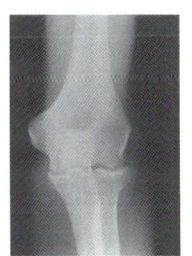

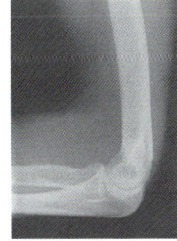

肘関節のX線像：後面と側面

触診
上腕骨：突出した内側上顆は，後面の尺骨神経溝を下行する尺骨神経とともに触診できる．外側上顆は肘関節の外側面にみられる陥凹部の底部で触診できる．後面の肘頭窩は弛緩している上腕三頭筋を通して触診できる．
尺骨：肘頭の輪郭は，この部位から下走する尺骨後縁とともに触診できる．
橈骨：橈骨頭は肘の後外側面で，特に肘関節を伸展時に容易に触診できる．橈骨頭は前腕の回内や回外の時に回転するのが触診できる．

関節面

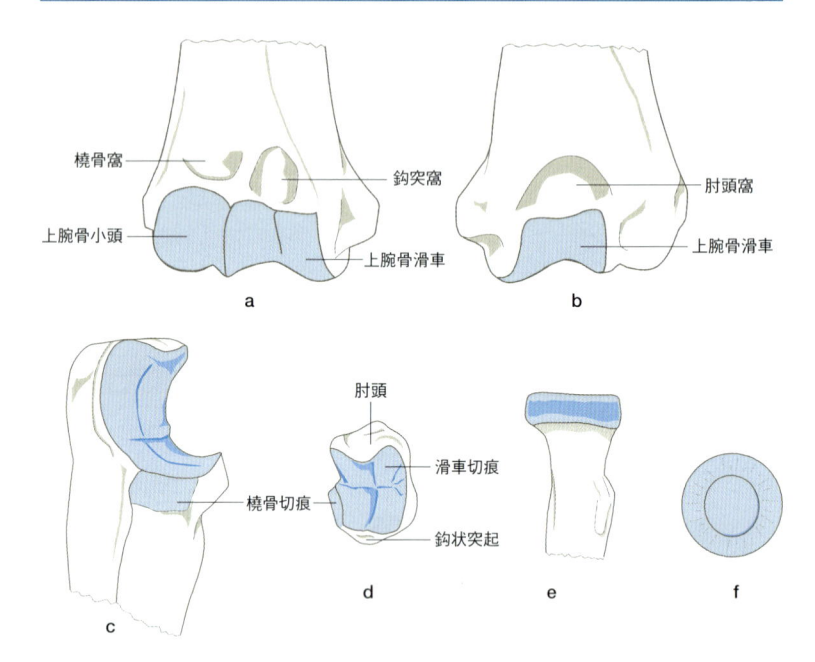

肘関節の関節面：上腕骨遠位端の前面（a）と後面（b）；尺骨滑車切痕の外側面（c）と上面（d）；橈骨頭の前面（e）と上面（f）

外側部では，球状の上腕骨小頭（a）が橈骨頭の凹面（e, f）と関節を作る．
内側部では，上腕骨滑車（a, b）が尺骨滑車切痕（c, d）と関節を作る．
完全伸展位では，肘頭の近位部は滑車の関節面より近位にある上腕骨後面の肘頭窩に収まる．
屈曲位では，尺骨の鈎状突起と橈骨頭縁は，滑車面よりも近位で上腕骨前面にある鈎突窩と橈骨窩にそれぞれ収まる．

関節包と滑膜

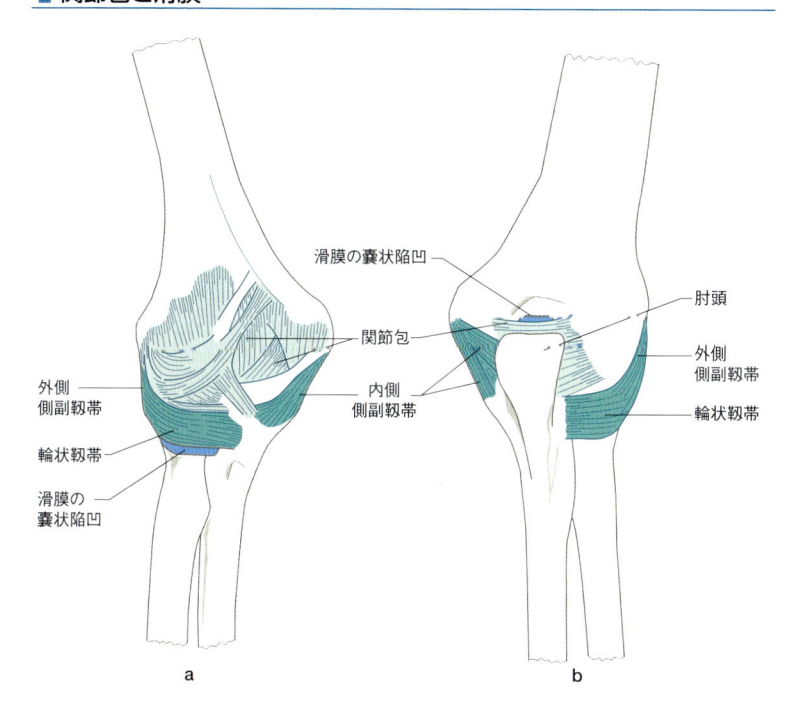

関節包：(a)前面と(b)後面

線維性関節包 完全に上橈尺関節を含む肘関節を取り囲み，関節縁近くに付着し，外側では外側側副靱帯と内側では内側側副靱帯とそれぞれ合流する．さらに，関節包の前面では上腕筋の深部筋線維束，後面では上腕三頭筋の深部筋線維束がそれぞれ付着し，関節包を補強している．これらの筋線維束は関節が動く時に関節包が関節裂隙に挟まれないように働く．

滑膜 上腕骨と尺骨の関節縁に付着している関節包を裏打ちしている．上方では，滑膜は上腕骨表面で反転して前面では鉤突窩と橈骨窩を，後面では肘頭をそれぞれ被う．下方では，滑膜は輪状靱帯上部の深側表面まで延びている．
　滑膜の囊状陥凹は，輪状靱帯の下方，内側側副靱帯の下方，および肘頭窩の上部を横走する関節包の上方に存在する．

肘関節に関連する靭帯

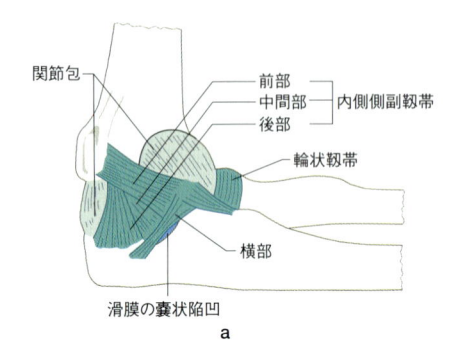

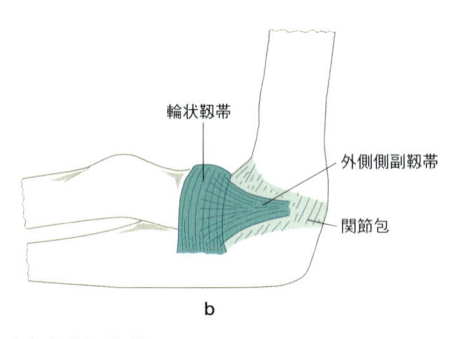

(a) 内側側副靭帯と (b) 外側側副靭帯

内側側副靭帯 内側上顆からの線維束は扇状に広がり,鈎状突起の内側縁(前部)と肘頭の内側縁(後部)に付着する.これらの前部と後部はより薄い中間部でつながっている.厚い横部は,前部と後部の遠位付着部間に張る.

外側側副靭帯 外側上顆からの強力な線維束は三角形状をなして上橈尺関節の輪状靭帯に付着する.輪状靭帯の前縁と後縁は,尺骨の橈骨切痕縁に付着する.

動きと安定性

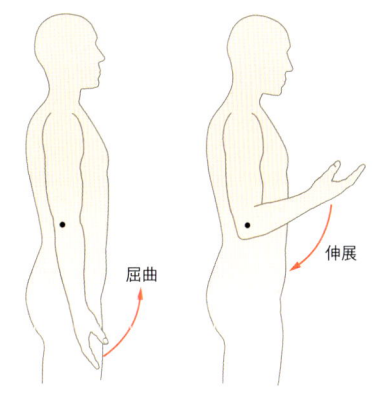

動き 屈曲と伸展，すなわち一方の関節面が他方の関節面に対して滑動することである．前腕の回内・回外に関連して尺骨のわずかな外転・内転が生じる．

- **屈曲**は前腕の前方への動きであり，自動運動の可動域はおよそ145°である．
- **伸展**は前腕の後方への動き，すなわち前腕を解剖学的位置に戻す動きである．
- ▶ **副次的な動き**：ほとんど完全伸展位にある肘関節で，わずかな外転と内転が可能である．このことは，上腕の下部をしっかり保持した状態で前腕の下端を外側や内側へ押すことで確認できる．

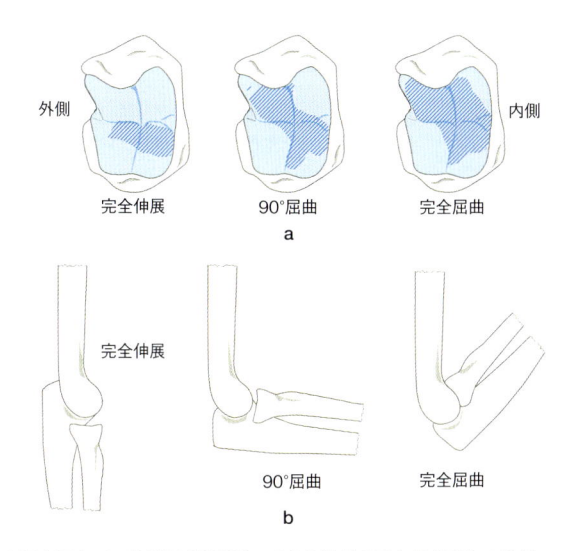

肘関節の動き

(a) 尺骨の滑車切痕での接触面（斜線部）：(b) 上腕骨小頭と橈骨頭との接触

安定性 安定性は関節面の形と強靱な側副靱帯の存在に依存する．屈曲時には上腕骨滑車と尺骨滑車切痕との接触面が拡大する．90°以上の屈曲では橈骨頭と上腕骨小頭が接触するようになる．

筋

上腕二頭筋 肘関節を屈曲し，前腕を回外する．
- ▶ **起始**：長頭-肩甲骨の関節上結節から起始し，肩関節包内と結節間溝を走行する．短頭-肩甲骨の烏口突起尖端．
- ▶ **停止**：2つの筋腹は合流して共通の腱が橈骨粗面の後部に停止する；上腕二頭筋腱膜は前腕深筋膜に停止する．
- ▶ **神経支配**：筋皮神経(C5，C6)．

上腕筋 肘関節屈曲の主動筋．
- ▶ **起始**：上腕骨遠位2/3の前面と近傍の筋間中隔．
- ▶ **停止**：鈎状突起の下部と尺骨粗面．
- ▶ **神経支配**：筋皮神経(C5，C6)．

腕橈骨筋 回内外の中間位にある前腕を強力に屈曲する．
- ▶ **起始**：上腕骨の外側顆上稜の上2/3の前面と近傍の筋間中隔．
- ▶ **停止**：橈骨遠位端の外側面と茎状突起．
- ▶ **神経支配**：橈骨神経(C5，C6)．

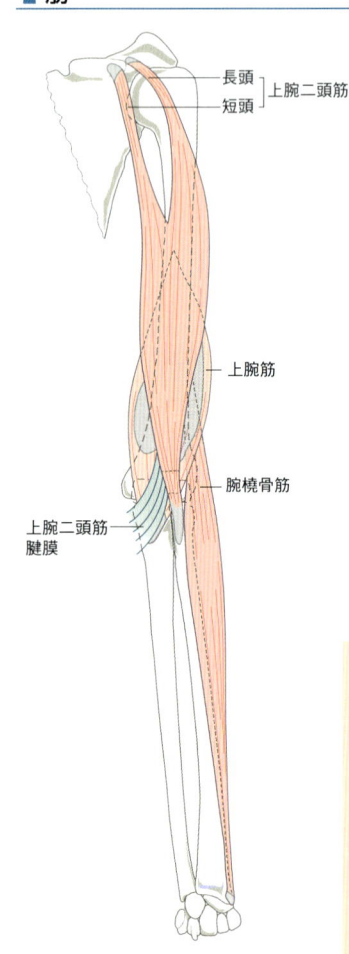

左の前腕を前方からみる

上腕二頭筋は肘関節を90°屈曲の時に最大の回外筋力を発揮する．例えばドライバーやコルク栓ぬきを使う時や，ドアハンドルを回す時のように，屈曲と回外はしばしば一緒に実行される．長頭は肩関節を屈曲することもできるが，結節間溝で炎症を起こすことがある．筋腹は上腕上部前面で簡単に触診できるし，停止腱はC5/6の腱反射を調べるのに使われる．

上腕筋は上腕二頭筋の深側にあり，上腕二頭筋筋腹の両側で触診できる．

腕橈骨筋は，鍋や皿を持ち上げたり，重い道具(斧やハンマーなど)を振り下ろす目的で持ち上げる時のように，前腕が回内外の中間位にある時に働く．停止腱は橈骨茎状突起のすぐ上で触診でき，C5/6の腱反射を調べるのに使われる．

注意：肘関節の屈筋群は，例えば前腕を下方へゆっくり下げるような遠心性収縮により，重力によって引き起こされる肘関節の伸展をコントロールする働きがある．

■ 筋

長頭
外側頭
上腕三頭筋
橈骨神経溝
内側頭
外側上顆
肘筋

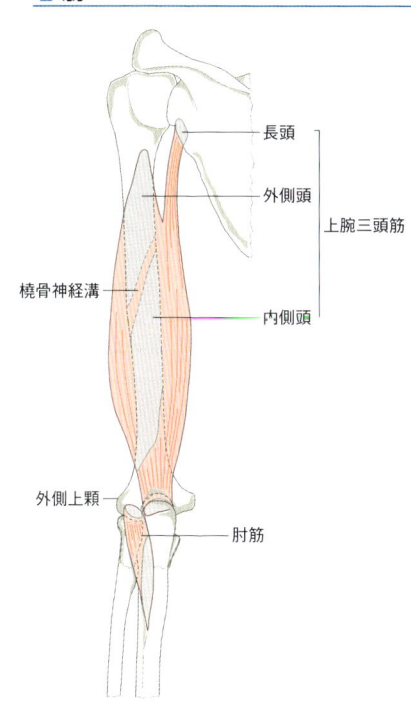

左の上腕を後方よりみる

上腕三頭筋　肘関節伸展の主動筋.
- **起始**：長頭-肩甲骨の関節下結節と近くの関節唇；外側頭-上腕骨後面の橈骨神経溝より上部と外側部；内側頭-上腕骨後面の橈骨神経溝より下部と内側部および近くの筋間中隔.
- **停止**：尺骨の肘頭後面と近くの前腕深筋膜.
- **神経支配**：橈骨神経(C6-C8).

肘筋　上腕三頭筋の肘関節伸展作用を補助する.
- **起始**：上腕骨の外側上顆後面.
- **停止**：肘頭の外側面と尺骨上部後面.
- **神経支配**：橈骨神経(C7, C8).

> **上腕三頭筋長頭**は屈曲位にある肩関節を内転し伸展することもできる. 上腕三頭筋腱は上腕上部で視診と触診が簡単にできる. 太い停止腱は肘頭の直上で触診でき, C 7/8 の腱反射を調べるのに使われる.
> **肘筋**は尺骨を動かすことにより, 前腕の回内/回外軸を変えることもできる.
> 肘関節がひとたび屈曲すると, 屈筋群が遠心性収縮して動きをコントロールするとともに重力による伸展力が働く. 例えばハンマーで木材を粉砕する場合のように, その動きに速度と力が必要な時に働く. 伸筋群はまた, 椅子から立ち上がる時, 椅子に腰を下ろす時, 車椅子を前進させる時, および松葉杖を使用する時などのように重力に抗する作用もある.

肘関節の周囲構造

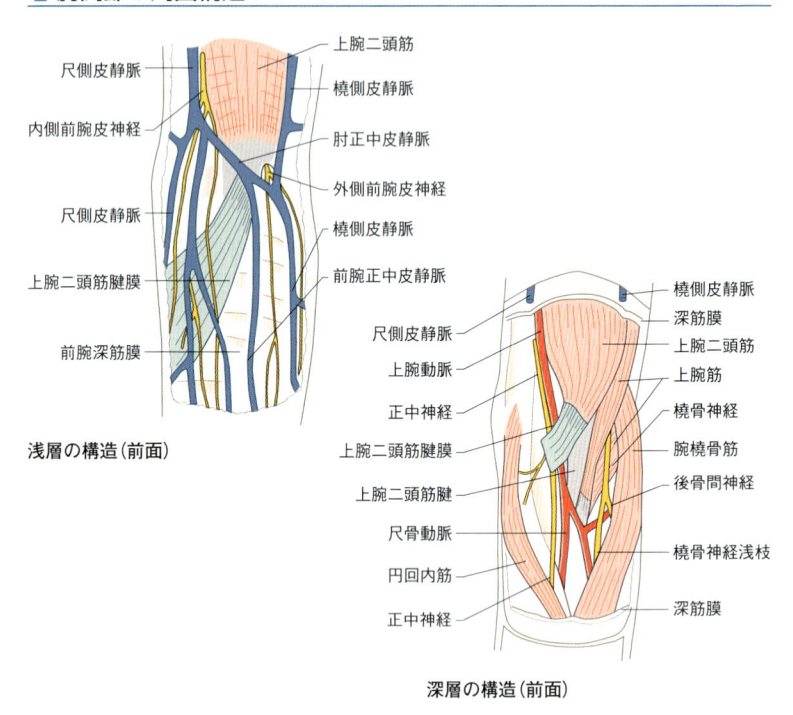

浅層の構造（前面）

深層の構造（前面）

肘窩 肘窩は，内側上顆と外側上顆を結ぶ想像上の線が上縁，円回内筋が内側縁，および腕橈骨筋が外側縁をなす三角形状のスペースである．肘窩の床は，下内側に位置する回外筋とともに上腕筋で構成される．

上腕二頭筋腱膜で補強された前腕深筋膜は肘窩を被い，皮静脈（橈側皮静脈，尺側皮静脈，肘正中皮静脈）と皮神経をより深側の構造から分離する．

肘窩を通るもの（内側から外側の順に）：円回内筋を貫いて前腕前面に至る**正中神経**；橈骨動脈と尺骨動脈に分かれる**上腕動脈**；橈骨粗面に停止する**上腕二頭筋腱**；回外筋を貫いて前腕後面に達する深枝（後骨間神経）と，浅枝に分かれる**橈骨神経．尺骨神経**は内側上顆の後面を通り尺側手根屈筋を貫いて前腕に入る．

> 例えば肘正中皮静脈のような大きな皮静脈は，しばしば静脈穿刺が行われる．
> 上腕動脈は通常，血圧測定の部位である．

臨床解剖

骨折
　顆上骨折は，小児が前腕完全伸展位で転倒する際によく起こる．しばしば粉砕骨折となり，上腕動脈障害や正中神経障害の合併症を伴い治療が複雑になる．**肘頭**は肘頭をついて転倒する際に骨折し，上腕骨は肘頭の最も細い点で肘頭を圧迫する．肘頭の**剥離骨折**は上腕三頭筋の急激な強力牽引によっても引き起こされることがある．

脱臼
　肘関節は前腕が完全伸展位で転倒する際に脱臼することがある．上腕骨の下端は前方に変位して鈎状突起の上に乗ることもあり，骨折することもある．

骨化性筋炎(または異所性骨化)
　肘関節近傍の外傷あるいは骨折は，肘関節周囲に好ましくない骨増殖を引き起こし，軟組織内にX線像で容易に認められる固体塊が形成する．

尺骨神経絞扼
　尺骨神経は，内側上顆の後面にある線維性のトンネル(肘部管)である尺骨神経溝を通るところで圧迫されることがある．この尺骨神経絞扼は，若い時の骨折，または関節リウマチや変形性関節症が原因の関節の変形/損傷によって異常な外反角となることから生じる．

テニス肘
　上腕骨の外側上顆における伸筋群の共通起始腱またはその近傍が断裂することにより圧痛や疼痛が生じる．テニス肘は，例えばテニスで下手なバックハンド打ちのように肘関節の伸筋群が収縮している時に肘を突然屈曲することで生じることがあるが，より頻繁には日常活動における繰り返しの把握動作の結果として生じる，いわゆる累積性の外傷疾患である．

ゴルファー肘
　テニス肘に似ているが，この場合は上腕骨の内側上顆に起始する屈筋群の共通起始腱が障害される．屈筋群を繰り返し酷使すると，屈筋群の起始部にテニス肘の場合と同様な疼痛や圧痛が生じることがある．

肘頭部滑液包炎
　外傷や感染により，肘頭近くの肘頭滑液包に炎症が生じることがある．肘頭部滑液包炎はまた，関節リウマチや痛風などの炎症性疾患とも関係している．

前腕

骨

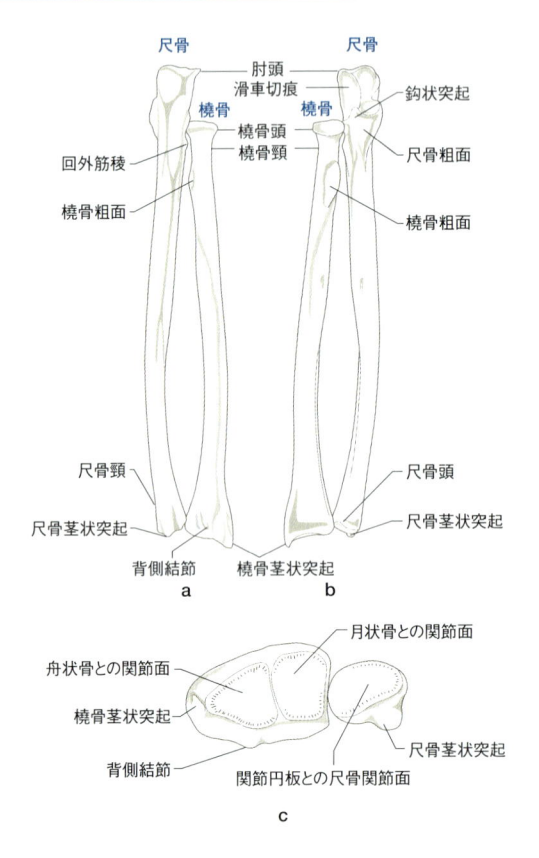

(a)橈骨と尺骨の後面；(b)橈骨と尺骨の前面；(c)橈骨と尺骨の遠位関節面

前腕の外側部に位置するより短い橈骨と，内側部に位置するより長い尺骨はそれぞれ近位部では肘関節において上腕骨と関節を形成し，遠位部では手関節の形成に関与する．両骨の骨体は前腕骨間膜で連結している．両骨の両端における滑膜性車軸関節により回内と回外が起こる．

橈骨 近位端にある，上面が凹んだ円柱状の橈骨頭はくびれた橈骨頸と橈骨体につながる．橈骨体上部の前内側面には橈骨粗面が位置する．橈骨遠位端は拡大して，以下の5つの特徴的な面を持つ．
- 外側面は広がり茎状突起につながる．
- 内側面は凹んで尺骨切痕となる．
- 後面は隆起し，その中央部にある明瞭な背側結節（リスター結節）で二分される，腱が通る溝がある．
- 前面は平滑である．
- 凹んだ遠位関節面は外側の三角形状の部位と内側の四角形状の部位に分かれる．

尺骨 拡大した近位端には，滑車切痕を取り巻いて後方に肘頭，前方に鈎状突起がある．鈎状突起の外側面には橈骨切痕があり，その直下には回外筋稜がある．尺骨体は3つの縁と3つの面を持つ．尺骨体は下方ほど細くなるがやがて広がり，後内側部に下方に突出する茎状突起がある小さな球形状の尺骨頭になる．

> **触診**
> **橈骨**：橈骨頭は肘の後外側面で触診でき，回内/回外の際に上腕骨小頭に対して回転するのがわかる．橈骨遠位部の外側面と橈骨茎状突起は触診できるし，手首より近位の後面では背側結節が触診できる．
> **尺骨**：肘頭は後面で視診でき，尺骨後縁の全長とともに触診できる．遠位部では尺骨頸，尺骨頭および尺骨茎状突起が触診できる．完全回内位では，球状の尺骨頭が手首の後部から突出する．

関節面

滑膜性車軸関節

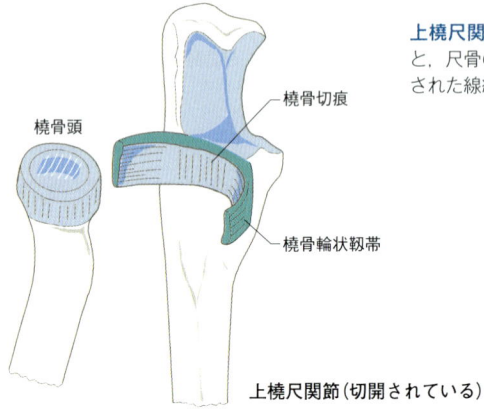

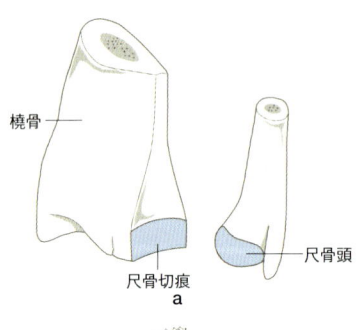

上橈尺関節 傾斜した橈骨の関節環状面と，尺骨の橈骨切痕と橈骨輪状靱帯で形成された線維−骨性のリングとの関節である．

橈骨頭
橈骨切痕
橈骨輪状靱帯

上橈尺関節（切開されている）

下橈尺関節 尺骨頭と橈骨の尺骨切痕との関節である．尺骨頭の遠位端は三角形状の線維軟骨性関節円板と関節をなす．この関節円板は尺骨茎状突起基部の外側部と橈骨の尺骨切痕の下縁に付着する．

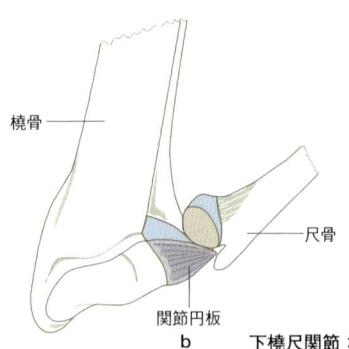

橈骨
尺骨切痕
尺骨頭
a

橈骨
尺骨
関節円板
b

下橈尺関節：(a)切開されている；(b)関節円板を示す

関節包と滑膜

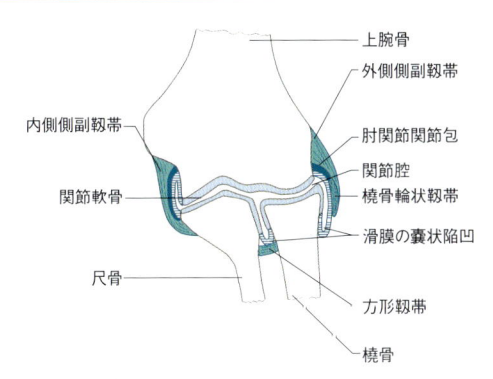

上橈尺関節と肘関節の冠状断面

上橈尺関節　上橈尺関節は肘関節と連続し，橈骨輪状靱帯の上縁と外表面に付着する線維性関節包を共有する．
　滑膜は橈骨輪状靱帯の上縁に付着する：橈骨輪状靱帯の下縁からは橈骨頸にゆるく付着した長いひだとして下方にはみだしている（上橈尺関節の囊状陥凹）．

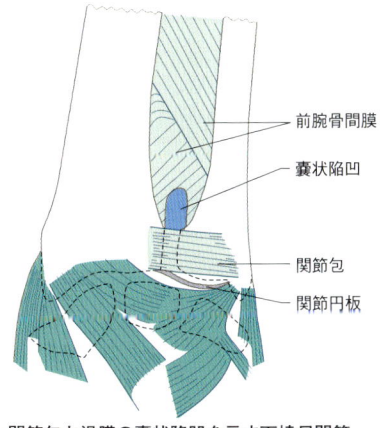

関節包と滑膜の囊状陥凹を示す下橈尺関節

下橈尺関節　弱くてたるんだ線維性関節包は，橈骨の尺骨切痕の前縁と後縁，および尺骨の対応する部位に付着している横走線維束からなる．その線維束は下方では関節円板の前縁と後縁に合流するが，上方では両者は分離している．
　滑膜は，橈骨と尺骨の間の関節包の上方で前腕骨間膜の前方にはみだしている（下橈尺関節の囊状陥凹）．

靱帯と前腕骨間膜

橈骨輪状靱帯　弾性のある線維軟骨性の線維束が尺骨の橈骨切痕の前縁と後縁に付着している．この靱帯は上橈尺関節の関節面の 4/5 を占めている．靱帯の下方はすぼんでいるために，橈骨頭を支えてその脱臼を防ぐ．靱帯の上部は，橈骨切痕の硝子軟骨に連続する線維軟骨で裏打ちされている．橈骨輪状靱帯は上方では肘関節の外側側副靱帯と癒着し，前面や後面は関節包に癒着する．

方形靱帯　尺骨の橈骨切痕の下端と，橈骨粗面より近位の橈骨頸の内側面に張る．方形靱帯の線維束は，回内/回外のどのような位置でも靱帯内の張力が一定であるような方向に骨間を走行している．

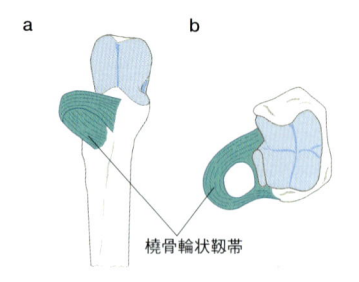

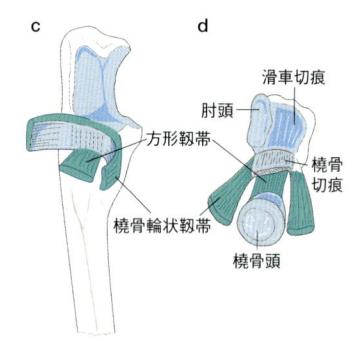

橈骨輪状靱帯(a～d)と方形靱帯(c, d)

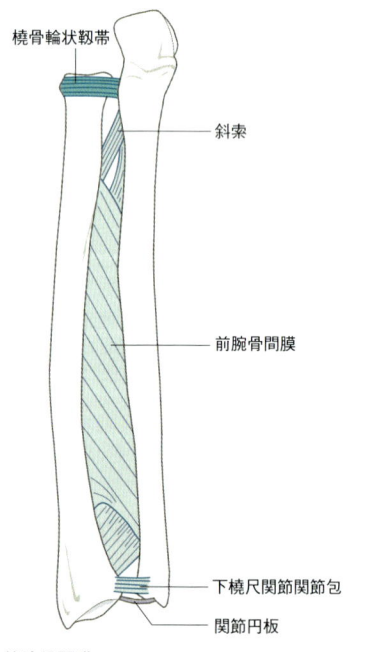

前腕骨間膜

前腕骨間膜　橈骨と尺骨の骨間縁の間を主に下内側方向に走行する線維束からなる．前腕骨間膜は力を橈骨から尺骨に伝えるとともに両骨を結合させる．前腕骨間膜は上方では欠けているが，下方では方形回内筋の後面を被う筋膜につながる．上部や下部にみられる穴は，それぞれ後骨間膜動・静脈と前骨間膜動・静脈が通る．

　前腕の深層に位置する屈筋群や伸筋群の付着部になる．

動き

前腕の**回内**と**回外**は橈尺関節で起こる.

解剖学的位置からの回内は手掌を後方に向け,母指を内方に向ける回旋の動きである.回内は円回内筋と方形回内筋の収縮による.回内と逆方向の動きが回外であり,回外は回外筋と上腕二頭筋の収縮によるが,上腕二頭筋がより強力である.

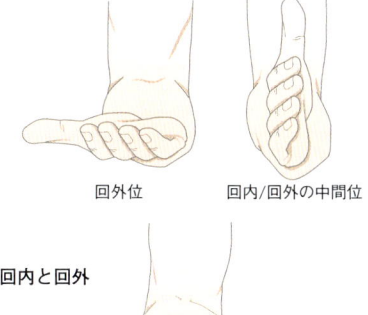

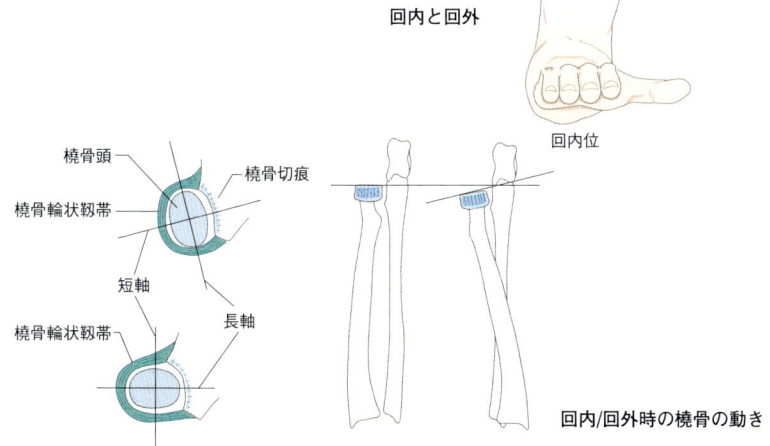

回外位　　回内/回外の中間位

回内と回外

回内位

橈骨頭　橈骨切痕
橈骨輪状靱帯
短軸
橈骨輪状靱帯　長軸

回内/回外時の橈骨の動き

上橈尺関節では,橈骨頭は線維-骨性リンク内で回転するが,他にも以下の3つの動きが生じる.
1. 橈骨頭上面の上腕骨小頭に対する回転
2. 橈骨頭の外側への変位
3. 橈骨頭の水平面が傾く動き

下橈尺関節では,橈骨の下端は尺骨頭の周りを回旋するが,同時に尺骨は伸展と外方への変位(外転)を生じる.後者の動きは小さく尺骨の回旋は起こらない.

▶ **副次的な動き**:上橈尺関節での橈骨頭や,下橈尺関節での尺骨頭の前後方向の副次的な動きは,骨頭を握りそれぞれ尺骨および橈骨方向へ動かすことで引き出すことができる.

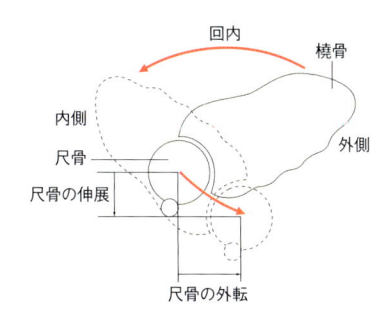

回内　橈骨
内側　　　外側
尺骨
尺骨の伸展
尺骨の外転

回内時の橈骨と尺骨の動き

筋

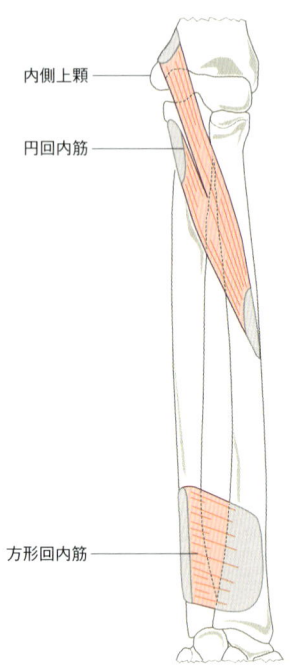

円回内筋 前腕の回内と弱い屈曲．
- **起始**：屈筋群の共通の起始である上腕骨内側上顆；尺骨の回内筋稜．
- **停止**：橈骨の中部外側面．
- **神経支配**：正中神経（C6，C7）．

方形回内筋 前腕の回内．
- **起始**：尺骨の下部1/4の前面．
- **停止**：橈骨の下部1/4の前面．
- **神経支配**：正中神経（C8，T1）．

回外筋 どのような位置にあっても前腕を回外．
- **起始**：上腕骨の外側上顆，橈側側副靱帯，橈骨輪状靱帯，尺骨の回外筋稜．
- **停止**：橈骨の上部1/3の後面，外側面，および前面．
- **神経支配**：橈骨神経の後骨間枝（C5，C6）．

左前腕を前方からみる

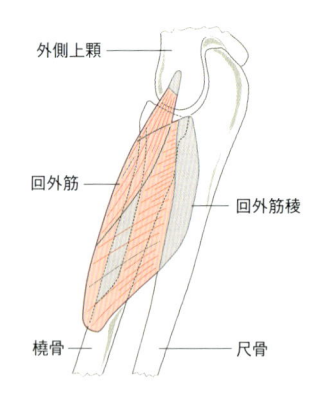

（内側上顆，円回内筋，方形回内筋）

左前腕を外側からみる

（外側上顆，回外筋，回外筋稜，橈骨，尺骨）

> 回内は機能的には右手でドライバーを使用してねじをゆるめるような動作で使われる．回外は，回外筋と上腕二頭筋の働きで生じるより力強い動きであり，機能的には右手でねじや栓抜きを取り付ける活動に使われる．
> **肘筋**は，ねじの溝にドライバーの尖端を保持して"中心のある"回旋を可能にするように，尺骨を外転して回内/回外の運動軸の遠位端を動かすことができる．
> **方形回内筋**は橈骨と尺骨の下端を固定して，手で荷重支持の際に生じる上方への圧力に抵抗する．
>
> **触診**
> 円回内筋は，力に抗しての回内時に肘窩の内側縁で触診できる．回外筋は，力に抗しての回外時に橈骨の上部1/3の後部で触診できる．

手関節と手根

骨

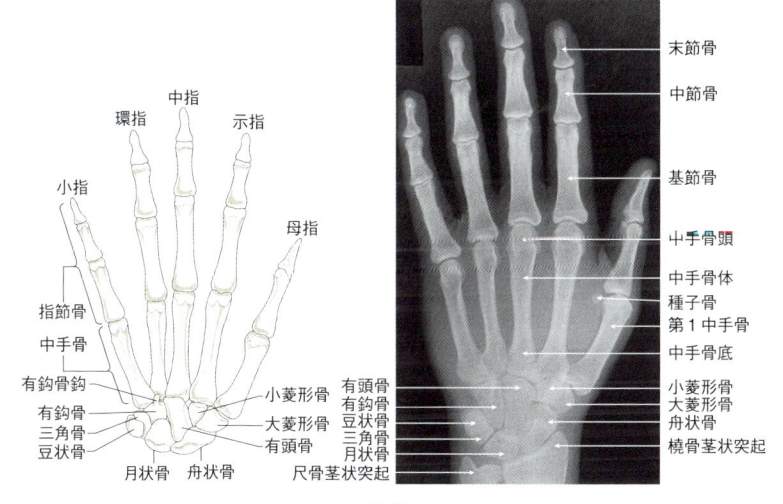

手根骨

手根は，有頭骨の周囲に配列する8つの独立した小さな骨（手根骨）からなるが，これらは通常2つの列（近位列と遠位列）をなす．近位列では外側から内側へ舟状骨，月状骨，三角骨および豆状骨が配列し，遠位列では同様に大菱形骨，小菱形骨，有頭骨および有鈎骨が配列する．

近位列を構成する骨は，豆状骨除いて，橈骨の遠位端と関節円板とともに**橈骨手根関節**を形成する．近位列と遠位列の骨は**手根中央関節**を形成する．遠位列を構成する骨は中手骨底とともに**手根中手関節**を形成する．

> **触診**
> **橈骨**：手関節より近位の後面では，長・短母指伸筋腱の間で背側結節が触診できる．背側結節のすぐ外側で橈骨茎状突起も触診できる．
> **尺骨**：前腕の回内位で尺骨頭，尺骨頭および茎状突起が触診できる．
> **手根骨**：外側では舟状骨結節と大菱形骨が触診できる．内側では豆状骨とそのすぐ遠位にあり小指球筋で被われている有鈎骨鈎が触診できる．

関節面

橈骨手根関節 滑膜を有する楕円関節である．橈骨の遠位端表面と関節円板は連続した凹状の楕円関節面を形成する．手根骨の近位列を構成する骨は互いに骨間靱帯で連結して連続した凸状の楕円関節面を作る．舟状骨，月状骨および三角骨の隣接表面間には滑膜を有する平面関節が存在する．

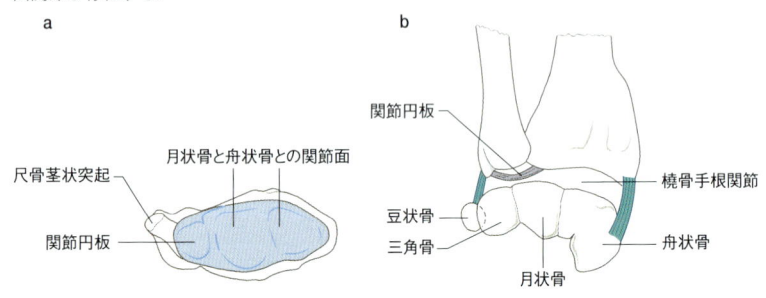

橈骨手根関節：(a) 橈骨の遠位端と関節面；(b) 後面

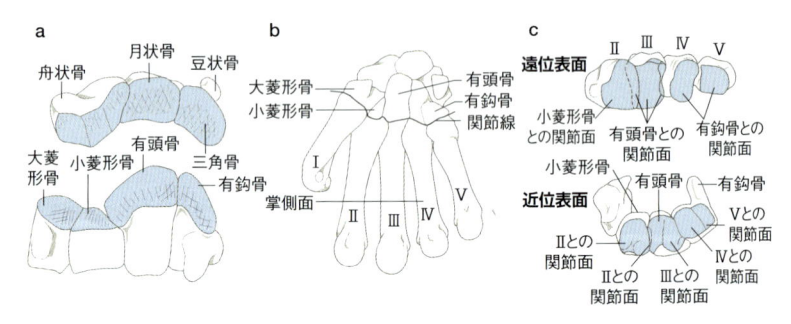

手根中央関節(a, c)と手根中手関節(b, c)

手根中央関節 この関節は手根骨の近位列と遠位列との間の関節である．舟状骨の遠位表面はわずかに凸状であるのに対して，月状骨と三角骨の遠位表面は全方向に凹状である．

手根中央関節の外側部では大菱形骨および小菱形骨が舟状骨と関節し，中央部では有頭骨頭が舟状骨および月状骨と関節し，さらに内側部では有鈎骨が月状骨および三角骨と関節する．

手根中手(CM)関節 この関節は小菱形骨，有頭骨および有鈎骨の遠位表面と，内側4つの中手骨底との間の，骨膜を有する平面関節である．関節面は，有鈎骨と第5中手骨底の間がわずかに傾斜している以外はすべて平坦である．

関節包と滑膜

橈骨手根関節，手根中央関節および手根中手(CM)関節では，別々の線維性関節包が完全に取り囲む．通常，これらの関節のすべての関節腔は直接交通している．

橈骨手根関節の関節包は，近位では前後面で橈骨と尺骨の遠位端に付着し，外側は橈骨茎状突起に内側は尺骨茎状突起にそれぞれ付着する．遠位では手根骨の近位列の前縁と後縁に付着する．

手根中央関節の関節包は，手根骨の近位列と遠位列の間に存在する不規則な線維束(掌側・背側手根間靱帯)で構成されている．

手根中手(CM)関節の関節包は，遠位列を構成する手根骨と内側4つの中手骨底の間に広がる．この関節の関節腔は遠位で中手骨底間に広がる．

滑膜は関節包内のすべての非関節面を裏打ちする．

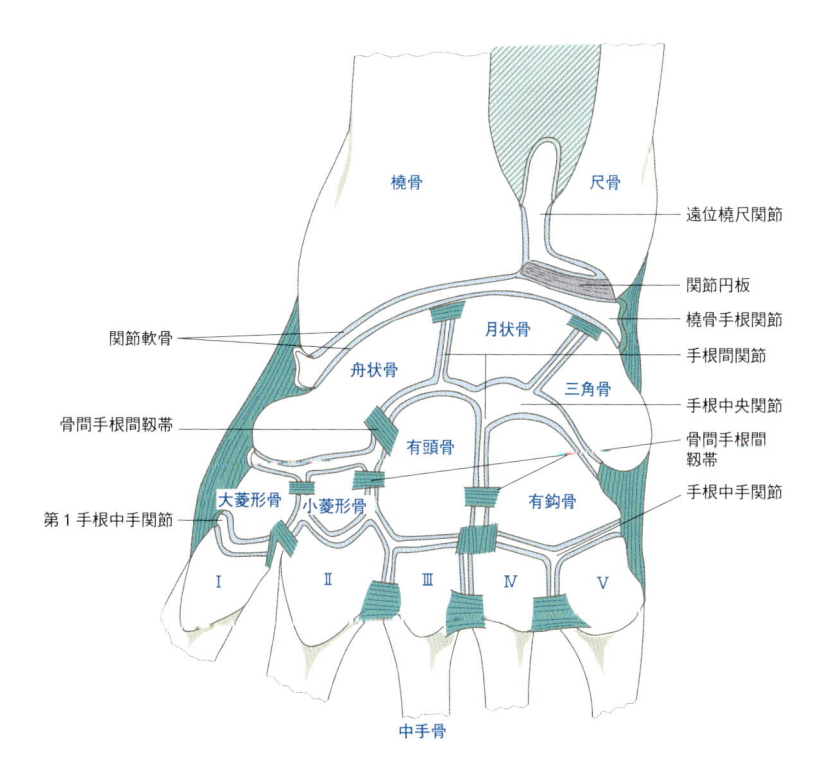

手根を通る前額断面で関節包と骨間手根間靱帯を示す

靭帯

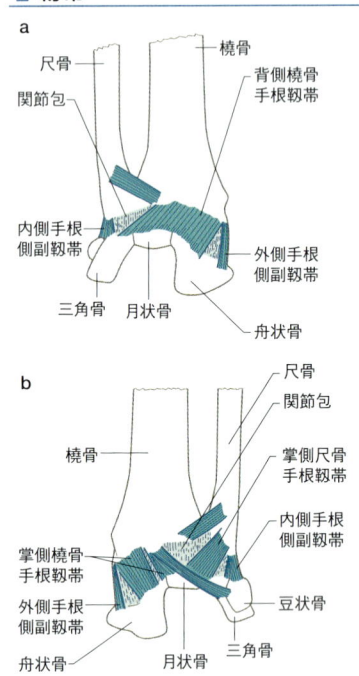

手関節の靭帯：(a) 後面と (b) 前面

図a ラベル：
尺骨／橈骨／背側橈骨手根靭帯／関節包／内側手根側副靭帯／外側手根側副靭帯／三角骨／月状骨／舟状骨

図b ラベル：
尺骨／関節包／橈骨／掌側尺骨手根靭帯／内側手根側副靭帯／掌側橈骨手根靭帯／外側手根側副靭帯／豆状骨／三角骨／舟状骨／月状骨

手関節前面の靭帯

ラベル：手根間靭帯／関節包／外側側副靭帯／尺側手根屈筋腱／掌側手根間靭帯／内側側副靭帯／手根間靭帯／I／II／III／IV／V

橈骨手根関節 外側手根側副靭帯と内側手根側副靭帯はそれぞれ関節包の外側面，内側面を補強している．外側手根側副靭帯は橈骨茎状突起と舟状骨をつなぐのに対して，内側手根側副靭帯は尺骨茎状突起と，豆状骨および三角骨をつなぐ．前面では掌側橈骨手根靭帯が，後面では背側橈骨手根靭帯がそれぞれ橈骨と，舟状骨，月状骨および三角骨をつなぐ．

手根中央関節 関節包の外側面では外側側副靭帯が舟状骨と大菱形骨をつなぎ，内側面では内側側副靭帯が三角骨と有鈎骨をつなぐ．前面では掌側手根間靭帯（放線状有頭骨靭帯）が有頭骨と，近位列の手根骨をつなぐのに対して，後面では背側手根間靭帯が近位列の手根骨と遠位列の手根骨をつなぐ．

手根中手関節（CM 関節） 掌側手根中手靭帯と背側手根中手靭帯は手根骨の 2 つの列を通る関節包の肥厚部である．
骨間手根間靭帯は隣接する手根骨間をつなぐ．

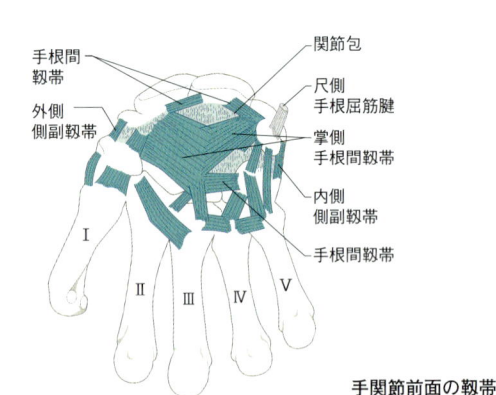

■ 動き

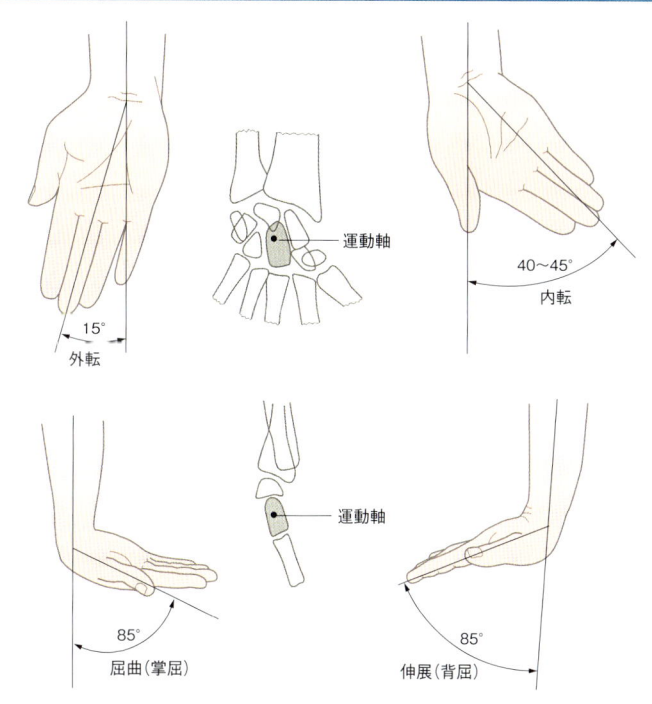

運動軸

15°
外転

40〜45°
内転

運動軸

85°
屈曲(掌屈)

85°
伸展(背屈)

手関節の動き

　手関節の動きは**屈曲(掌屈)**，**伸展(背屈)**，**外転(橈屈)**および**内転(尺屈)**であり，各々は橈骨手根関節と手根中央関節で同時に起こる．屈曲と伸展の可動域は各々およそ85°，外転はおよそ15°，内転はおよそ45°の可動域である．屈曲は伸筋腱の緊張により制限されていて，もし指を完全に屈曲すると手関節の屈曲可動域は大きく減少する．外転は，橈骨茎状突起が舟状骨と接触することと手根中央関節の関節表面の外側部がぶつかることで制限される．

　屈曲と伸展は単一の横断軸で起こり，外転と内転は単一の前後軸で起こるが，両軸とも有頭骨頭を貫く．

　手根間関節では，橈骨手根関節や手根中央関節での動きに伴いそれを促進するようなわずかな動きが起こる．

▶ **副次的な動き**：適切な圧力を加えると，手根骨の近位列は縦方向の動きが可能であるとともに橈骨や関節円板に対して前後方向に滑りが起こる．同様な動きは手根骨の近位列と遠位列の間でも起こる．

筋

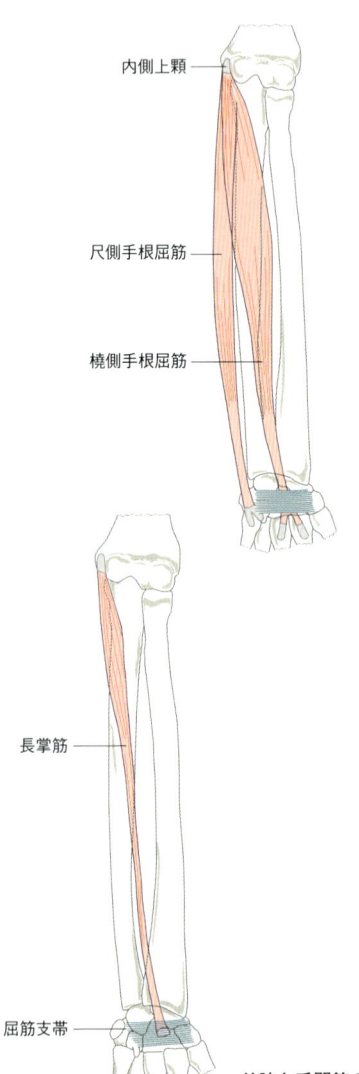

尺側手根屈筋 手関節の屈曲(掌屈)と内転(尺屈).
- ▶ **起始**：屈筋共通起始腱を介して上腕骨内側上顆；肘頭の内側縁；腱膜を介して尺骨の後縁上部2/3.
- ▶ **停止**：豆状骨と靱帯を介して有鈎骨と第5中手骨底.
- ▶ **神経支配**：尺骨神経(C7，C8).

橈側手根屈筋 手関節の屈曲(掌屈)と外転(橈屈).
- ▶ **起始**：屈筋共通起始腱を介して上腕骨内側上顆.
- ▶ **停止**：第2，第3中手骨底の掌側面.
- ▶ **神経支配**：正中神経(C6，C7).

長掌筋 尺側手根屈筋と橈側手根屈筋との間に位置する痕跡的な筋であり，上腕骨内側上顆に起始し屈筋支帯と手掌腱膜に停止する．この筋は正中神経(C8)で支配され，手関節の弱い屈曲作用を持つ．

> 長掌筋腱は腱移植や腱修復のためにしばしば利用される．
> 橈屈や尺屈では通常，手根屈筋と手根伸筋が共同して作用する．
> 尺側手根屈筋腱は豆状骨よりすぐ近位で容易に触診できる．長掌筋が存在する場合(およそ10%で欠損)，長掌筋腱は手関節の前面中央部を走行し，やがて屈筋支帯と手掌腱膜に付着する．橈側手根屈筋腱は長掌筋腱の外側に位置する．

内側上顆
尺側手根屈筋
橈側手根屈筋
長掌筋
屈筋支帯

前腕と手関節の前面

筋

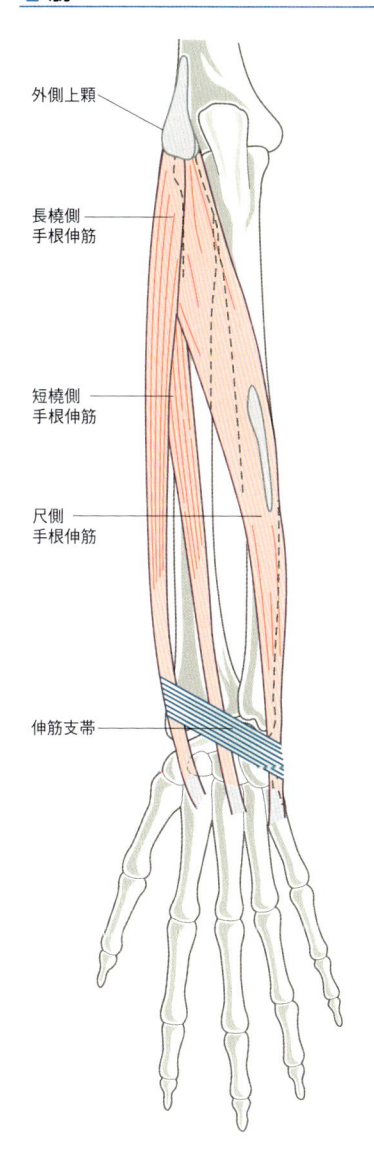

長橈側手根伸筋 手関節の伸展(背屈)と外転(橈屈).
- ▶**起始**：上腕骨の外側顆上稜の下1/3と隣接する筋間中隔.
- ▶**停止**：第2中手骨底の後面
- ▶**神経支配**：橈骨神経(C6, C7).

短橈側手根伸筋 手関節の伸展(背屈)と外転(橈屈).
- ▶**起始**：伸筋共通起始腱を介して上腕骨の外側上顆.
- ▶**停止**：第3中手骨底の後面,
- ▶**神経支配**：橈骨神経の後骨間枝(C6, C7).

尺側手根伸筋 手関節の伸展(背屈)と内転(尺屈).
- ▶**起始**：伸筋共通起始腱を介して上腕骨の外側上顆；腱膜を介して尺骨後縁上部.
- ▶**停止**：第5中手骨底の内側部.
- ▶**神経支配**：橈骨神経の後骨間枝(C6, C7).

以上の3筋の腱は滑液鞘に包まれて伸筋支帯の深側を通る.

> 機能的にはこれら3つの伸筋群は把握動作時に強く働く．強い把握の時には手関節は伸展位になくてはならない．その理由は，手関節の伸展位では指の屈筋群は緊張した状態になるからである．手関節を屈曲すると強い把握は不可能である．上記3つの伸筋群も把握動作時には共同筋として働き，手関節の屈曲をもたらす指屈筋群の好ましくない連続的な作用を阻止する．このことは，橈骨神経損傷による上記3つの筋の麻痺がなぜ手の機能に重大な影響を与えるかを説明する．

左の前腕と手関節の後面

手関節の周囲構造

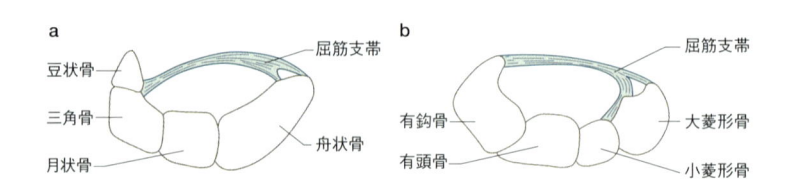

屈筋支帯の手根骨への付着：(a)近位列；(b)遠位列

図のように，屈筋支帯は手根骨の近位列と遠位列のレベルにある．手根骨が後面を形成し，線維性の屈筋支帯が前面を形成する．線維と骨からなるトンネル構造が**手根管**である．結果として柔軟性のない手根管は，手首の屈曲時に手根管を通る構造物が"弦"のような状態になることを阻止しているが，そのために例えば**手根管症候群**が生じるように，内圧増加に対して脆弱な解剖学的部位でもある．

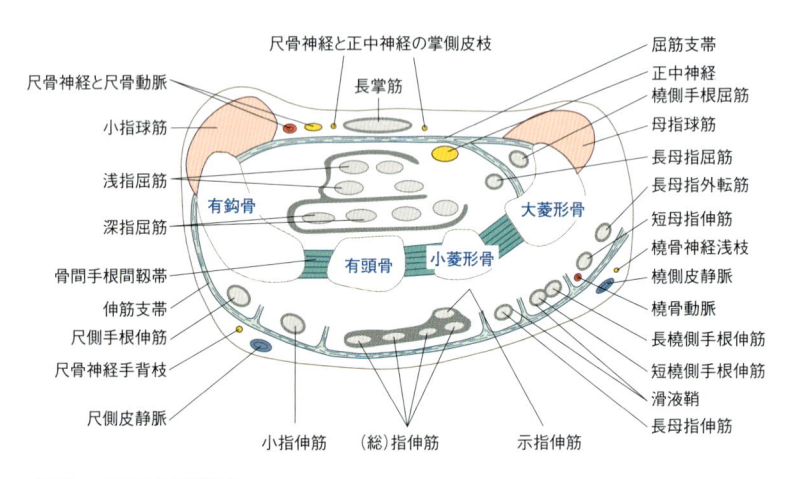

手関節の周囲構造（横断面）

この横断面では，手関節を通るすべての主要な神経，血管および腱の位置と，それらの屈筋支帯と伸筋支帯との関係を示す．滑液鞘が共有されている場所も示している．

手関節の周囲構造

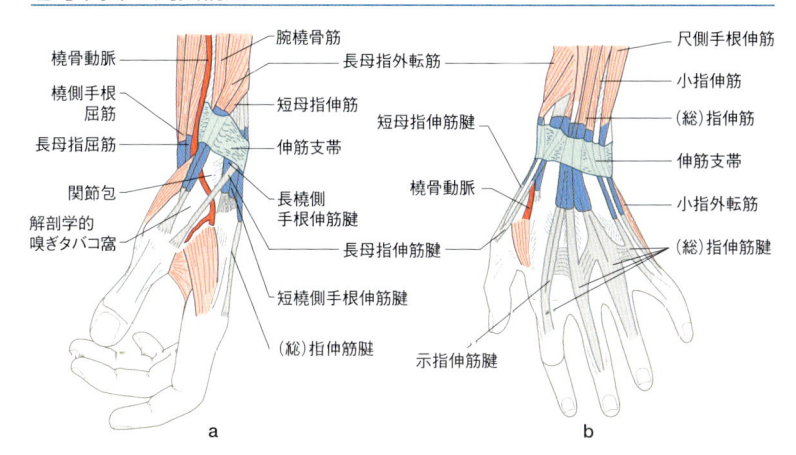

手関節の外側周囲構造(a)と後面周囲構造(b)

伸筋腱は手根骨の後面で伸筋支帯の深側を通って手に入るが、伸筋支帯は外側では橈骨の遠位部の前面に付着し、内側では尺骨の遠位端、豆状骨および三角骨に付着する。伸筋支帯の深側面から橈骨と尺骨の稜へ達する線維性の隔壁は以下の6つの腱区画(第1管～第6管)を作る。

1. 橈骨の茎状突起、舟状骨および大菱形骨の後面に位置する第1管には長母指外転筋腱と短母指伸筋腱が通る。
2. 背側結節の外側の橈骨後面、舟状骨や大菱形骨内側部後面に位置する第2管には長橈側手根伸筋腱と短橈側手根伸筋腱が通る。
3. 橈骨の背側結節の内側面上の溝が第3管で、長母指伸筋腱がここを通る。この腱は背側結節を滑車として利用し、腱が舟状骨と大菱形骨の背側を通る時に外側に方向を変えて母指に向かう。
4. 橈骨下端後面の最内側部とそれに隣り合う舟状骨、月状骨および有頭骨の後面が第4管で、(総)指伸筋腱と示指伸筋腱が通る。これら5本の腱すべてが同一の滑液鞘を共有する。
5. 下橈尺関節と月状骨の後面と、有頭骨と有鈎骨の月状骨に隣り合う表面が第5管で、小指伸筋腱が通る。
6. 尺骨後面の溝と三角骨後面が第6管で、尺側手根伸筋が通る。

橈骨動脈は、舟状骨と大菱形骨の後面でかつ長母指外転筋腱、短母指伸筋腱および長母指伸筋腱の深側に存在する**解剖学的嗅ぎタバコ窩**を通り、さらに第1背側骨間筋の2頭の間を貫いて手掌に入る。

手

骨

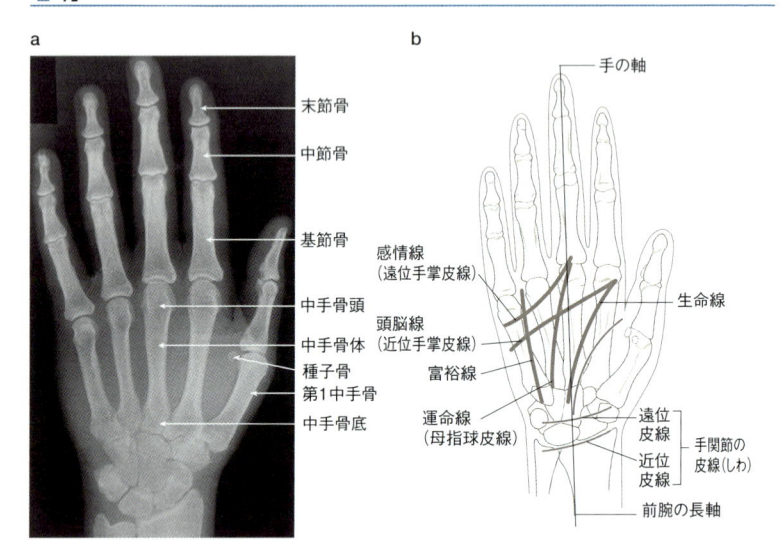

(a) 手のX線像；(b) "皮線（しわ）"と，手関節および手を構成する骨との関係

　中手骨は，外側から内側へM1～M5の番号で呼ばれ，各々は四辺形の中手骨底，中手骨体および遠位の球形をした中手骨頭からなる長管骨である．中手骨底は手根骨の遠位列と関節をなす．M1は大菱形骨と，M2は大・小菱形骨および有頭骨と，M3は有頭骨と，M4とM5は有鈎骨とそれぞれ関節を作る．

　各々の手には14個の指節骨があり，母指には2個，他の指には3個存在する．各々の指節骨には，近位の大きな指節骨底，弯曲した指節骨体および遠位の丸い滑車形をした指節骨頭がある．

　便宜上，指は番号で呼ばれるよりも名前で呼ばれる．外側から内側へ母指，示指，中指，環指および小指である．

触診
中手骨：指を屈曲すると中手骨頭はげんこつとして触診できる．後面では中手骨体は手根中手関節の線上に存在するので簡単に触診できる．
指節骨：基節骨頭と中節骨頭の後面は，指を屈曲した時に指節間関節と同様に触診できる．

母指の関節面

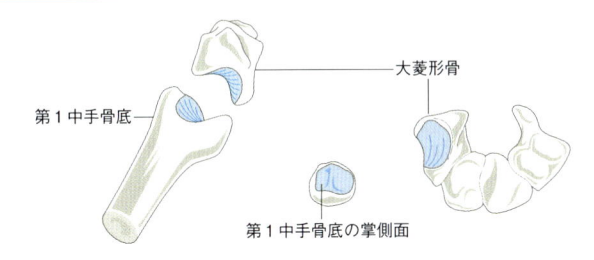

CM 関節の関節面

手根中手関節（CM 関節） 大菱形骨と第1中手骨底との間の滑膜性鞍関節である．大菱形骨の関節面は前後方向に凹状であり，横方向に凸状である；第1中手骨底の関節面はそれと相補的に弯曲する．この関節は，母指が効果的に働くうえでの堅固な土台となっている．

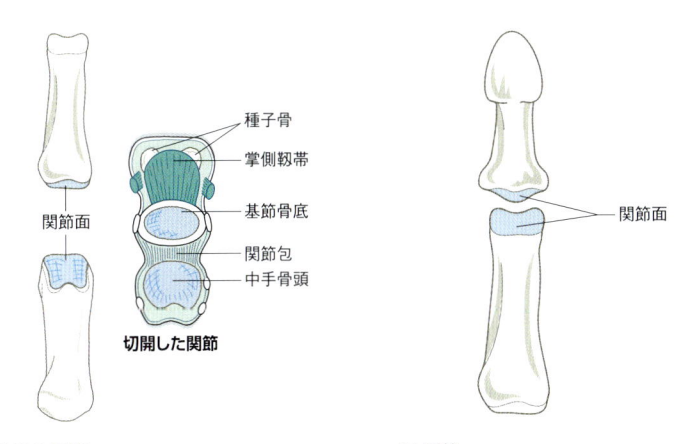

MCP 関節

中手指節関節（MCP 関節） 丸い中手骨頭と，浅い卵形状の凹面をなす基節骨底との間の滑膜性顆状関節である．基節骨の関節面は，基節骨底の前面に付着している線維軟骨性の掌側靱帯により増加している．

IP 関節

指節間関節（IP 関節） 滑車状の基節骨頭と末節骨底との間の滑膜性蝶番関節である．末節骨底の関節面は，末節骨底の前面に付着している線維軟骨性の掌側靱帯により増加している．

母指の関節と靱帯

手根中手関節（CM 関節）　強くてたるみのある線維性関節包が両方の骨の関節面の縁に付着して，関節を完全に包んでいる：その関節包は外側では大菱形骨と第1中手骨の外側面の間に張る**外側手根中手靱帯**で厚くなり，関節包はさらに大菱形骨から第1中手骨の内側に張る**前斜靱帯**と**後斜靱帯**で厚くなる．前斜靱帯は伸展時に緊張し，後斜靱帯は屈曲時に緊張する．滑膜は関節包内のすべての非関節面を裏打ちする．

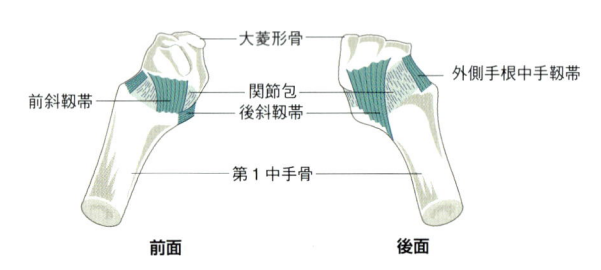

CM 関節の関節包と靱帯

中手指節関節（MCP 関節）　たるみのある線維性関節包が関節を完全に取り囲み，その後面は長母指伸筋の指背腱膜で，側面は**側副靱帯**でそれぞれ補強され，前面は掌側靱帯と置き換わる．側副靱帯は近位から遠位に向かって扇形に広がり掌側靱帯に付着する．

　掌側靱帯は基節骨底の前面に付着する．この靱帯は，直線状の線維束と十字状の線維束で中手骨と基節骨に付着する2つの種子骨を含む．滑膜は関節包内のすべての非関節面を裏打ちする．

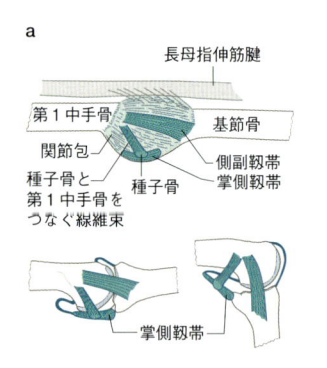

MCP 関節（a）と，IP 関節の関節包と靱帯（b）

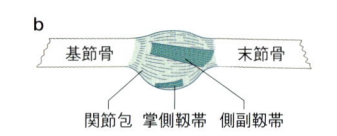

指節間関節（IP 関節）　線維性関節包が関節を完全に取り囲み，その側面は**側副靱帯**で補強され，前面は掌側靱帯と置き換わる．MCP 関節の場合と同様に，**掌側靱帯**は末節骨底の前縁に付着し，かつ関節包を介して基節骨頸にたるんで付着する線維軟骨板である．滑膜は関節包内のすべての非関節面を裏打ちする．

母指の動き

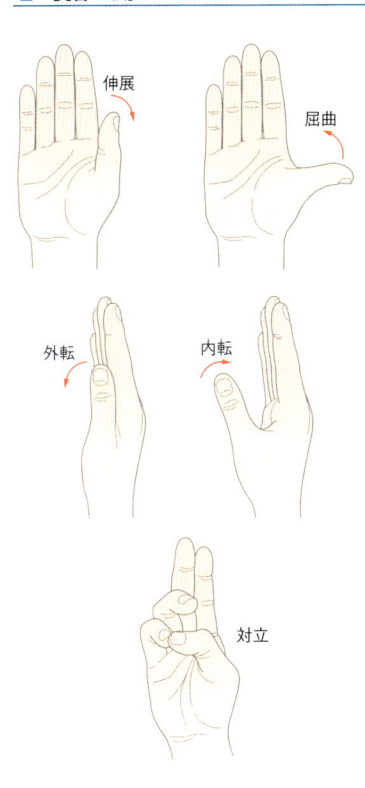

伸展 / 屈曲 / 外転 / 内転 / 対立

CM 関節における母指の動き

母指は手掌面に対して約90°回転しているので，母指の屈曲と伸展は冠状面で，外転と内転は矢状面で起こる．

手根中手関節（CM関節） **屈曲**は母指の内方への，**伸展**は母指の外方への動きであり，その運動軸は凹面の大菱形骨と凸面の第1中手骨の中心で第1中手骨底を通る．屈伸の可動域はおよそ40〜50°である．

外転と**内転**は手掌と直交する面で起こるので，母指の外転は前方への動きであり，内転はその逆方向の動きであり，内外転の可動域はおよそ80°である．

対立は，母指の指腹を他の4本の指のいずれかの指腹と向かい合わせる動きであり，以下の3つの基本的動きからなる．すなわち同時に起こる屈曲と外転，および回旋，最後に内転である．

▶ **副次的な動き**：CM関節では，関節面は長軸方向に離れる動きや回旋と同様に，前後方向と内外方向の動きができる．

母指の動き

中手指節関節(MCP関節)　屈曲と伸展は第1中手骨を通る単一の横軸で起こる．屈曲の可動域はおよそ45°であり，解剖学的位置での伸展の可動域はほぼ0°である．完全伸展位では中手骨頭の前部は掌側靱帯と関節をなす．

　外転と**内転**は中手骨頭を通る前後軸で起こる．外転の可動域はおよそ15°であり，内転は無視できるほど小さい．ある程度の軸回旋が可能であり，それは母指の対立の際に重要となる．

指節間関節(IP関節)　屈曲と伸展は基節骨頭を通る横軸で起こる．屈曲の可動域は90°を超えるが，伸展の可動域は10°未満である．他動的な過伸展がみられる場合がある．

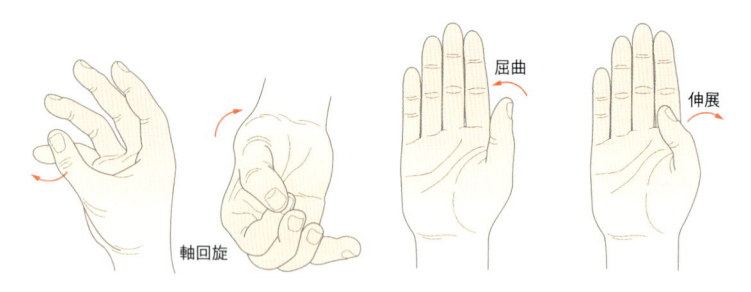

MCP関節とIP関節の動き

▶**副次的な動き**：MCP関節とIP関節では長軸方向の分離の動きと同様に，前後方向の滑りの動きが起こる．

指の関節面

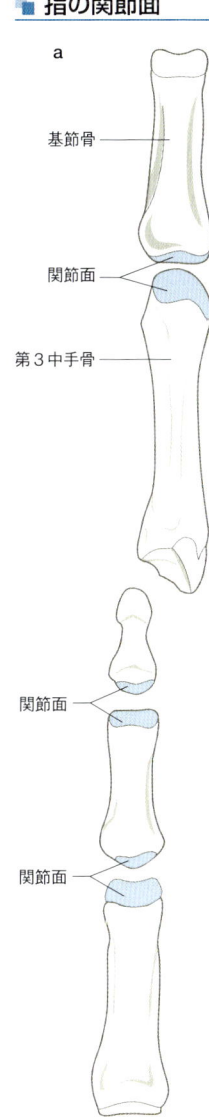

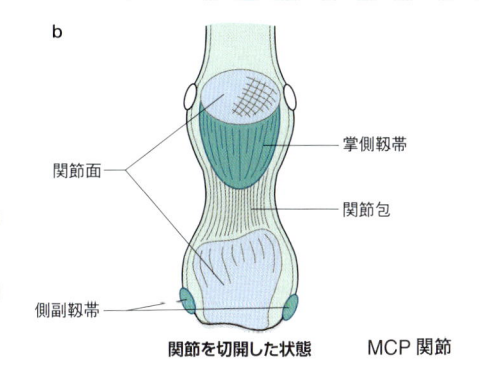

基節骨
関節面
第3中手骨
関節面
関節面

a

b
関節面
掌側靱帯
関節包
側副靱帯

関節を切開した状態　　MCP 関節

中手指節関節(MCP関節)　形態的には滑膜性顆状関節であり，機能的には母指の中手指節関節と似ている．

中手骨頭は異なる弯曲を有する両凸状である．基節骨底は両凹状をなすより狭い関節面であるが，関節面は掌側靱帯により拡大している．

指節間関節(IP関節)　滑膜性蝶番関節であり，各指に2つのIP関節がある．
▶ 近位指節間関節(PIP関節)：基節骨頭と中節骨底との関節．
▶ 遠位指節間関節(DIP関節)：中節骨頭と末節骨底との関節．

関節は滑車状をなす近位の指節骨頭と，隣り合う遠位の指節骨底の高まりである稜(導稜)により分けられている浅い小関節面とで形成される．示指では近位の指節骨頭に存在する導溝と，遠位の指節骨底に存在する導稜が前後方向に配置するのに対して，他の指では両者は後外側から前内側へ斜傾しており，その傾斜は中指，環指，および小指の順に増加している．

可動性のある線維軟骨性の掌側靱帯は，指節骨底の関節面を拡大する．

前面からみる　　IP関節の関節面

指の関節の関節包と靭帯

中手指節関節（MCP 関節） たるみのある線維性関節包が関節を完全に取り囲み，関節包の側面は側副靭帯で補強されており，前面は掌側靭帯で置き換わり，後面は手掌腱膜からの線維束も受けている伸筋腱膜で置き換わっている．**側副靭帯**は近位から遠位へ扇状に広がって掌側靭帯に付着している．**掌側靭帯**は基節骨底の前面にしっかりと付着している．滑膜は関節包内の非関節面のすべてを裏打ちする．

▶ **深横中手靭帯**：掌側骨間筋筋膜および屈筋腱の線維鞘に連続し，MCP 関節の掌側靭帯間をつなぐ一連の短い靭帯である．この靭帯の前方を通過するのは虫様筋腱であり，後方を通過するのは背側・掌側骨間筋腱である．

指節間関節（IP 関節） 線維性関節包が関節を完全に取り囲み，関節包の側面は**側副靭帯**で，前面は掌側靭帯で，後面は伸筋腱膜でそれぞれ補強されている．MCP 関節の場合と同様に，**掌側靭帯**は遠位の指節骨底の前縁に付着する線維軟骨板であり，それはまた関節包を介して遠位の指節骨頭に緩く付着する．滑膜は関節包内の非関節面のすべてを裏打ちする．

関節を切開した状態
（掌側靭帯，関節面，関節包，側副靭帯）

外側からみる
（伸筋腱膜（指背腱膜），（総）指伸筋腱，中手骨，基節骨，手掌腱膜からの線維束，関節包，掌側靭帯，側副靭帯）

前方からみる
（屈筋腱の線維鞘，深横中手靭帯）

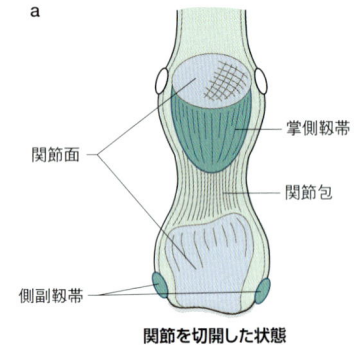

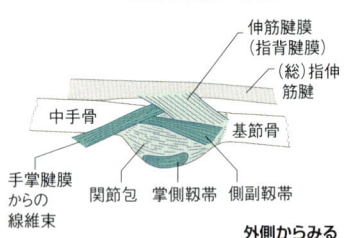

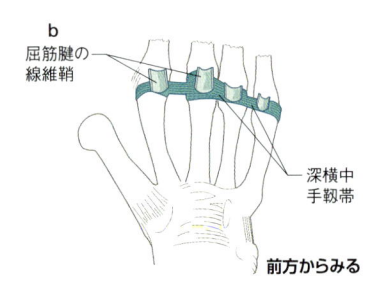

(a) MCP 関節の関節包と靭帯；
(b) 深横中手靭帯

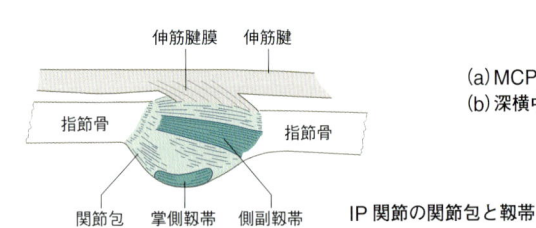

IP 関節の関節包と靭帯
（伸筋腱膜，伸筋腱，指節骨，指節骨，関節包，掌側靭帯，側副靭帯）

指の動き

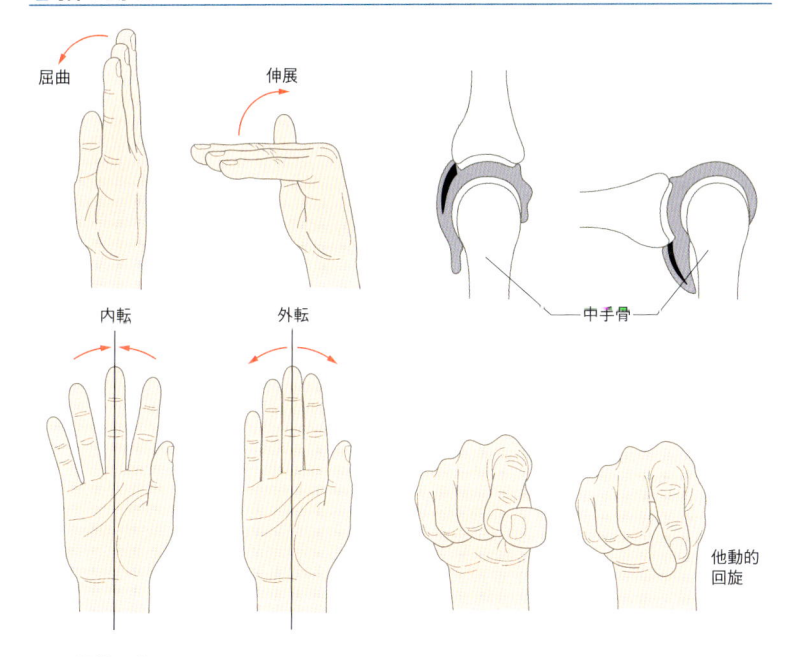

屈曲　　伸展

内転　　外転　　中手骨

他動的回旋

MCP 関節の動き

　MCP 関節では屈曲と伸展は横軸で起こり,外転と内転は前後軸で起こる.
　屈伸や内・外転は自動的な動きであるが,MCP 関節では他動的な軸回旋の動きも起こる.

中手指節関節（MCP 関節）　伸展位では中手骨頭は掌側靱帯と関節面をなすのに対して,屈曲時には掌側靱帯は動いて中手骨頭を通り過ぎる.示指の屈曲の可動域はおよそ 90°であるが,小指側になるほど可動域は増加する：伸展の可動域は個人差があるが,およそ 50°に達する人もいる.他動的な伸展はおよそ 90°ほどの可動域がある.
　外転は示指,環指および小指が中指から遠ざかる動きであり,**内転**は逆方向の動きつまり中指に近づく動きである.外転は指が伸展位でより容易であり,かつより可動域が大きくおよそ 30°である.

指の動き

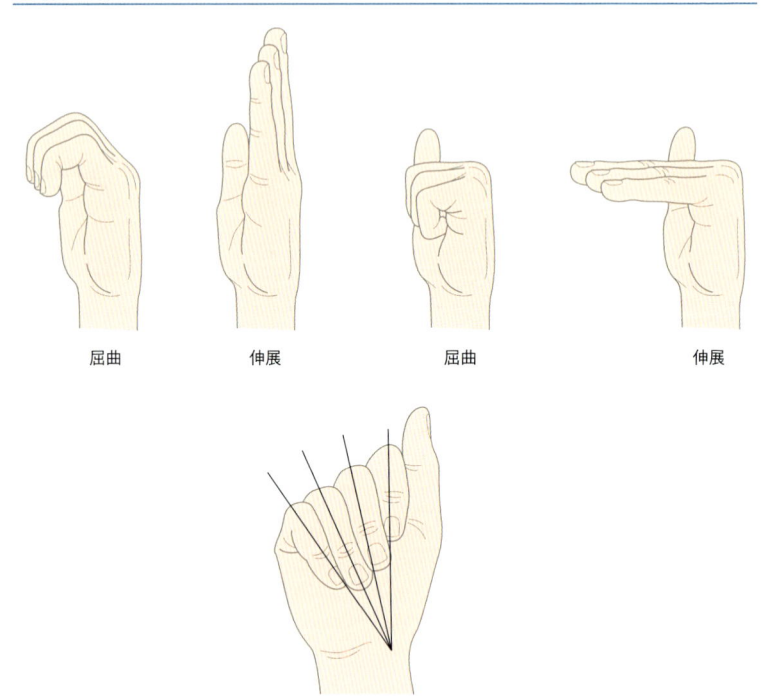

屈曲	伸展	屈曲	伸展

IP 関節の動き

指節間関節（IP 関節） 屈曲と伸展は横（左右）軸で起こり，この運動軸の傾斜は中指，環指，小指の順に大きくなる．
　示指の PIP 関節における屈曲の可動域は 90°であり，小指では 135°に増加する．また，小指の DIP 関節における屈曲の可動域は 90°であり，示指に近づくほど徐々に減少する．
▶ **副次的な動き**：前後方向の滑りと回旋は 4 本の指のすべての MCP 関節と IP 関節で可能である．

筋

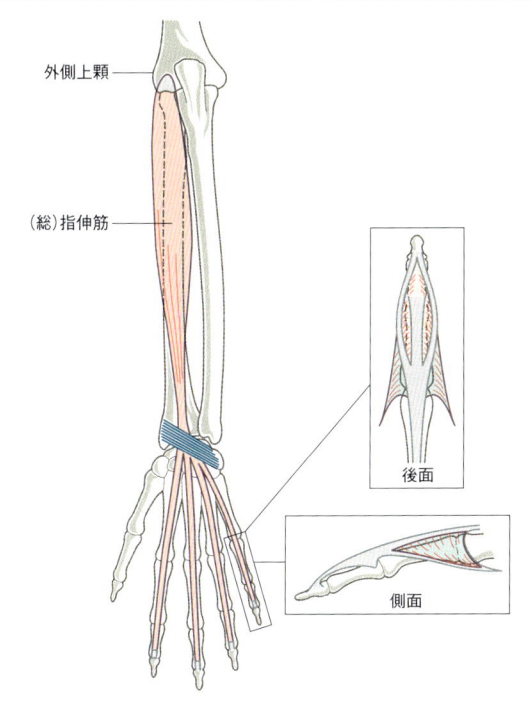

左：前腕と手の後面，右：伸筋腱膜（指背腱膜）の後面（上）と側面（下）

(総)指伸筋　DIP 関節，PIP 関節，MCP 関節および手関節の順に伸展する．
- **起始**：伸筋共通起始腱を介して上腕骨外側上顆
- **停止**：伸筋腱膜を介して中節骨底と末節骨底の後面
- **神経支配**：橈骨神経の後骨間枝（C7, C8）

　伸筋腱膜（指背腱膜）は各指の後面に存在する，可動性のある三角形状の筋膜である．伸筋腱の中央部は（総）指伸筋腱であり，その遠位端は図に示すように，3つに分かれる．伸筋腱膜の基部に存在する"翼"状の構造は指を虫様筋が付着する掌側面まで包み込む．示指伸筋腱や小指伸筋腱もまた伸筋腱膜に付着する．

> 末節骨への付着が断裂すると，"槌指"になる．
> 末節骨への付着は正常であるが，中節骨への付着が断裂すると，PIP 関節が腱の間で後方に突出する，"ボタン穴変形"になる．

筋

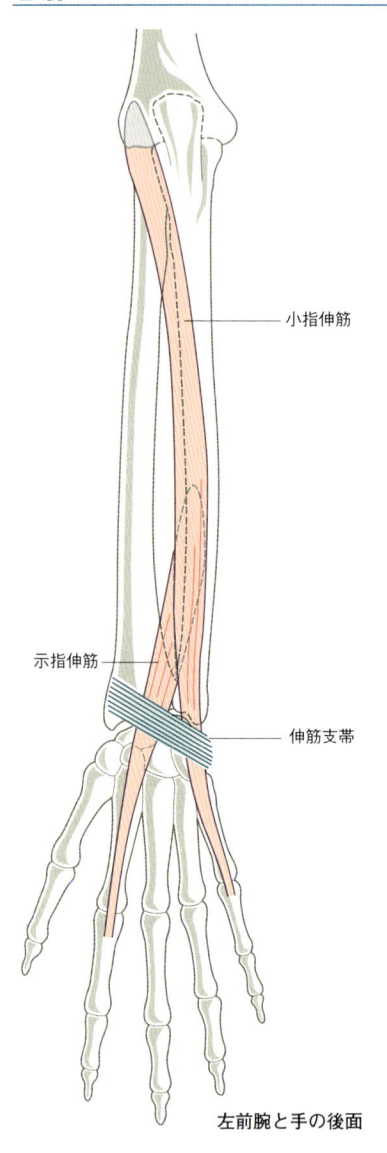

示指伸筋 示指の伸展.
- **起始**：尺骨下部後面と隣接の前腕骨間膜後面.
- **停止**：示指の伸筋腱膜に合流する.
- **神経支配**：橈骨神経の後骨間枝(C7, C8).

小指伸筋 小指の伸展.
- **起始**：伸筋共通起始腱を介して上腕骨外側上顆.
- **停止**：小指の伸筋腱膜に合流する.
- **神経支配**：橈骨神経の後骨間枝(C7, C8).

（総）指伸筋の4本の腱は通常一緒に働く．しかし，示指伸筋や小指伸筋はそれぞれの指を他の指から独立させて動かすことができる．これら合計6本の腱は滑液鞘に包まれた状態で伸筋支帯の深部を通過する．これらの滑液鞘は指までは広がらない．

小指伸筋
示指伸筋
伸筋支帯

左前腕と手の後面

■ 筋

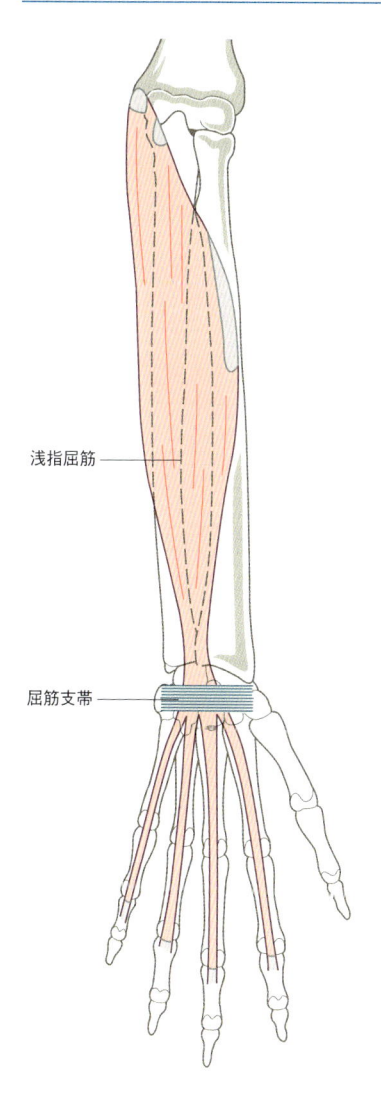

浅指屈筋-4本の指の PIP 関節，MCP 関節そして手関節の順に屈曲する．深指屈筋の浅側に位置する．
- ▶ **起始**：屈筋共通起始腱を介して上腕骨内側上顆，内側側副靱帯，鈎状突起内側部および橈骨上部 2/3 の前縁
- ▶ **停止**：4本の指の中節骨底前面
- ▶ **神経支配**：正中神経（C7，C8，T1）

屈筋支帯の深側では，浅指屈筋腱は深指屈筋腱の浅側で互いに重なる2対として配置する（58頁の下図参照）．浅指屈筋腱は MCP 関節のレベルでは2つに裂けて深指屈筋腱を通し，その先では浅指屈筋腱は再び合体して中節骨底に停止する．深指屈筋腱は浅指屈筋腱を通り抜けてさらに走行し末節骨底に停止する（下図）．

手の中では，浅指屈筋腱と深指屈筋腱は滑液鞘を共有しており，線維と骨からなる管状構造内に保持されている．

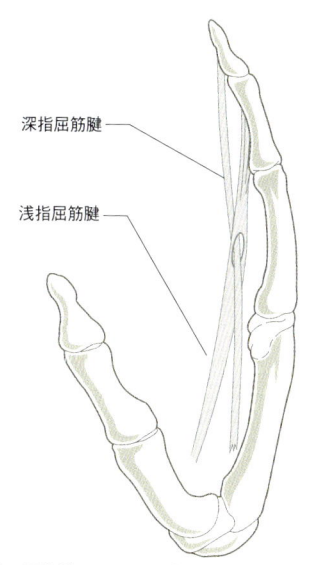

浅指屈筋

屈筋支帯

深指屈筋腱

浅指屈筋腱

左前腕と手の前面

長い屈筋腱のかかわり合い

筋

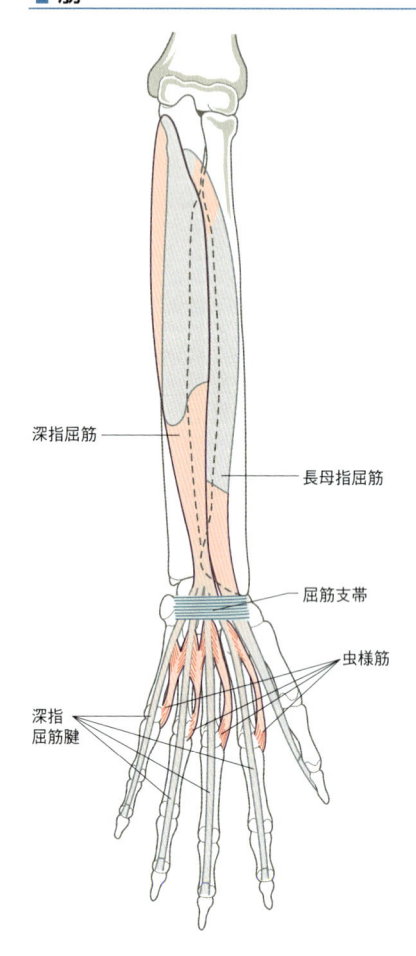

(図ラベル:深指屈筋、長母指屈筋、屈筋支帯、虫様筋、深指屈筋腱)

左前腕と手の前面

深指屈筋 DIP関節，PIP関節，MCP関節および手関節の順で屈曲する．
- ▶起始：尺骨の鉤状突起内側部と上部3/4の前面と内側面，前腕骨間膜の中央1/3の前面，筋膜を介して尺骨後縁．
- ▶停止：4本の指の末節骨底前面．
- ▶神経支配：示指と中指-正中神経の前骨間枝(C7，C8，T1)；小指と環指-尺骨神経(C8，T1)．

深指屈筋の4本の腱は，滑液鞘を共有する浅指屈筋腱よりも深側を横方向に並んで屈筋支帯の後方を通過する．

虫様筋 4本の指のMCP関節を屈曲し，PIP関節とDIP関節を伸展する．
- ▶起始：深指屈筋腱の外側面．
- ▶停止：起始する指の伸筋腱膜の外側縁．
- ▶神経支配：外側の2筋(第1，2虫様筋)-正中神経(T1)．内側の2筋(第3，4虫様筋)-尺骨神経(T1)．

長母指屈筋 母指の末節骨を屈曲する唯一の筋．
- ▶起始：橈骨粗面と方形回内筋との間の橈骨前面と，隣接する前腕骨間膜前面．
- ▶停止：母指の末節骨底前面．
- ▶神経支配：正中神経の前骨間枝(C8，T1)．

長母指屈筋腱は自らの滑液鞘に包まれて屈筋支帯の後方を通過する．

筋

長母指伸筋 母指のすべての関節を伸展し，手関節を伸展・外転する．
- **起始**：尺骨の中部 1/3 の後面と隣接する前腕骨間膜後面．
- **停止**：母指の末節骨底の後面．
- **神経支配**：橈骨神経の後骨間枝(C7, C8)．

短母指伸筋 母指の CM 関節と MCP 関節を伸展し，手関節の伸展と外転を補助する．
- **起始**：橈骨の中部 1/3 の後面と隣接する前腕骨間膜後面．
- **停止**：母指の基節骨底の後面．
- **神経支配**：橈骨神経の後骨間枝(C7, C8)．

長母指外転筋 母指を外転する．
- **起始**：尺骨と橈骨の中部後面と隣接する前腕骨間膜後面．
- **停止**：母指の中手骨底の外側面．
- **神経支配**：橈骨神経の後骨間枝(C7, C8)．

以上の 3 筋の腱は，それぞれ自らの滑液鞘で包まれて伸筋支帯の深側を通過する（58 頁の下図参照）．短母指伸筋腱と長母指外転筋腱は一緒に走行して"解剖学的嗅ぎタバコ窩"の前外側縁となり，他方，長母指伸筋腱は"解剖学的嗅ぎタバコ窩"の後内側縁となる．

> 長母指伸筋腱は背側結節の周囲で橈骨と交叉するので，断裂しやすい．
> 短母指伸筋腱や長母指伸筋腱を包む腱鞘に炎症が生じると（**デケルバン腱鞘炎**），母指の伸展と外転が困難になる．

a

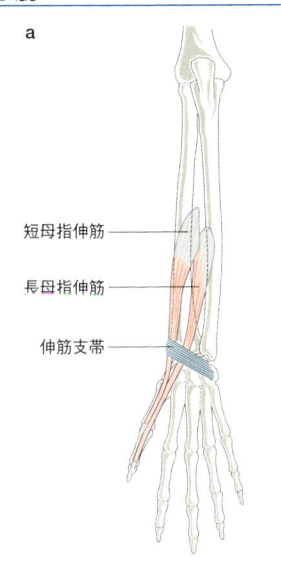

短母指伸筋
長母指伸筋
伸筋支帯

b

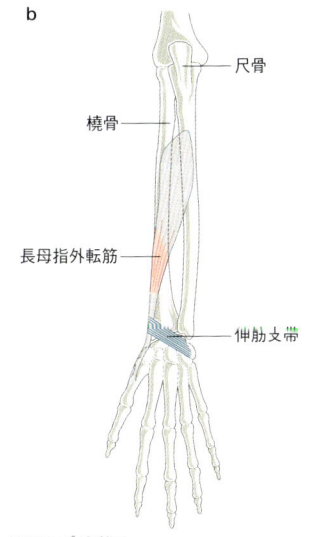

尺骨
橈骨
長母指外転筋
伸筋支帯

左前腕と手の後面

筋

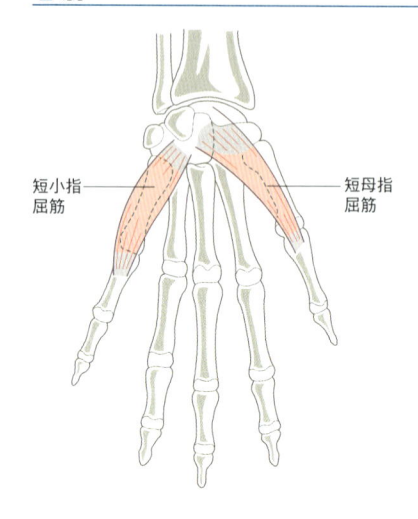

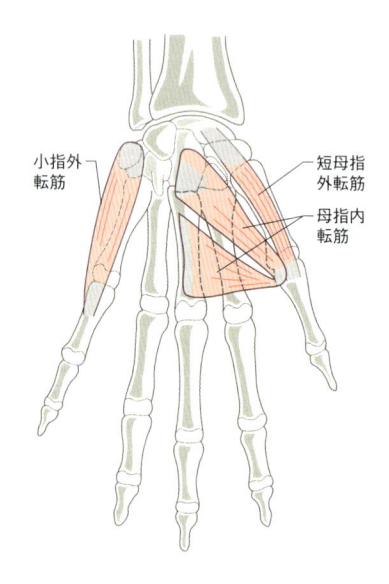

短母指屈筋＊　母指のMCP関節とCM関節を屈曲する．
- **起始**：大菱形骨結節，有頭骨，小菱形骨および屈筋支帯．
- **停止**：母指の基節骨底外側面．
- **神経支配**：正中神経（T1）（まれに尺骨神経も付加的に支配することがある）．

＊訳注 この筋は一般に，屈筋支帯から起始し長母指屈筋腱の浅側を走行する浅頭と，有鈎骨，大・小菱形骨および第2中手骨底から起始し長母指屈筋腱の深側を走行する深頭からなり，前者は正中神経支配であり，後者は尺骨神経支配であるとされている．

短小指屈筋　小指のMCP関節を屈曲する．
- **起始**：有鈎骨鈎と屈筋支帯．
- **停止**：小指の基節骨底．
- **神経支配**：尺骨神経（T1）．

短母指外転筋　母指の外転．
- **起始**：舟状骨結節，大菱形骨結節および屈筋支帯．
- **停止**：母指の基節骨底外側面．
- **神経支配**：正中神経（T1）．

小指外転筋　小指の外転．
- **起始**：豆状骨と隣接する靱帯．
- **停止**：小指の基節骨底内側面と伸筋腱膜（指背腱膜）．
- **神経支配**：尺骨神経（T1）．

> 小指外転筋は，書字や細かい描画のような正確な動きをする際に手の尺側部を支持表面上で安定化させる働きを持つ．

母指内転筋　母指の内転．
- **起始**：斜頭-第2，3，4中手骨底，小菱形骨，有頭骨；横頭-第3中手骨体前面．
- **停止**：種子骨を有する停止腱は母指の末節骨底の内側部に停止する．
- **神経支配**：尺骨神経（C8，T1）．

左手の前面

筋

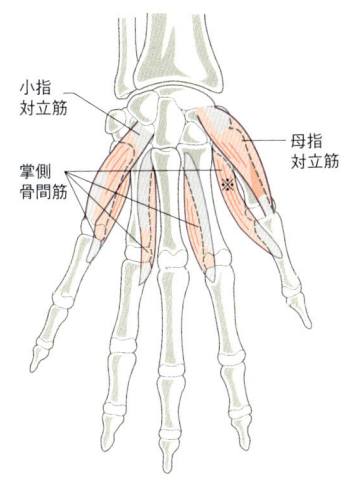

左手の前面（*訳注 通常は図中に※を付した母指に付着する筋はない）

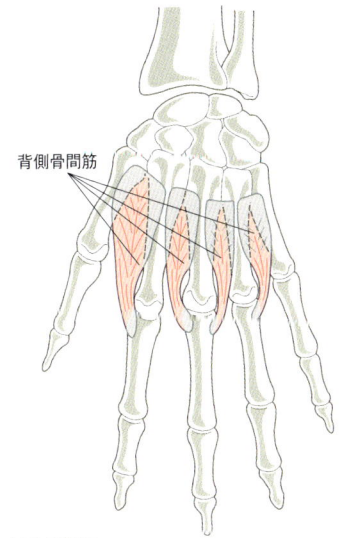

左手の後面

母指対立筋 母指の対立.
- **起始**：大菱形骨結節と屈筋支帯.
- **停止**：第1中手骨全長の前面.
- **神経支配**：正中神経（T1）.

小指対立筋 小指の対立.
- **起始**：有鈎骨鈎と屈筋支帯.
- **停止**：第5中手骨前面.
- **神経支配**：尺骨神経（T1）.

掌側骨間筋 中指を除く3本の指（示指, 環指, 小指）の内転（*訳注 示指, 環指および小指のMCP関節を屈曲し, PIP関節とDIP関節を伸展する作用もある）
- **起始と停止**：各筋は中手骨体から起始し, 同じ指の伸筋腱膜と基節骨底に停止する.
- **神経支配**：尺骨神経（T1）.

背側骨間筋 示指, 中指および環指の外転（*訳注 示指, 中指および環指のMCP関節を屈曲し, PIP関節とDIP関節を伸展する作用もある）.
- **起始と停止**：羽状筋である背側骨間筋は隣り合う中手骨の側面から起始して, 外側より示指 中指および環指の伸筋腱膜と基節骨に停止する.
- **神経支配**：尺骨神経（T1）.

> 指と母指の外転は, 中指の中央を通る線から遠ざかる動きであるが, 中指の内側方向や外側方向の動きはどちらも外転であり, これは中指には2つの背側骨間筋が停止するが, 掌側骨間筋は停止しないからである. 内転は中指に近づく動きである.
> 小指と母指の対立は, 両者が掌側に回旋する動きが起こる複合運動である. 母指の対立により母指は他のどの指とも接触できる.

滑液鞘

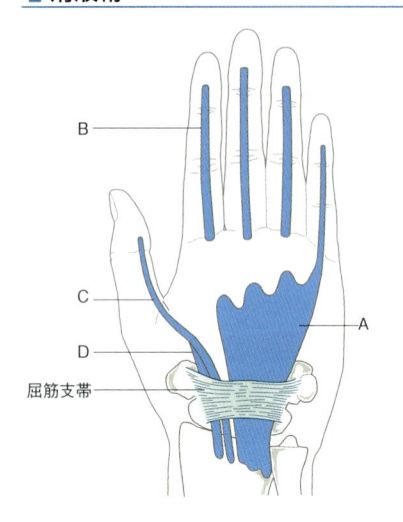

屈筋支帯の深側を通過する時に,浅・深指屈筋腱は同一の滑液鞘に包まれているが,長母指屈筋腱と橈側手根屈筋腱は外側に位置する別々の滑液鞘に包まれている.これらの滑液鞘はいずれも屈筋支帯より近位の部分は短い.小指へ至る屈筋腱を包む滑液鞘は小指の屈筋線維鞘を裏打ちする滑液鞘と連続するが,示指,中指,環指の屈筋線維鞘を裏打ちする滑液鞘は手掌の滑液鞘とは交通しない.

手関節前面と手掌の滑液鞘
A 浅・深指屈筋腱;B 指の屈筋腱;C 長母指屈筋腱;D 橈側手根屈筋腱

伸筋腱が手に入る際には,伸筋支帯より近位から始まる滑液鞘に包まれている.それらを外側から内側方向へみると,長母指外転筋腱と短母指伸筋腱は同一の滑液鞘を共有し,長・短橈側手根伸筋腱も同様に同一の滑液鞘を共有する.長母指伸筋腱はそれ自身の滑液鞘を有し,(総)指伸筋腱と示指伸筋腱は同一の滑液鞘を共有し,さらに小指伸筋腱と尺側手根伸筋は別々の滑液鞘を持つ.

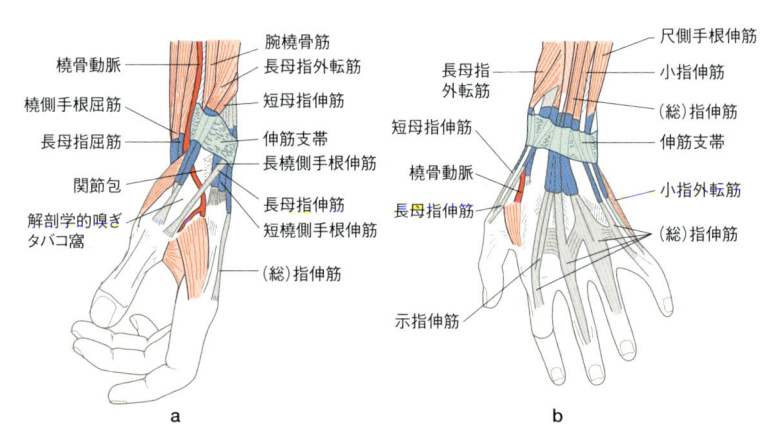

手の腱,神経および血管の関係を外側からみたもの(a),後方からみたもの(b)

結合組織

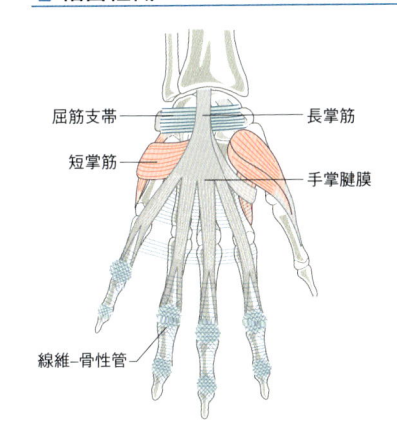

屈筋支帯
短掌筋
線維-骨性管

長掌筋
手掌腱膜

左手の掌側面

短掌筋 手内の筋膜と密につながっていて，手掌の尺側部にしわを作ることを補助して把握力を高める．
▶起始：手掌腱膜の内側縁と屈筋支帯．
▶停止：手の内側部の皮膚．
▶神経支配：尺骨神経(T1)．

手掌腱膜 手掌内のすべての長い腱を被う密性結合組織からなる三角形状の薄板である．手掌腱膜の頂点は手首のところで屈筋支帯に合流し，長掌筋がそこに停止する．指のCM関節近傍の前面に位置する手掌腱膜の底部から発した4本の線維束は，遠位に走行して，屈筋腱を通す線維-骨性管に連続する．手掌腱膜はまた，MCP関節の関節包や靱帯にも付着する．

屈筋腱が炎症を起こすと**腱炎**となるが，それはしばしば小さな外傷が反復(蓄積)された結果生じる．手首の所で腱を包む滑液鞘が同様に障害されると**腱鞘滑膜炎**が生じる．
デュプュイトラン拘縮では，手掌腱膜の内側部と環指と小指の線維鞘が肥厚・短縮して環指と小指が屈曲する．これは手の機能に障害となる．
ばね指は，深指屈筋腱が腱鞘に入るところで摩擦により局所的に腫大すると生じる．その場合，腱の動きは腱が腱鞘に入る時にいったん止まり"カチッ"と音がするが，やがて指の動きが突然起こる．同様な状況は長母指屈筋腱でも起こりうる．

手の周囲構造

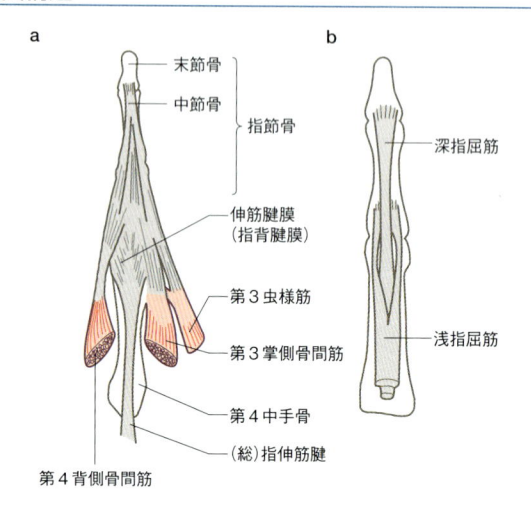

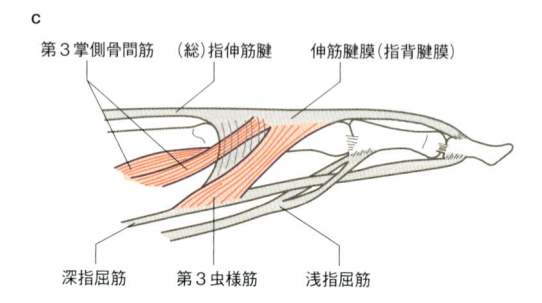

図 a 後面
- 末節骨
- 中節骨
- 指節骨
- 伸筋腱膜（指背腱膜）
- 第3虫様筋
- 第3掌側骨間筋
- 第4中手骨
- （総）指伸筋腱
- 第4背側骨間筋

図 b 前面
- 深指屈筋
- 浅指屈筋

図 c 側面
- 第3掌側骨間筋
- （総）指伸筋腱
- 伸筋腱膜（指背腱膜）
- 深指屈筋
- 第3虫様筋
- 浅指屈筋

MCP関節の周囲構造（a）後面，（b）前面，（c）側面

中手指節関節（MCP関節） 伸筋腱膜（指背腱膜）はMCP関節の後面を被い，中手骨頭の側面を通って深横中手靱帯に合流する．虫様筋は側面の前方で，骨間筋は側面の後方で深横中手靱帯をそれぞれ通過する．どの骨間筋が内側または外側を通るかは指によって異なる．

この関節のすぐ前方には深指屈筋腱があり，浅指屈筋腱はその前方に位置する．小指のMCP関節の前外側には小指屈筋腱が位置する．

MCP関節の両側には，掌側・背側中手動脈から分枝した指動脈が，正中神経，尺骨神経または橈骨神経（指により異なる）から分枝した指神経とともに走行する．

手の周囲構造

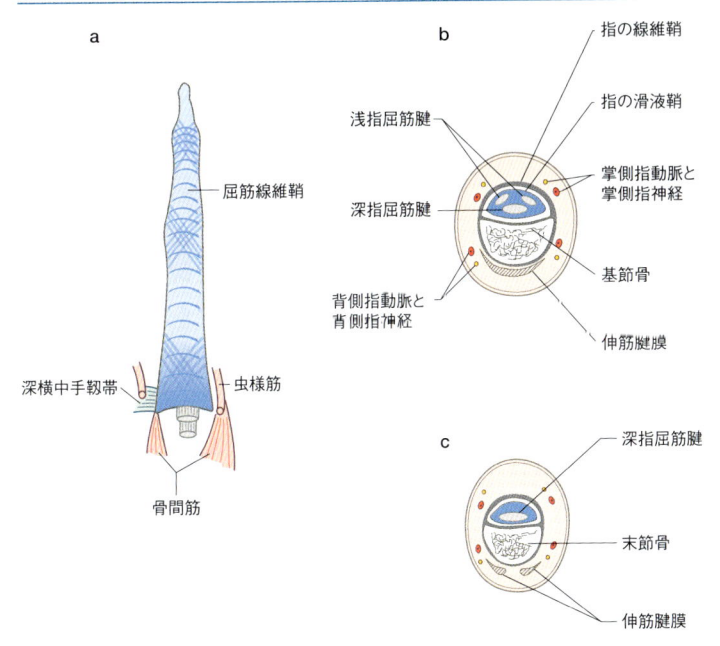

IP関節の周囲構造(a)前面, (b)基節骨レベルの横断面, (c)末節骨レベルの横断面

指節間関節(IP関節) PIP関節の後面には伸筋腱膜の中心束がある. DIP関節のレベルでは2本の外側束は合流して1つの腱となる.

PIP関節の前面には浅・深指屈筋腱を容れる屈筋線維鞘がある. 浅指屈筋腱はPIP関節のレベルで二分する. DIP関節の前面には深指屈筋腱だけが走行する. 屈筋線維鞘はIP関節の前面では相対的に薄くてたるんでいる. 屈筋線維鞘は, DIP関節を越えるとすぐに末節骨の掌側面に付着する.

IP関節の両側には, 掌側・背側中手動脈から分枝した指動脈が, 正中神経, 尺骨神経または橈骨神経(指により異なる)から分枝した指神経とともに走行する.

把握

把握は対象物の大きさ，形，重さ，さらに使用目的の違いにより，つかみと握りに分類される．

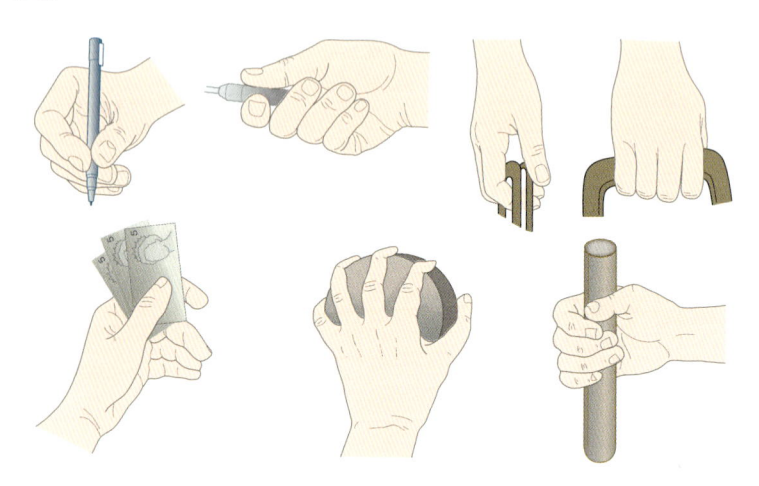

手の機能を示す把握の種類

つかみでは，対象物は指の指腹間で保持される．つかみは母指の CM 関節と MCP 関節，および指の MCP 関節の回旋を伴い，手内筋と浅・深指屈筋が関与する．

- **指尖対立 (指尖つまみ)**：すべてのつまみのうちで最も精確なものであり，指腹の尖端または爪縁を使う．
- **指腹対立 (指腹つまみ)**：つまみで最も普通のものであり，母指と指の掌側面を使う．
- **傍指尖-外側対立 (鍵つまみ)**：精確さは前二者に劣るが強いつかみであり，母指の指腹が他のすべての指の指節骨の側面を押す：示指の末節骨を失った場合はこのつかみが指尖対立や指腹対立に取って代わることが可能である．

握りは，相当な力が要求され，かつ手外筋の屈筋や伸筋を使って手首を部分的に固定したり部分的に対象物を固く保持する時に使用される．

- **掌側握り**：最も力強い握りであり，掌側握りでは母指は支えとして働き，指は対象物に巻きつく：対象物の容積で把握の強さが決まり，把握した時に示指と母指の尖端が接触する場合が最も把握力が大きい．
- **てさげ握り**：対象物が手掌と屈曲した指の間で固く保持される．
- **円板握り**：例えば広口ビンのふたのような円形の対象物を把握するために，手掌に加えて外転した母指と指が使用される．

まとめ―筋と動き

上肢帯
後退
大・小菱形筋
僧帽筋
前突
前鋸筋
小胸筋
挙上
僧帽筋(上部線維束)
肩甲挙筋
下制
小胸筋
僧帽筋(下部線維束)
外方回旋
僧帽筋
前鋸筋
内方回旋
大・小菱形筋
肩甲挙筋
小胸筋

肩関節
外転
棘上筋
三角筋
内転
烏口腕筋
大胸筋
広背筋
大円筋
屈曲
大胸筋
三角筋(前部線維束)
烏口腕筋
上腕二頭筋(長頭)
伸展
広背筋
大円筋
大胸筋(正中線方向へ)
三角筋(後部線維束)
上腕三頭筋(長頭)
内旋
肩甲下筋
大円筋
広背筋
大胸筋
三角筋(前部線維束)
外旋
小円筋
棘下筋
三角筋(後部線維束)

肘関節
屈曲
上腕二頭筋
上腕筋
腕橈骨筋
円回内筋
伸展
上腕三頭筋
肘筋

前腕
回外
回外筋
上腕二頭筋
腕橈骨筋
回内
円・方形回内筋
腕橈骨筋

手関節
屈曲
尺・橈側手根屈筋
長掌筋
指と母指の屈筋*
伸展
長・短橈側手根伸筋
尺側手根伸筋
指と母指の伸筋*
外転(橈屈)
橈側手根屈筋
長・短橈側手根伸筋
内転(尺屈)
尺側手根屈筋
尺側手根伸筋

指と母指の関節
屈曲
深指屈筋(DIP・PIP・MCP 関節)
浅指屈筋(PIP・MCP 関節)
虫様筋と骨間筋(MCP 関節)
長母指屈筋(IP・MCP 関節)
短母指屈筋(MCP 関節)
伸展
(総)指伸筋, 示指伸筋, 小指伸筋(MCP・PIP・DIP 関節)
長母指伸筋(IP・MCP 関節)
短母指伸筋(MCP 関節)
外転
背側骨間筋
小指外転筋
長・短母指外転筋
内転
掌側骨間筋
母指内転筋
対立
母指対立筋
小指対立筋

*指を動かした後の連続した作用として起こる

DIP 遠位指節間
IP 指節間
MCP 中手指節
PIP 近位指節間

神経支配

腕神経叢

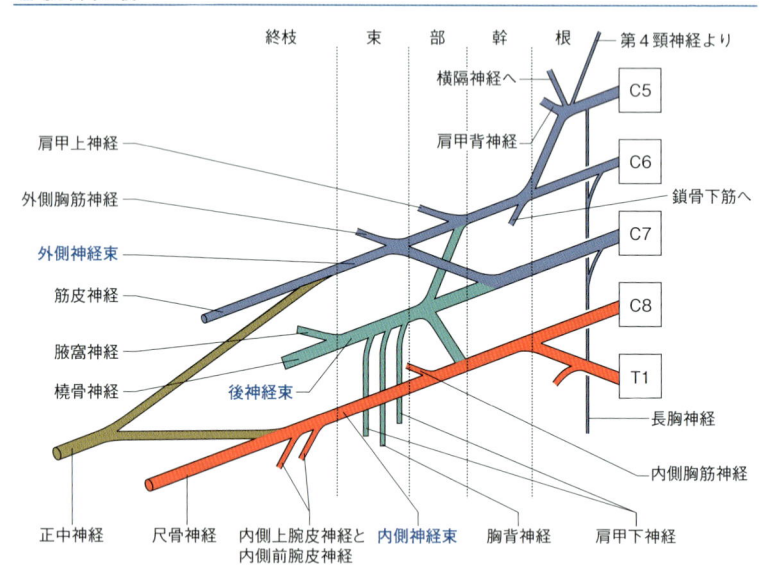

```
終枝    束部    幹    根
                        第4頸神経より
        横隔神経へ
                        C5
肩甲上神経       肩甲背神経
外側胸筋神経                C6
                        鎖骨下筋へ
外側神経束                  C7
筋皮神経
                        C8
腋窩神経
                        T1
橈骨神経  後神経束
                        長胸神経
                        内側胸筋神経
正中神経  尺骨神経  内側上腕皮神経と  内側神経束  胸背神経  肩甲下神経
                内側前腕皮神経
```

腕神経叢障害は，肩関節や頸椎外側部周囲の暴力的な牽引損傷で生じる．腕神経叢の上部神経束が損傷されると**エルブ麻痺**となる．頸部の強制的屈曲や肩の強制的下制はオートバイ事故で起こり得るし，よりまれではあるが分娩の際の難産でも起こり得る．このタイプの麻痺では，主として上腕，肘関節および手関節の伸筋群が侵される．腕神経叢の下部神経束が損傷されると主に手が冒される**クルンプケ麻痺**となるが，それは（高所からの落下時に支持物を不意につかんだ時のような）上腕の強制的外転あるいは肩関節の前方脱臼などで引き起こされる．腕神経叢のすべての根が侵される可能性もあり，その場合は上肢全体の完全麻痺と感覚喪失が生じて"**動揺腕**"となる．

まとめ—筋と動き

上肢帯
後退
大・小菱形筋
僧帽筋
前突
前鋸筋
小胸筋
挙上
僧帽筋(上部線維束)
肩甲挙筋
下制
小胸筋
僧帽筋(下部線維束)
外方回旋
僧帽筋
前鋸筋
内方回旋
大・小菱形筋
肩甲挙筋
小胸筋

肩関節
外転
棘上筋
三角筋
内転
烏口腕筋
大胸筋
広背筋
大円筋
屈曲
大胸筋
三角筋(前部線維束)
烏口腕筋
上腕二頭筋(長頭)
伸展
広背筋
大円筋
大胸筋(正中線方向へ)
三角筋(後部線維束)
上腕三頭筋(長頭)
内旋
肩甲下筋
大円筋
広背筋
大胸筋
三角筋(前部線維束)
外旋
小円筋
棘下筋
三角筋(後部線維束)

肘関節
屈曲
上腕二頭筋
上腕筋
腕橈骨筋
円回内筋
伸展
上腕三頭筋
肘筋

前腕
回外
回外筋
上腕二頭筋
腕橈骨筋
回内
円・方形回内筋
腕橈骨筋

手関節
屈曲
尺・橈側手根屈筋
長掌筋
指と母指の屈筋*
伸展
長・短橈側手根伸筋
尺側手根伸筋
指と母指の伸筋*
外転(橈屈)
橈側手根屈筋
長・短橈側手根伸筋
内転(尺屈)
尺側手根屈筋
尺側手根伸筋

指と母指の関節
屈曲
深指屈筋(DIP・PIP・MCP関節)
浅指屈筋(PIP・MCP関節)
虫様筋と骨間筋(MCP関節)
長母指屈筋(IP・MCP関節)
短母指屈筋(MCP関節)
伸展
(総)指伸筋,示指伸筋,小指伸筋(MCP・PIP・DIP関節)
長母指伸筋(IP・MCP関節)
短母指伸筋(MCP関節)
外転
背側骨間筋
小指外転筋
長・短母指外転筋
内転
掌側骨間筋
母指内転筋
対立
母指対立筋
小指対立筋

*指を動かした後の連続した作用として起こる

DIP 遠位指節間
IP 指節間
MCP 中手指節
PIP 近位指節間

神経支配

腕神経叢

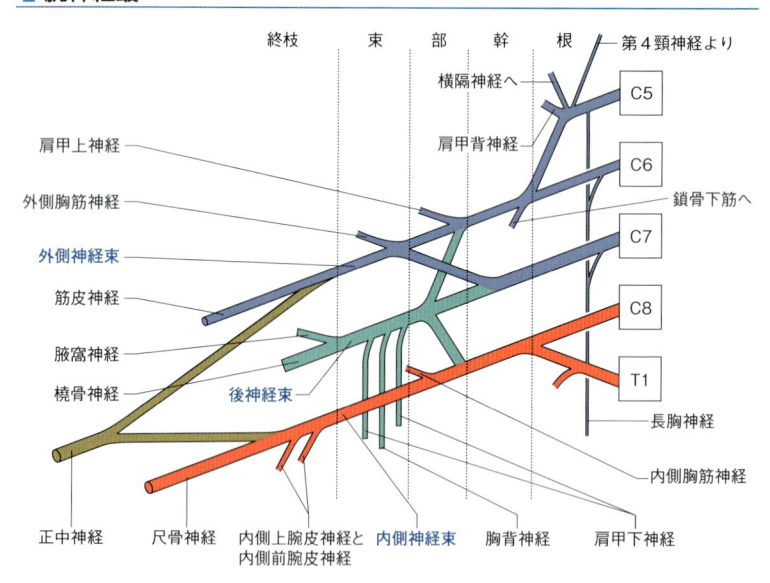

```
                終枝    束部    幹  根 ─ 第4頸神経より
                              横隔神経へ      C5
  肩甲上神経                    肩甲背神経
  外側胸筋神経                                 C6
                                             鎖骨下筋へ
  外側神経束                                   C7
  筋皮神経
  腋窩神経                                     C8
  橈骨神経      後神経束                       T1
                                             長胸神経
                                             内側胸筋神経
  正中神経  尺骨神経  内側上腕皮神経と  内側神経束  胸背神経  肩甲下神経
                    内側前腕皮神経
```

> 腕神経叢障害は，肩関節や頸椎外側部周囲の暴力的な牽引損傷で生じる．腕神経叢の上部神経束が損傷されると**エルブ麻痺**となる．頸部の強制的屈曲や肩の強制的下制はオートバイ事故で起こり得るし，よりまれではあるが分娩の際の難産でも起こり得る．このタイプの麻痺では，主として上腕，肘関節および手関節の伸筋群が侵される．腕神経叢の下部神経束が損傷されると主に手が冒される**クルンプケ麻痺**となるが，それは（高所からの落下時に支持物を不意につかんだ時のような）上腕の強制的外転あるいは肩関節の前方脱臼などで引き起こされる．腕神経叢のすべての根が侵される可能性もあり，その場合は上肢全体の完全麻痺と感覚喪失が生じて"動揺腕"となる．

腋窩神経と筋皮神経

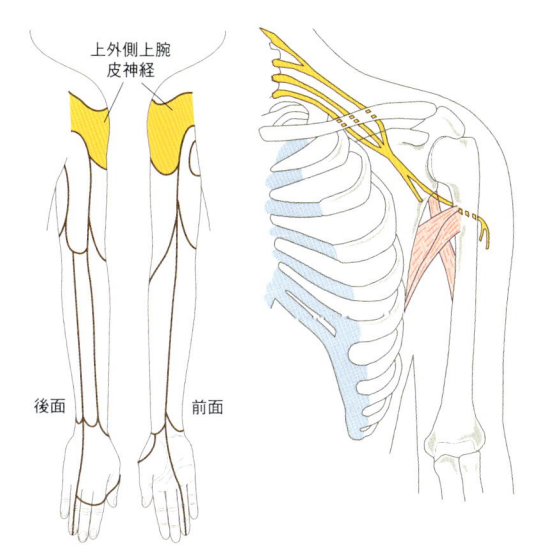

腋窩神経の走行（右）と皮膚支配（左）

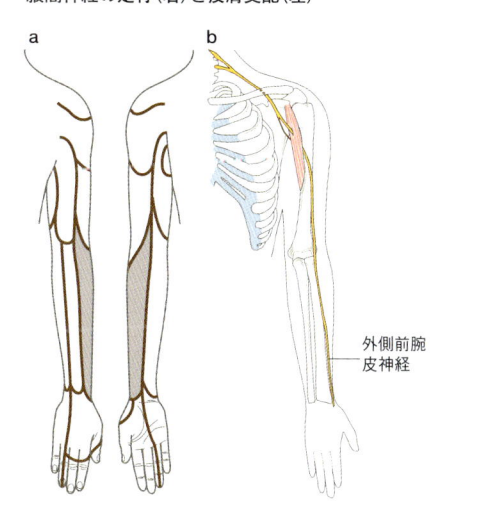

筋皮神経の皮膚支配（a）と走行（b）

腋窩神経
- **起始**：腕神経叢の後神経束（C5，C6）．
- **走行**：肩関節の下方を走行し，外側四角隙を通る；前枝は上腕骨の外科頸の周囲を走行する．
- **皮膚支配**：上外側上腕皮神経として，三角筋下部を被う皮膚から上腕中部皮膚まで分布．
- **筋支配**：
- ■ 三角筋
- ■ 小円筋

損傷部位
肩関節の下方-肩関節の脱臼，上腕骨外科頸の骨折，あるいは腋窩への上方圧迫による．

筋皮神経
- **起始**：腕神経叢の外側神経束（C5-C7）．
- **走行**：烏口腕筋を貫き，続いて上腕二頭筋と上腕筋の間を上腕外側部まで走行して，肘関節の下方で外側前腕皮神経となる．
- **皮膚支配**：外側前腕皮神経として前腕外側部に分布．
- **筋支配**：
- ■ 烏口腕筋
- ■ 上腕二頭筋
- ■ 上腕筋（内側2/3）

尺骨神経

- ▶ **起始**：腕神経叢の内側神経束((C7), C8, T1).
- ▶ **走行**：内側筋間中隔を貫き, 内側上顆後面の尺骨神経溝内を走行する；前腕前面では尺側手根屈筋の二頭の間を通った後に尺側手根屈筋の深側に至る；伸筋支帯より浅側を通って手に入る.
- ▶ **筋支配**※：

前腕：
- 尺側手根屈筋
- 深指屈筋(小指と環指に停止する部分)

手：
- 短掌筋
- 小指外転筋
- 小指屈筋
- 小指対立筋
- 母指内転筋
- 第3, 4虫様筋
- 掌側・背側骨間筋(7筋)

※訳注：一般に上記の筋に加えて短母指屈筋深頭も支配する.

- ▶ **皮膚支配**：掌側皮枝, 手背枝および浅皮枝として, 手掌と手背の内側部, および環指の内側半と小指に分布.

尺骨神経の走行(右上)と皮膚支配(下)

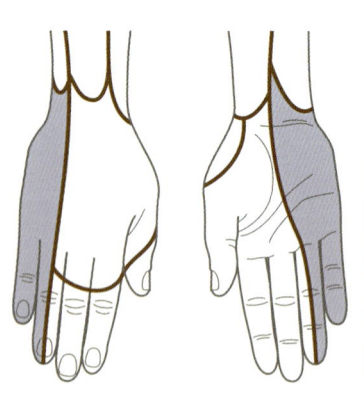

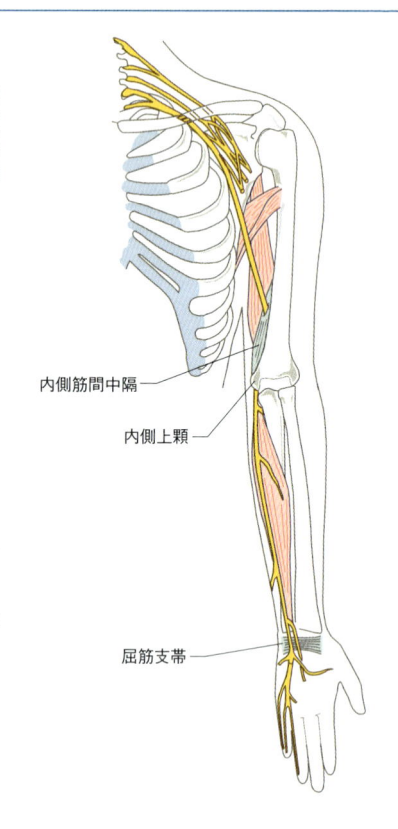

内側筋間中隔

内側上顆

屈筋支帯

一般的な損傷部位
尺骨神経溝：尺骨神経への直接外傷, 上腕骨内側上顆骨折, 外反変形による圧迫.
手首：神経が浅層を走行するので裂傷を受けやすい.

典型的な変形
骨間筋と虫様筋の完全麻痺/筋力低下によって引き起こされる小指と環指の"鷲手"変形

神経支配

橈骨神経

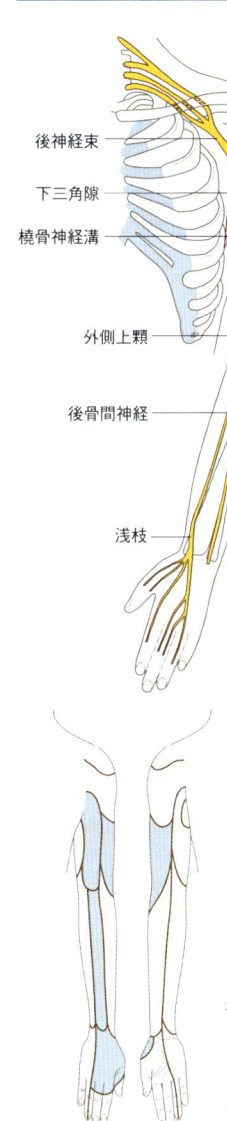

- **起始**：腕神経叢の後神経束〔C5-C8，(T1)〕．
- **走行**：上方の大円筋，内側の上腕三頭筋長頭および外側の上腕骨からなる下三角隙を通って上腕骨後面のらせん状をなす橈骨神経溝に入る．次に，外側筋間中隔を貫いて上腕骨と腕橈骨筋の間を走行する．外側上顆の前方の肘部で浅枝と後骨間枝(深枝)に分枝し，後者は回外筋の筋頭の間を通って前腕後部に至る．
- **筋支配**：

橈骨神経：
- 上腕三頭筋の長・内側・外側頭
- 肘筋
- 上腕筋(外側 1/3)
- 腕橈骨筋
- 長橈側手根伸筋

後骨間枝：
- 回外筋
- 短橈側手根伸筋
- (総)指伸筋
- 小指伸筋
- 尺側手根伸筋
- 長・短母指伸筋
- 示指伸筋
- 長母指外転筋

- **皮膚支配**：
- 後上腕皮神経と下外側上腕皮神経として，上腕上部1/3の後面，上腕下部外側面およびそれに隣接する前腕の小領域に分布．
- 後前腕皮神経として，手関節またはまれにより遠位まで広がる前腕後面に分布．
- 浅枝として，手首の後面，手背の外側部と IP 関節より近位の母指の後面，および DIP 関節より近位の示指，中指の後面，環指の外側部後面などに分布．

橈骨神経の走行(上)と皮膚支配(下)(上腕は内旋し，前腕は回内していることに注意)

一般的な損傷部位
腋窩：例えば松葉杖による圧迫．
橈骨神経溝：例えば上腕骨体中部骨折による切断や，仮骨，外傷性血腫あるいは椅子の背による長期の圧力などによる圧迫．

典型的な変形
"下垂手"

正中神経

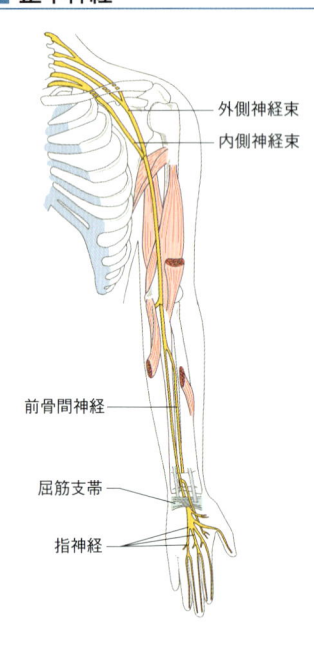

正中神経の走行(上)と皮膚支配(下)

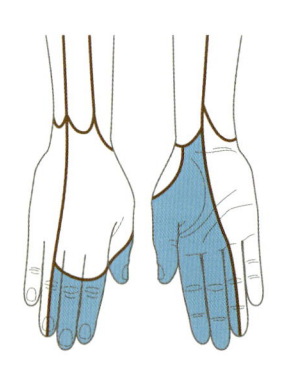

- **起始**：腕神経叢の外側神経束と内側神経束(C5-C8, T1).
- **走行**：上腕二頭筋の深側，次いで上腕二頭筋腱膜の深側を走行し，さらに浅指屈筋の深側を走行した後，屈筋支帯の深側(手根管)を通って手に入る.
- **筋支配**：
  - 円回内筋
  - 橈側手根屈筋
  - 長掌筋
  - 浅指屈筋

前骨間神経：
  - 深指屈筋(示指と中指に停止する部分)
  - 長母指屈筋
  - 方形回内筋

手の正中神経：
  - 短母指外転筋
  - 短母指屈筋
  - 母指対立筋
  - 第1, 2虫様筋

一般的な損傷部位
肘：顆上骨折
手首：手根管内での圧迫(手根管症候群)；屈筋裂傷

- **皮膚支配**：
  - 掌側皮神経と指神経として，手掌の正中部と母指球，および母指，示指，中指の掌側面，および環指外側半の掌側面，さらに同指中節骨のさまざまなレベルから遠位の背側面に分布.

皮神経支配

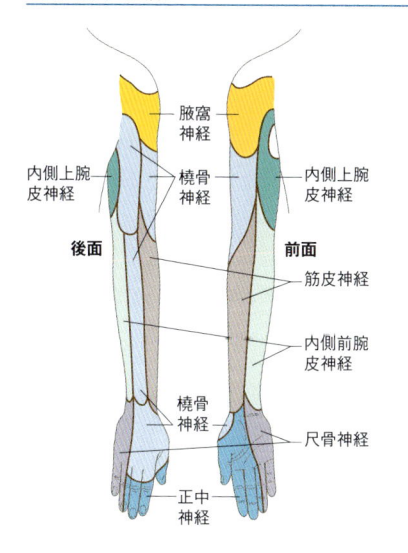

固有の名前のある末梢神経の**皮膚分布**は，その神経によって支配される皮膚領域である．その神経が切断されると，その神経の皮膚分布に感覚消失が起こる．

図中ラベル：腋窩神経，内側上腕皮神経，橈骨神経，内側上腕皮神経，後面，前面，筋皮神経，内側前腕皮神経，橈骨神経，尺骨神経，正中神経

上肢の皮神経支配

デルマトーム（皮節）

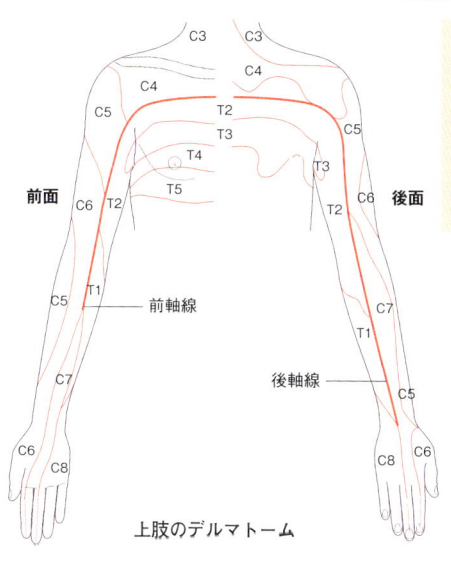

デルマトームは，単一の脊髄神経根によって支配される皮膚領域である．単一の脊髄神経根に含まれる神経線維は，多数の，固有の名前のある末梢神経に配分されているので，単一の脊髄神経根の切断ではより変異のある感覚消失が起こる．

図中ラベル：C3, C4, C5, T2, T3, T4, T5, 前面, C6, T2, T1, 前軸線, C5, C7, C6, C8, 後軸線, C5, C7, T1, T2, T3, C5, C6, 後面

上肢のデルマトーム

血管

動脈

動脈は酸素と栄養に富んだ血液を心臓から末梢へ運ぶ．上肢へ血液供給する動脈系は**鎖骨下動脈**から始まり，それは第1肋骨の外側縁で**腋窩動脈**になる．腋窩動脈は大円筋の下端で**上腕動脈**となり，上腕動脈は肘窩内の橈骨頭のレベルで**橈骨動脈**と**尺骨動脈**に分かれ，この2本の動脈は浅・深掌動脈弓で終わる．

> **脈動の部位**
> 動脈の拍動は心拍数と血圧の測定に使われる．**橈骨動脈波**は心拍数測定に，**上腕動脈波**は血圧測定にそれぞれ最もよく使われる．

静脈

静脈は酸素の少ない血液を心臓に還す．上肢では浅静脈系と深静脈系が存在する．

浅静脈は手背静脈網から始まり，**尺側皮静脈**と**橈側皮静脈**に分かれて上行する．**前腕正中皮静脈**は手掌から始まり肘正中皮静脈まで走行する．

深静脈は有対であり（**伴行静脈**），同名の動脈に伴行する．この例外は腋窩静脈であり，腋窩静脈は1本であり尺側皮静脈が合流する．

> 静脈は，血流が心臓方向にのみ可能なように弁が存在する．静脈注射の部位として最もよく使用されるのは**肘正中皮静脈**である．

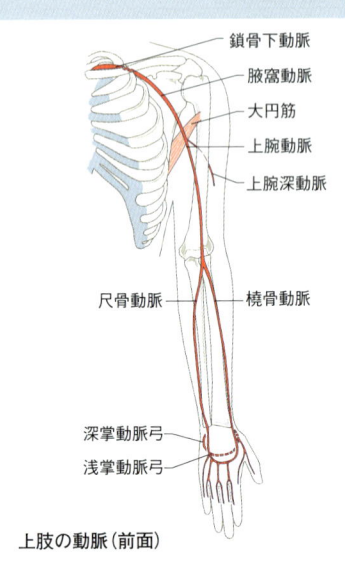

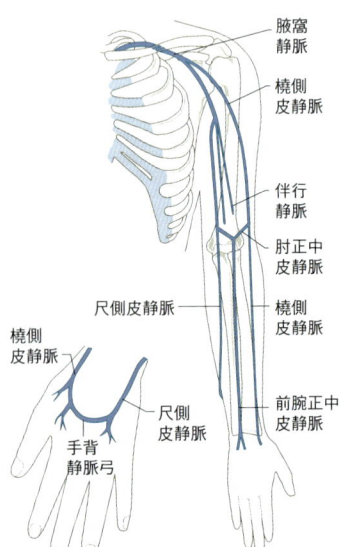

上肢の動脈（前面）

- 鎖骨下動脈
- 腋窩動脈
- 大円筋
- 上腕動脈
- 上腕深動脈
- 尺骨動脈
- 橈骨動脈
- 深掌動脈弓
- 浅掌動脈弓

上肢の浅・深静脈（手の後面と上肢の前面）

- 腋窩静脈
- 橈側皮静脈
- 伴行静脈
- 肘正中皮静脈
- 尺側皮静脈
- 橈側皮静脈
- 橈側皮静脈
- 尺側皮静脈
- 手背静脈弓
- 前腕正中皮静脈

第3章

下肢

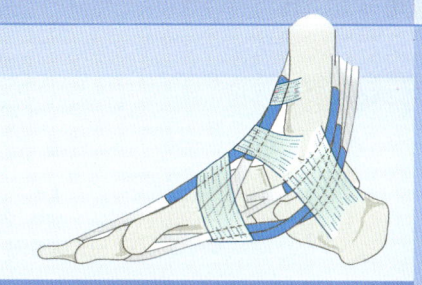

序論 90

下肢帯 91
- 骨
- 関節面
- 仙腸関節に関連する靱帯
- 恥骨結合に関連する靱帯
- 動き

股関節 98
- 骨
- 大腿骨の軸
- 関節面
- 関節包と滑膜
- 関節包内構造
- 靱帯
- 動き
- 筋
- 股関節の周囲構造
- 臨床解剖

膝関節 112
- 序論
- 骨
- 関節面
- 関節包と滑膜
- 側副靱帯
- 十字靱帯
- 関節半月
- 屈曲と伸展
- 内旋と外旋
- 筋
- 膝関節の周囲構造
- 臨床解剖

脛腓関節 125
- 骨
- 関節面
- 靱帯
- 動き

足関節 129
- 骨
- 関節面
- 関節包,滑膜および靱帯
- 動き

足 133
- 序論
- 骨
- 関節
- 足根間関節の関節面
- 足根間関節の靱帯
- 足根中足関節と中足趾節関節の靱帯
- 動き

足関節と足 141
- 筋
- 足関節の周囲構造
- 足弓

まとめ-筋と動き 151

神経支配 152
- 腰神経叢
- 腰仙骨神経叢
- 大腿神経と閉鎖神経
- 腰仙骨神経叢から出る神経
- 脛骨神経,内側・外側足底神経
- 総腓骨神経
- 皮膚の神経支配
- デルマトーム(皮節)

血管 159
- 動脈
- 静脈

序論

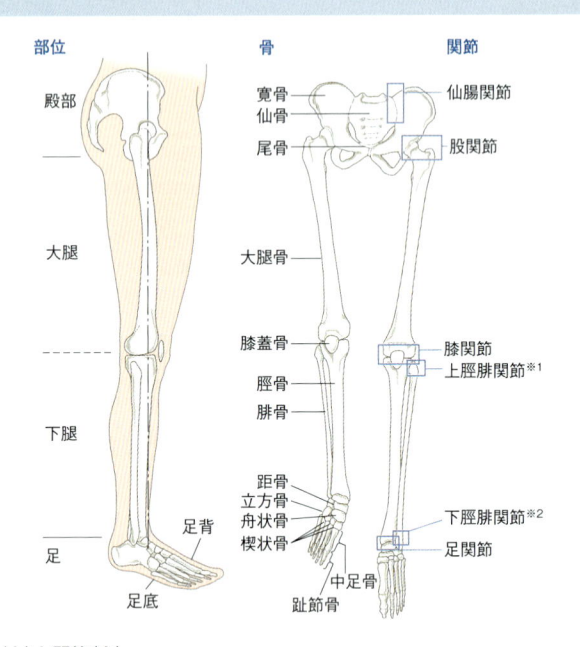

下肢の部位(左)と関節(右)

※1 訳注—一般には，この関節は脛腓関節と呼ばれる．
※2 訳注—一般には，狭義の関節ではなく靱帯結合とされている．

　下肢帯は，仙骨との仙腸関節を介して下肢を脊柱に結びつける．ほとんど動かない仙腸関節は脊柱から下肢への体重移動に大きな力を発揮する．骨盤の形と方向が進化の過程で変化したために体幹の直立を保持することが可能になった．この立位姿勢と二足歩行によって，下肢は体重支持と移動のために要求される構造的・機能的変化を遂げた．すなわち骨はより大きくかつより丈夫になり，関節は上肢のものに比べて安定性がより高い．安定した股関節は，増加した体重支持への適応として広い関節面を有し安定性は向上したが可動性は低下した．

　膝関節が股関節の真下ではなくてより正中線寄りに位置することにより，骨格の安定性を高めている．

　足は進化の過程で最も大きく変化して，移動中に下肢へ推進力を加えてことしての役割を担うようになった．足の弓状構造(足弓)によって，足は踵接地時の衝撃を受けとめ足底を地面の凹凸に適合させるとともに前進の主推進力を伝達することが可能な荷重下の複合ばねとなった．

　体の重心は脊柱近くにあり，股関節のわずかに後ろのレベル(第2仙椎レベル)にある．重心線は股関節の後方，膝関節と足関節の前方を通る(図に示した)．

下肢帯

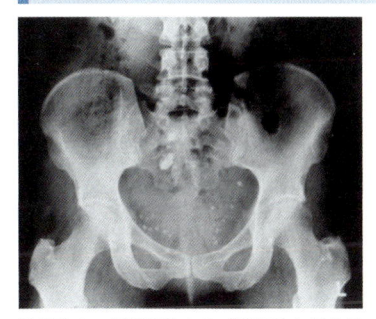

恥骨結合，仙腸関節および股関節を示す骨盤の前後方向のX線像

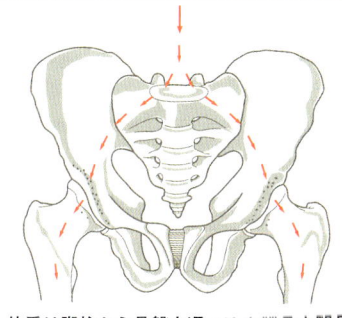

体重は脊柱から骨盤を通って両側の大腿骨に移動する．

　下肢帯は，下肢を体幹につなぐ2つの寛骨と1つの仙骨からなる．左右の寛骨は後方で仙骨と滑膜性の仙腸関節を形成し，前方では恥骨結合で連結する．下肢との関節は寛骨臼でなされ，体幹との関節は仙骨を介してなされるが，その仙骨は上方では第5腰椎と腰仙連結を形成し，下方では尾骨と仙尾連結を形成する．

　腰仙連結は脊柱の可動部と不動部との移行部であり，外傷を受けやすく異常になりやすい．

　立位の時は体重は下肢帯を介して体幹から下肢へ伝わり，座位の時は下肢帯を介して坐骨結節へ伝わる．安定性は，仙腸関節と恥骨結合が可動性を失うことで獲得している．

　骨盤はまた骨盤内臓を支持したり，体幹や下肢の筋群の広い付着部でもあり，女性では産道を支持する．

骨

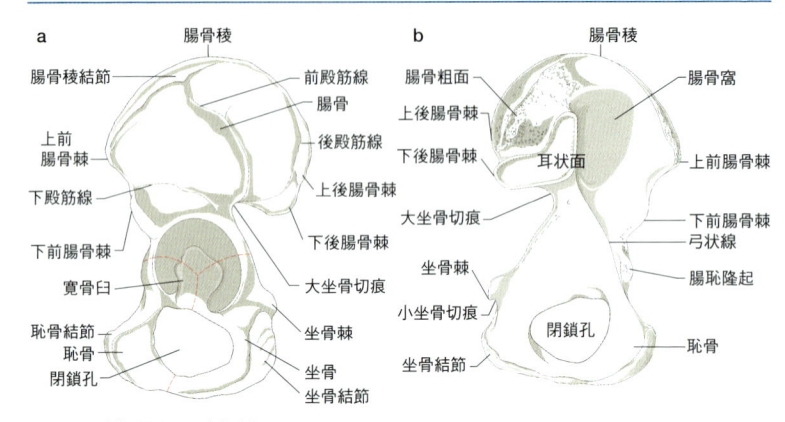

左寛骨：(a)外側面と(b)内側面

寛骨 腸骨，恥骨および坐骨が寛骨臼で癒合した不規則骨である．上部の**腸骨**は広く，その外側面は殿筋面であり内側面は腸骨窩である．その上縁をなす腸骨稜の前端は上前腸骨棘であり，後端は上後腸骨棘である．大きな関節面(耳状面)は内側に位置する．下前部の**恥骨**は内側に恥骨体を有し，閉鎖孔の前部を取り囲み腸骨および坐骨とそれぞれ連結する恥骨上枝と恥骨下枝を外側に有する．恥骨体の上部が恥骨稜であり，その外端に恥骨結節が位置する．下後部の**坐骨**には広い坐骨結節と尖端が丸い坐骨棘があり，後者は大坐骨切痕と小坐骨切痕の間にある．坐骨は閉鎖孔の後部縁を形成する．

> **触診**
> 　上前腸骨棘は骨盤の前面で触診できる．上前腸骨棘から腸骨稜を後方へたどることができ，腸骨稜の前端から約5cm後方には腸骨稜結節がある．腸骨稜の後端では上後腸骨棘を触診できる．
> 　坐骨結節は，座る時に殿部の下に手を直接置くと触診できる．
> 　腹壁下部の正中部で生殖器の上方に位置する恥骨結合が触診され，恥骨結合の約1cm外上方に恥骨結節がある．

骨

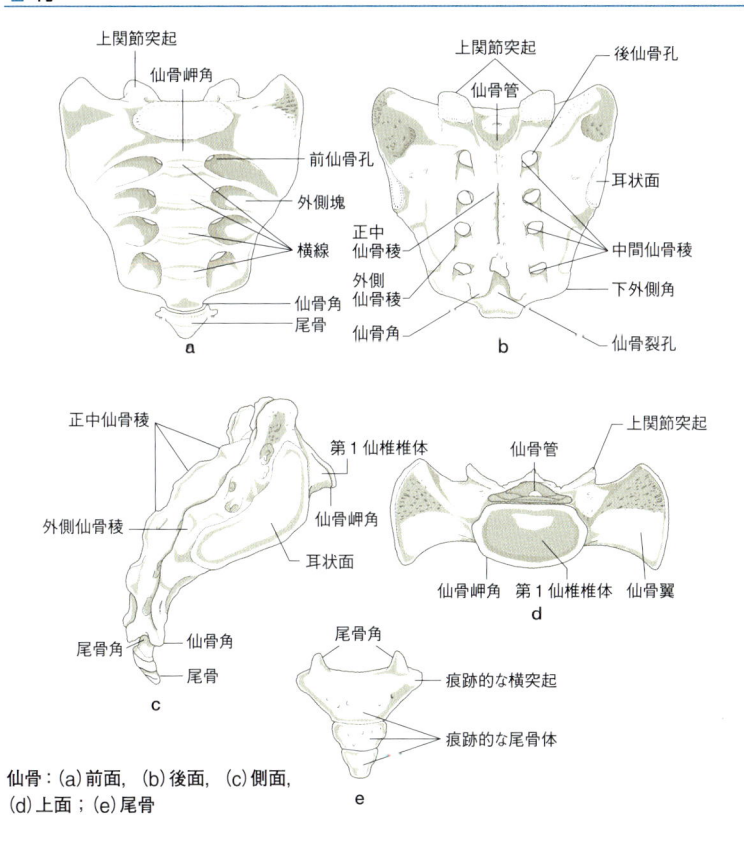

仙骨：(a) 前面，(b) 後面，(c) 側面，
(d) 上面；(e) 尾骨

仙骨 5つの仙椎が癒合し，横突起（外側塊）が合体して前・後仙骨孔の間に広がる構造をなす．前面（骨盤面）は滑らかな凹面状であるのに対して，後面は正中・中間・外側仙骨稜が存在し凹凸が目立つ凸面状である．仙骨の外側面には大きな関節面である耳状面がある．第1仙椎椎体の前面は前方に突出していて仙骨岬角と呼ばれるが，その両側部は仙骨翼である．第1仙椎椎体の上関節突起は第5腰椎の下関節突起と関節をなし，下方の仙骨角は尾骨と関節をなす．上部の第1仙椎椎体は椎間円板を介して第5腰椎椎体と連結する．仙骨裂孔は脊柱管の下端の開口部である．

尾骨 4つの尾椎が癒合したもの．その前面は滑らかな凹面状であり，後面は痕跡的な関節突起を有するために凹凸を呈する凸面状である．

関節面

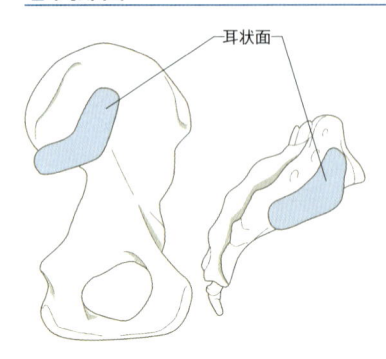

仙腸関節

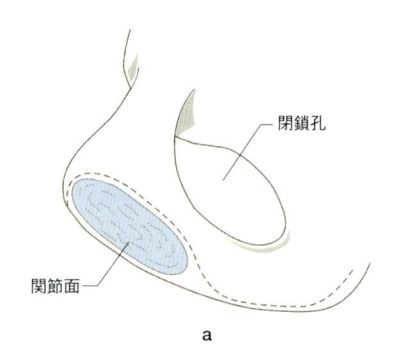

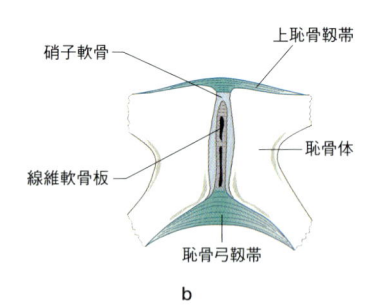

恥骨結合：(a)恥骨体の内側面；(b)前面

仙腸関節 腸骨と仙骨の耳状面同士の滑膜性平面関節であり，関節面は著しい相補的な凹凸を呈し，その上部は広く下部が狭い．仙骨耳状面の中央部は凹面状でその両側面は隆起した稜となっているのに対して，腸骨耳状面は2つの溝の間に位置する中央稜を有する．

関節面の形や規則性は個人差や同一個体でも左右差がある．仙骨耳状面は硝子軟骨で被われているのに対して，腸骨耳状面は線維軟骨で被われている．加齢により，関節腔は部分的に閉塞し，後期高齢者では部分的な骨融合がよくみられる．

> **仙腸関節**の関節裂隙線は垂線に対して外上方から内下方へおよそ25°傾斜していて，上後腸骨棘よりおよそ2cm離れている．

恥骨結合 左右恥骨体の卵形状の内側端間の二次的な軟骨性連結である．それぞれの表面には不規則な凹凸があり，薄い硝子軟骨で被われていて，その間に男性よりも女性で厚い線維軟骨板が介在する．

仙尾連結 第5仙椎と第1尾椎が骨間靱帯を介して連結し，仙尾靱帯で補強されている．

> **触診**
> 仙尾連結の関節裂隙線は仙骨尖と尾骨との間の水平方向の溝として触診できる．連結部に前方への圧力を加えると，尾骨を仙骨に対して回旋させることができる．

仙腸関節に関連する靱帯

幅広くて平たい**前仙腸靱帯**は関節の骨盤面に位置する．この靱帯は，仙骨翼や仙骨の骨盤面と，隣り合う腸骨の耳状面縁との間に張る多数の細い帯状構造からなる．女性でより強靱．

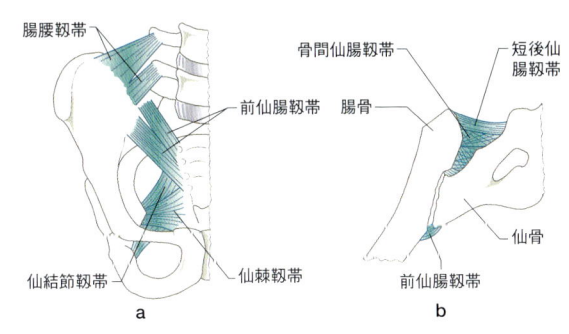

(a) 前仙腸靱帯（前面）；(b) 上方からみた仙腸靱帯

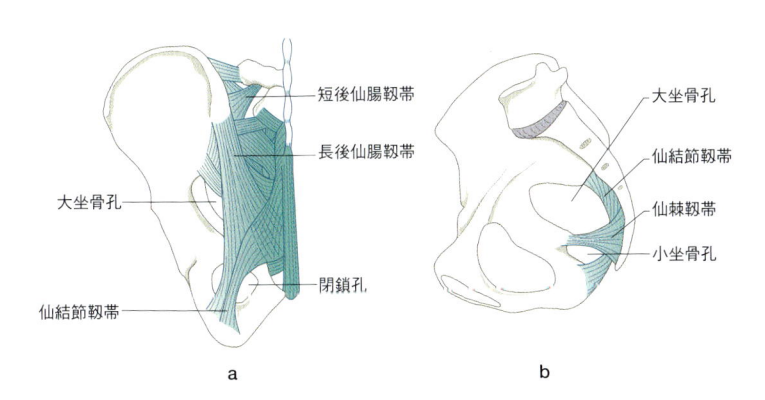

(a) 後仙腸靱帯；(b) 仙結節靱帯と仙棘靱帯

後仙腸靱帯は前仙腸靱帯より厚くて強力であり，仙骨と腸骨の後面を被いつくす．数種類の靱帯が区別される．

骨間仙腸靱帯は深側に位置し，短くて太い．**短後仙腸靱帯**の水平方向の線維束は関節裂隙上部にあり，仙骨岬角の前方への動きを阻止する．**長後仙腸靱帯**の線維束は最も浅側でほとんど縦方向に走行して，腸骨に対して仙骨の下方への動きを阻止する．

仙結節靱帯と**仙棘靱帯**も仙腸関節に関連があり，それぞれ仙骨と坐骨結節の間，および仙骨と坐骨棘の間に張り，両者とも仙骨岬角の前方傾斜を阻止する．

恥骨結合に関連する靱帯

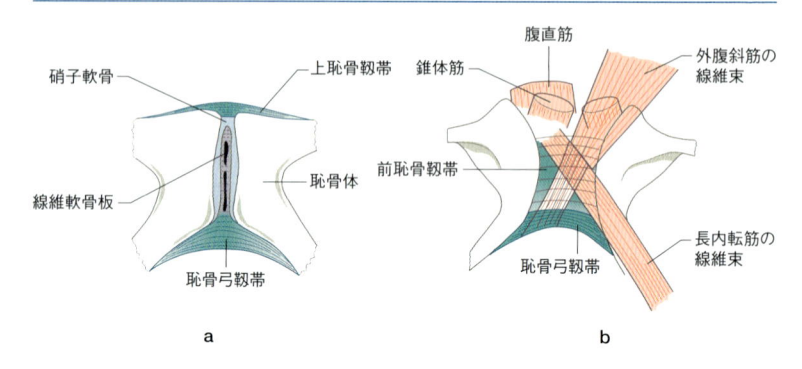

恥骨結合：(a)冠状断面；(b)前面

　上恥骨靱帯は恥骨結合の前上面を補強する．
　恥骨弓靱帯は恥骨下枝間に張り恥骨下角を取り巻いて恥骨結合の下面を補強する．恥骨間にある線維軟骨板の前方を通る外腹斜筋と長内転筋の交叉性線維束は恥骨結合を補強し，前部の安定性を高める．

▶ **動き**：正常では動かない．しかし，妊娠中は恥骨結合は多少（およそ２cm）離れる．

> **触診**
> 　恥骨結合の関節裂隙線は，恥骨結合のアライメントを確認できれば，正中部前面の恥骨間の溝として触診できる．

■ 動き

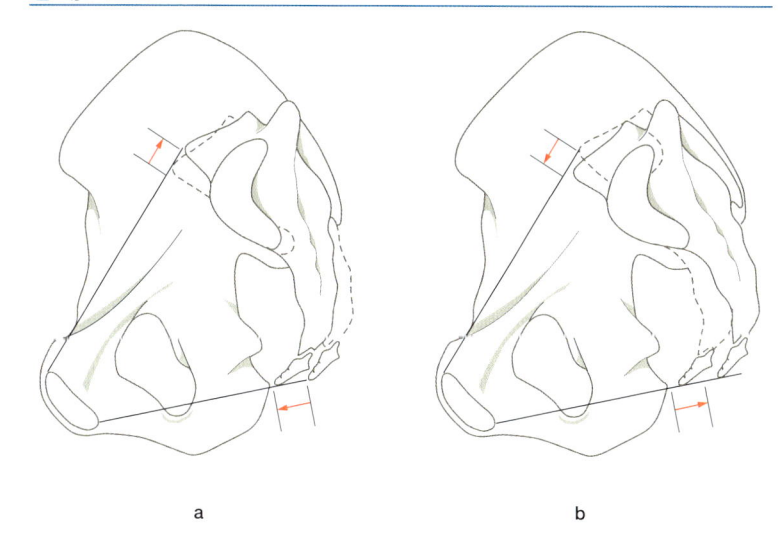

a　　　　　　　　　　　　　　b

仙骨が動くと骨盤上口(a)や骨盤下口(b)が拡大する．

　体重移動の際には安定性が要求されるので，関節表面の組み合わせと強力な関連靱帯により動きはほとんどで不可能である．しかしわずかな滑走と回旋の動きは可能である．立位時，仙骨は仰臥位の時と比べて前方へおよそ5°回旋すると同時に下方へおよそ2mm動く．

▶**副次的な動き**：腹臥位の時骨盤は上前腸骨棘と恥骨で支持されるが，その際に仙骨尖へ下方への圧力がかかると仙骨がわずかに回旋する．

　出産時には仙腸関節の回旋を含む複雑な動きが生じる．このことは，妊娠後期に仙腸靱帯や他の関連靱帯が柔軟になることで可能となり，その結果，骨盤径は大きくなり胎児頭の産道通過が促進される．最初に，仙骨岬角は後上方へ動いて骨盤上口の前後径を3～13mm増加させる(a)．胎児頭が産道に入ると，仙骨岬角は下前方へ動いて骨盤下口の前後径を15～18mm増加させる(b)．

> 妊娠時に靱帯が柔軟になりたるむことにより，体重を支えている部位が不安定になったりそこに痛みが出たりするので，支持ベルトでの骨盤関節の圧迫や時には歩行補助具の使用も必要となる．突然の屈曲は後部の靱帯を引き裂き関節面を脱臼させることがあり，その結果，体幹屈曲時に激しい痛みが出る．

股関節

骨

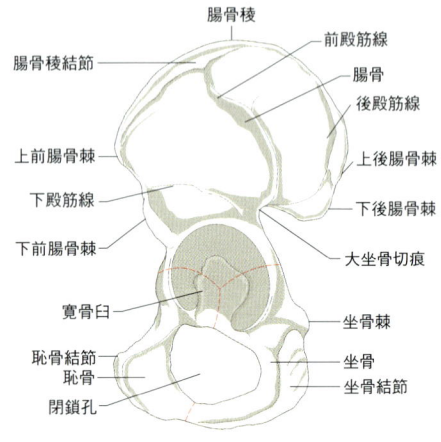

左寛骨臼の外側面

ラベル：腸骨稜、前殿筋線、腸骨稜結節、腸骨、後殿筋線、上前腸骨棘、上後腸骨棘、下殿筋線、下後腸骨棘、下前腸骨棘、大坐骨切痕、寛骨臼、坐骨棘、恥骨結節、坐骨、恥骨、坐骨結節、閉鎖孔

　股関節は，寛骨の寛骨臼と大腿骨頭との臼状関節である．

　寛骨臼は腸骨，恥骨および坐骨の癒合部である．腸骨は上部2/5を占め，坐骨は後下部2/5を占め，さらに恥骨は前下部1/5を占める．

　寛骨臼は外側前下方を向き，大腿骨頭は内側前上方を向いている．

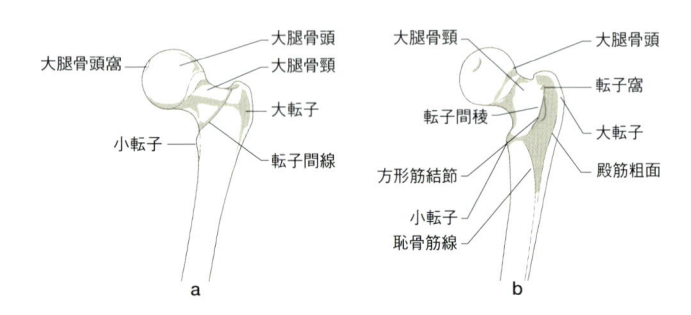

左大腿骨の上端部：(a)前面，(b)後面

a：大腿骨頭窩、大腿骨頭、大腿骨頸、大転子、小転子、転子間線
b：大腿骨頸、大腿骨頭、転子窩、転子間稜、大転子、殿筋粗面、方形筋結節、小転子、恥骨筋線

触診

　大転子は腸骨稜の中央部よりおよそ7～10 cm下方で触診できる．大転子の後縁は下方の大腿骨体へ連続する部位でおよそ5 cmの長さ触診できる．股関節の中心は，鼠径靱帯の中央1/3よりおよそ1 cm下方の大転子上端を通る水平面状に位置する．

　骨盤の前後方向のX線像において（91頁の図参照），閉鎖孔の上縁から大腿骨頭の下縁に沿って大腿骨体の内側面まで滑らかな曲線が描けるが，これを**シェントン線**と呼ぶ．シェントン線は姿勢が少々変化しても変わらないが，大腿骨骨折や股関節脱臼では連続性を欠く．

大腿骨の軸

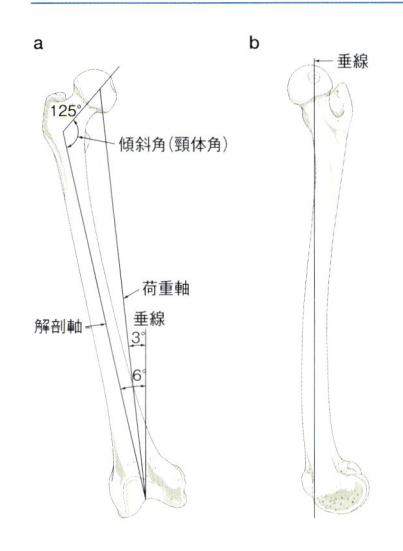

胎児期や生後3年または4年の期間，大腿骨体は内転かつ内旋する．その結果，大腿骨頭や大腿骨頸は大腿骨体に対して前額面と水平面である角度をなす．

前額面では，大腿骨頸は大腿骨体に対して**傾斜角（頸体角）**をなし，それは成人でおよそ125°であり新生児でおよそ150°である．

水平面では，大腿骨頭と大腿骨頸は外側方向に回旋し大腿骨体に対して**前捻角**をなし，それは成人ではおよそ10°であり新生児や年少の小児ではおよそ25°である．もし傾斜角や前捻角が，それぞれ130°，15°より大きいと股関節の安定性は減少する．

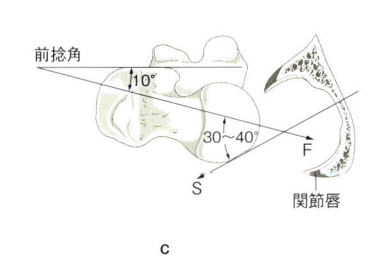

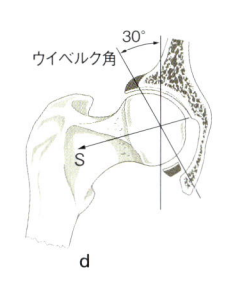

大腿骨の軸：(a,d)前面，(b)内側面および(c)上面

大腿骨頭中心と膝関節中心とを結ぶ線は**荷重軸**であり，それは大腿骨頭の長さと角形成のために主に大腿骨体外に位置する．この軸を中心に内旋と外旋が起こる．荷重軸は垂線と3°の角度をなすのに対して，大腿骨体の**解剖軸**は垂線とおよそ6°の角度をなす（aを参照）．

寛骨臼軸と大腿骨頸の長軸との間にはおよそ30～40°の角度が存在するので，大腿骨頭の前部は関節包と関節をなすことになる．さらに，寛骨臼の外下方への傾斜によって寛骨臼軸は水平面とおよそ30～40°の角度をなすので，寛骨臼の上部は大腿骨頭の上に張り出すようになる．骨性の寛骨臼縁を結ぶ線は，大腿骨頭中心を通る垂線に対しておよそ30°の角度をなす（**ウイベルク角**）：この角度が減少すると股関節の安定性が低下する．

関節面

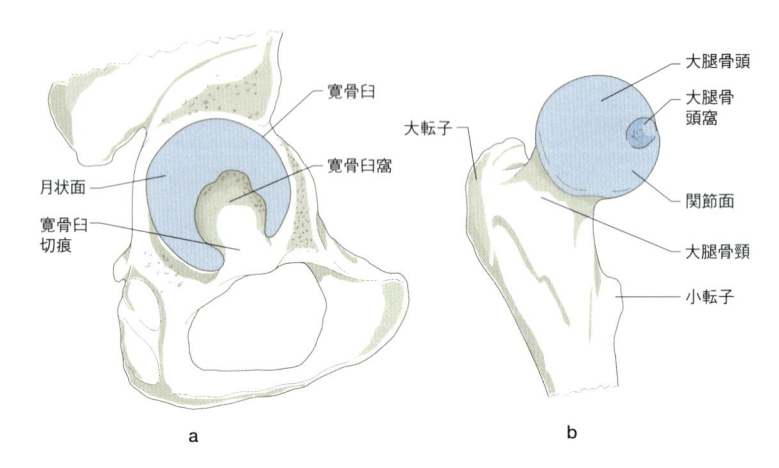

(a) 寛骨臼の関節面；(b) 大腿骨頭の関節面

寛骨臼 寛骨外側面の腸骨，恥骨および坐骨の癒合部位であり，下方が欠損した(寛骨臼切痕)半球状のソケットである．ソケットは線維軟骨性の関節唇によって深くなっている．半月状の関節面(月状面)は下方を向き，硝子軟骨で被われている．寛骨臼の中央部は主に坐骨で形成されていて，薄い壁の非関節面である寛骨臼窩である．

大腿骨頭 前後方向にわずかに圧縮している約2/3球の形であり，大腿骨頸に近い上外側部の小部分と大腿骨頭窩を除いて硝子軟骨で被われている．

　相補的に彎曲しているにもかかわらず関節面は不一致であり，軽い荷重下では限られた関節面が接触し，荷重が増加すると接触面が広くなる．このことは荷重を分散して下方にある軟骨や骨に過剰なストレスがかからないことになる．
　大腿骨と骨盤との関係より，大腿骨頭の上面と寛骨臼が最も大きな圧力を支えることになり，最も厚い軟骨で被われている．股関節が荷重下で屈曲した時にだけ，寛骨臼の前内側部が大腿骨頭の下部と関節する．

関節包と滑膜

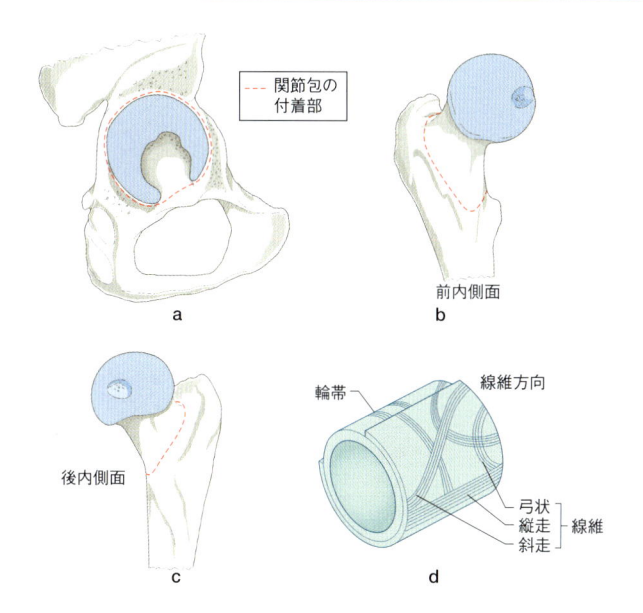

寛骨臼（a）と大腿骨（b, c）への関節包の付着部；(d) 関節包線維

関節包 強い線維性関節包が股関節を包んでおり，その前部と上部が厚くなっている．関節包は近位部において上方と後方で寛骨臼に，それ以外では寛骨臼と関節唇に付着する．寛骨臼切痕のところでは寛骨臼横靱帯に付着する．遠位部では，関節包は前方で転子間線，および転子と大腿骨頭の境界部に付着する．後方では弓状をなす関節包の下端が大腿骨頸の内側1/3を被う．関節包の前内側部は大腿直筋の反転頭により，外側部は小殿筋によりそれぞれ補強されている．

関節包の**縦走線維**と**斜走線維**は寛骨臼と大腿骨の間を走行する：**弓状線維**は寛骨臼のある部位と別の部位を弓状につなぐ；深層に位置する**輪帯線維**は骨に付着しない．大腿骨頭に達した深部の縦走線維は支帯線維のように上方に反転して関節縁に向かい，血管を大腿骨頭や大腿骨頸に運ぶ．

滑膜 関節包内のすべての非関節面を被い，袖のように大腿骨頭靱帯を取り巻き大腿骨頭窩の縁に付着する．関節包の大腿骨付着部では，滑膜は反転して大腿骨頭に向かいその関節縁に付着する．関節包後部縁よりも下方に延びた滑膜は外閉鎖筋の滑液包として働く．前方では，腰筋滑液包の内腔が腸骨大腿靱帯と恥骨大腿靱帯の間で関節腔と交通する．

関節包内構造

股関節の関節包内構造の付着

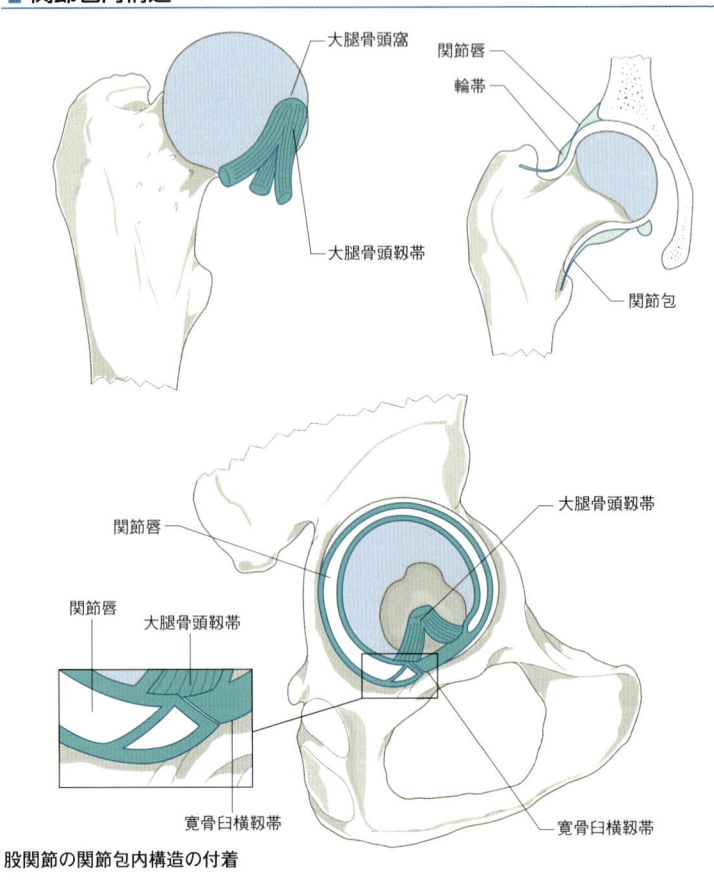

寛骨臼横靱帯 寛骨臼を橋渡しする強力な帯状の線維束であり,その自由縁の高さは寛骨臼縁のレベルにある.
関節唇 三角形状をなす線維軟骨性の輪が寛骨臼と寛骨臼横靱帯に付着する.関節唇の頂点が作る円の直径は,関節唇が包む大腿骨頭の最大直径より狭い.
大腿骨頭靱帯 寛骨臼切痕と寛骨臼横靱帯の縁と,大腿骨頭窩の間に張る弱くて扁平な索状の結合組織である.成人では重要ではないが,小児ではこの靱帯が大腿骨頭へ血液を供給する動脈(大腿骨頭動脈)を導くので重要である.
寛骨臼脂肪体 寛骨臼窩内に存在し,固有受容性の神経終末を含む膠原線維と弾性線維からなる構造.

靭帯

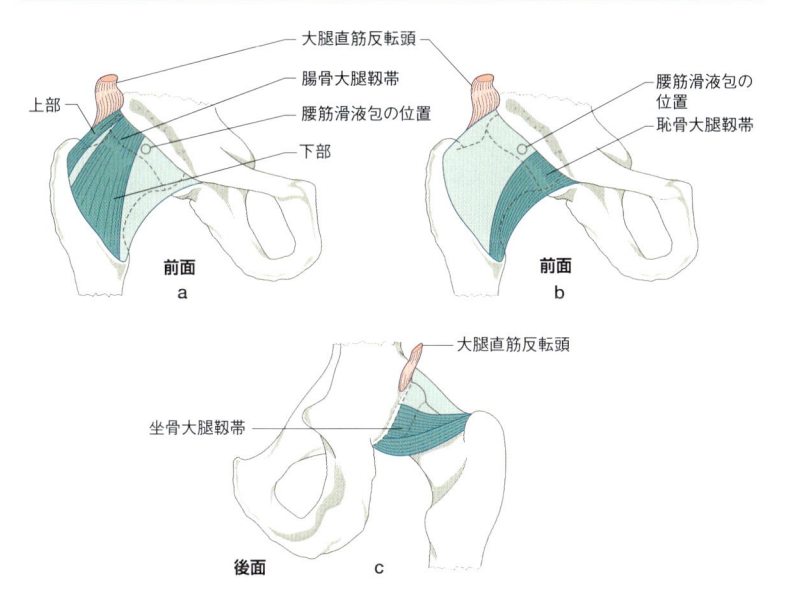

股関節の関節包靭帯：(a)腸骨大腿靭帯；(b)恥骨大腿靭帯；(c)坐骨大腿靭帯

　関節包に癒合した縦方向の主要な線維束は，それらが寛骨臼の周囲の付着する部位に因んだ名称である以下の３つの肥厚部をつくる．

腸骨大腿靭帯　股関節の前面に位置し，下前腸骨棘の下部と隣り合う寛骨臼縁と，転子間線との間に張る三角形状の厚くて非常に強い靭帯．上部と下部の線維束は薄い中央部のものよりも厚くて強力である．腸骨大腿靭帯は股関節の伸展，外旋，外転（下部の作用）および内転（上部の作用）を制限する．

恥骨大腿靭帯　股関節の前面と下面に位置し，腸恥隆起と恥骨上枝と，転子間線の下部との間に張る幅が狭くて強い靭帯．恥骨大腿靭帯は股関節の伸展，外旋および外転を制限する．

坐骨大腿靭帯　股関節の後面に位置し，寛骨臼の後方と下方に位置する坐骨体と，大腿骨頸の上部と転子窩との間に張る輪郭があまり明瞭でないらせん状の靭帯．一部は輪帯に付着する．坐骨大腿靭帯は股関節の伸展，内旋および内転を制限する．

動き

屈曲と伸展は横軸で起こり，外転と内転は前後軸で起こり，内旋と外旋は荷重軸で起こる．描円運動も生じる．これらすべての運動軸は大腿骨頭中心と交わる．大腿骨頭は大腿骨体とある角度をなすので，すべての動きは寛骨臼での大腿骨頭の回旋を伴う．

屈曲は関節構造では制限されず大腿が腹部前面に触れるまで可能であるが，**伸展**は股関節の関節包靱帯の張力で制限される．

外転と**内転**は股関節の屈曲位で最大となる．

内旋では大腿骨体は前面を向くのに対して，**外旋**では後面を向く．股関節の屈曲位では両方向への回旋は関節構造では制限されない．膝関節伸展の終期と膝関節屈曲の開始時には股関節のわずかな回旋が自動的に起こる．

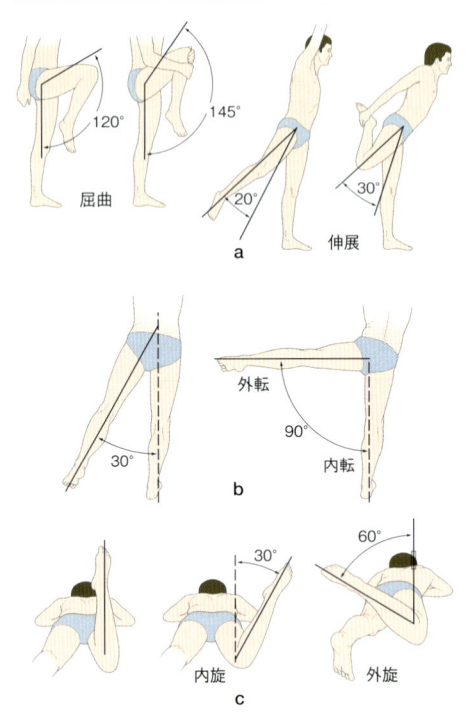

股関節の(a)屈曲と伸展，(b)外転と内転，および(c)内旋と外旋

股関節の可動域を測定する際には，骨盤や脊柱の動きがないことを確認することが重要である．

▪ 筋

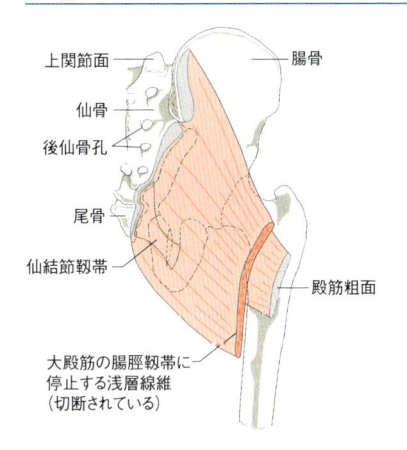

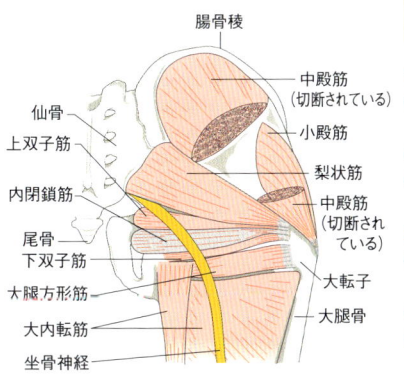

大殿筋 股関節の伸展，外旋，および外転の補助．
- ▶ **起始**：腸骨の殿筋面（後殿筋線より後方）とその近傍の後縁と腸骨稜，仙骨後面，尾骨側面，仙結節靱帯，および脊柱起立筋を被う筋膜．
- ▶ **停止**：深層線維は大腿骨の殿筋粗面に，浅層線維の3/4は腸脛靱帯にそれぞれ停止する．
- ▶ **神経支配**：下殿神経（L5，S1，S2）．

> 大殿筋は，走行や岩登りのような行動の際に屈曲した股関節を強力に伸展する．起始/停止が逆転した作用によって屈曲位の体幹を持ち上げて直立位にすることができる．大殿筋は腸脛靱帯への停止を介して膝関節の安定化にも関与する．

中殿筋 股関節の外転と内旋．
- ▶ **起始**：腸骨の殿筋面（前・後殿筋線の間）と中殿筋を被う筋膜．
- ▶ **停止**：大転子の上外側部．
- ▶ **神経支配**：上殿神経（L4，L5，S1）．

小殿筋 股関節の外転と内旋．
- ▶ **起始**：中殿筋の起始よりも深側で前方の腸骨の殿筋面（下　前殿筋線の間）．
- ▶ **停止**：大転子の前上部．
- ▶ **神経支配**：上殿神経（L4，L5，S1）．

股関節の後面

> 中殿筋と小殿筋は（大腿筋膜張筋とともに）起始/停止が逆転した作用によって歩行中の骨盤のレベルを維持する．右足を持ち上げた時，左のこれらの筋が収縮して骨盤の右側が下がるのを阻止する．もしその作用が弱くなると，"トレンデレンブルク歩行"となる．
> これらの筋は，指を下方に向けて手を上前腸骨棘に置き，体重を左右の下肢に移動することで触診できる．

筋

大腰筋 股関節の屈曲と体幹の側屈.
- ▶**起始**：第12胸椎-第5腰椎の椎体と椎間円板．全腰椎横突起の前面と腰椎体を被う腱弓．
- ▶**停止**：大腿骨の小転子．
- ▶**神経支配**：L1-L3(4)の前枝．

腸骨筋 股関節の屈曲．
- ▶**起始**：腸骨窩の上後部，仙骨翼および前仙腸靱帯．
- ▶**停止**：大腰筋とともに大腿骨の小転子．
- ▶**神経支配**：大腿神経(L2，L3)．

これらの2筋は停止部を共有するので，時には両者を一緒にして腸腰筋と呼ばれる．

恥骨筋 股関節の屈曲と内転．
- ▶**起始**：恥骨上枝，腸恥隆起および恥骨結節．
- ▶**停止**：大腿骨の後上部の恥骨筋線．
- ▶**神経支配**：大腿神経(L2，L3)．まれには閉鎖神経(L3)．

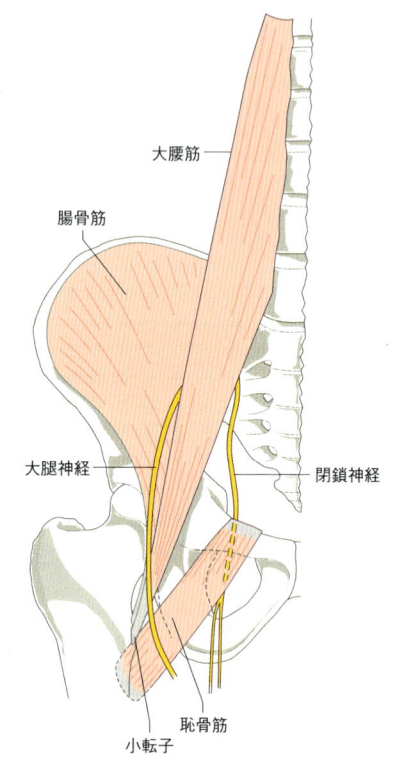

右股関節の前面

（図中ラベル：大腰筋，腸骨筋，大腿神経，閉鎖神経，恥骨筋，小転子）

両側の大腰筋が働くと，大腰筋は臥位からの起き上がり動作の際に体幹を強力に屈曲する．この作用は脊柱腰部を前方に引き脊柱の前弯を増加させることになるが，脊柱の前弯は他の筋群で阻止されている．背臥位で膝関節伸展位のまま両側下肢を挙上する動作は，大腰筋の付着を介して脊柱腰部に相当な緊張を与えるので，エクササイズとしては避けるべきである．

一側の大腰筋が働くと，体幹を同側に側屈できる．

腸骨筋は主に股関節を屈曲するが，臥位からの起き上がり動作の際に大腰筋を補助する．

筋

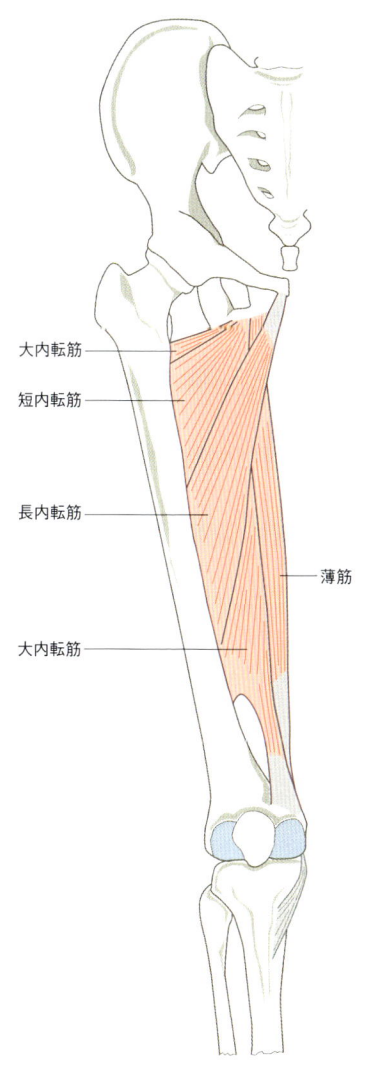

（図のラベル：大内転筋、短内転筋、長内転筋、薄筋、大内転筋）

右大腿の前面

大内転筋 股関節の内転と伸展．
- **起始**：恥骨下枝の前面，坐骨枝の前面および坐骨結節下面．
- **停止**：大腿骨粗線の内側唇全長，内側顆上稜．ハムストリング部（膝腱部）は内転筋結節．
- **神経支配**：閉鎖神経（L2，L3）；ハムストリング部は坐骨神経の脛骨神経部（L4）．

長内転筋 股関節の内転．
- **起始**：恥骨体の前面．
- **停止**：大腿骨粗線の内側唇中部1/2．
- **神経支配**：閉鎖神経（L2-L4）．

短内転筋 股関節の内転．
- **起始**：恥骨体と恥骨下枝．
- **停止**：大腿骨粗線の内側唇上部1/2．
- **支配神経**：閉鎖神経（L2-L4）．

薄筋 股関節の内転と膝関節の屈曲．
- **起始**：恥骨体と恥骨下枝．
- **停止**：脛骨体上部の内側面で，縫工筋と半腱様筋の停止部位の間．
- **神経支配**：閉鎖神経（L2，L3）．

　股関節の内転は非常に強い動きであるが内転だけの動きはまれである．機能的には，歩行時に内転筋群は股関節周囲の他の筋とともに働く．例えば左の内転筋群は収縮して体重が左足の上にかかるようにし，右足（非荷重足）を前に運ぶことを可能にする．歩行のこの段階では，左股関節の外転筋群は収縮して骨盤のレベルを維持する．すなわち，同側の股関節外転筋群と内転筋群はともに働く．

　股関節の内転筋群はスピードスケートの選手や騎手でよく発達している．

　内転筋群の筋力が強いので筋緊張が増大した場合に問題となるが，その場合はより正常な機能に戻すためには外科的処置または薬物による介入が必要となる．

筋

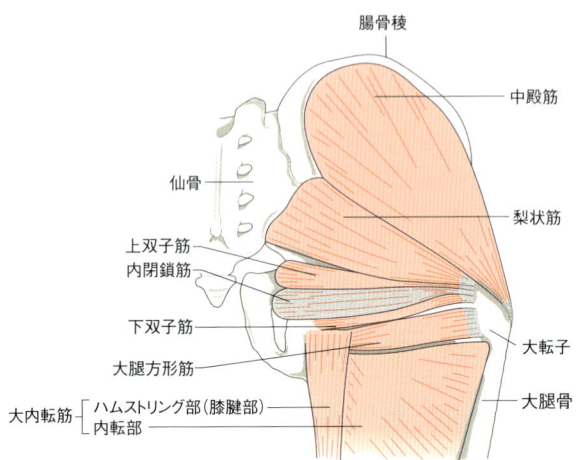

右股関節の後面

下記に記載した筋群はすべて股関節の外旋と安定化という共通の作用を持っているので，通常"外旋筋群"と呼ばれる．

梨状筋
- ▶ 起始：第2，3，4仙椎の前面で前仙骨孔より外側部，腸骨の殿筋面および仙結節靱帯．
- ▶ 停止：大腿骨大転子の上端と内側部．
- ▶ 神経支配：仙骨神経叢の枝（L5，S1，S2）．

大腿方形筋
- ▶ 起始：寛骨臼直下の坐骨結節．
- ▶ 停止：転子間稜の方形筋結節．
- ▶ 神経支配：仙骨神経叢の大腿方形筋への枝（L4，L5，S1）．

内閉鎖筋
- ▶ 起始：閉鎖膜の内面と周囲の骨性縁．
- ▶ 停止：大腿骨大転子の内側面．
- ▶ 神経支配：仙骨神経叢の内閉鎖筋への枝（L5，S1，S2）．

上・下双子筋
- ▶ 起始：上双子筋は坐骨棘；下双子筋は坐骨結節上部．
- ▶ 停止：両筋は内閉鎖筋の腱と合体して大腿骨大転子の内側面に停止する．
- ▶ 神経支配：上双子筋は仙骨神経叢の内閉鎖筋への枝；下双子筋は仙骨神経叢の大腿方形筋への枝．

外閉鎖筋（図示されていない）
- ▶ 起始：閉鎖膜の外面と周囲の骨縁．
- ▶ 停止：大腿骨の転子窩．
- ▶ 神経支配：閉鎖神経（L3，L4）．

> 機能的には，これらの筋群は"収縮性のある靱帯"として働いて，大腿骨頭を寛骨臼に保持する．例えば椅子から車椅子へ移動するような，座位での体重移動の複合的な動きは足を地面に固定した状態での股関節の内旋と外旋を利用している．

筋

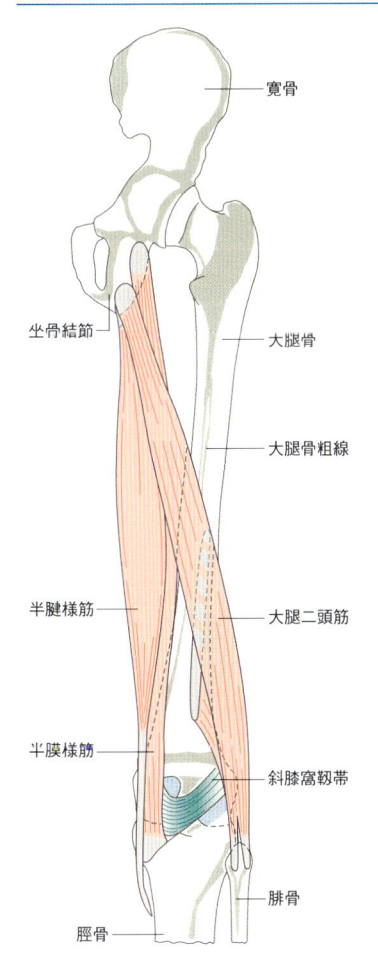

寛骨
坐骨結節
大腿骨
大腿骨粗線
半腱様筋
大腿二頭筋
半膜様筋
斜膝窩靱帯
腓骨
脛骨

右大腿の後面

ハムストリングス 股関節を伸展し，膝関節を屈曲する以下の3つの筋群の総称．

半腱様筋
- **起始**：坐骨結節の下内側面．
- **停止**：脛骨上部内側面（縫工筋と薄筋の停止より後部）．
- **神経支配**：坐骨神経の脛骨神経部（L5, S1, S2）．

半膜様筋
- **起始**：坐骨結節の上外側面．
- **停止**：脛骨内側顆の後内側面．
- **神経支配**：坐骨神経の脛骨神経部（L5, S1, S2）．

大腿二頭筋
- **起始**：長頭－坐骨結節の下内側面；短頭－大腿骨粗線の外側唇下部1/2．
- **停止**：腓骨頭．
- **神経支配**：長頭－坐骨神経の脛骨神経部（L5, S1, S2）；短頭－坐骨神経の総腓骨神経部（L5, S1, S2）．

- 他の大きな筋群でも股関節を伸展できるので膝関節の屈曲がハムストリングスの最も重要な作用である．
- ハムストリングスは強力に働いて屈曲した体幹を直立状態にする．
- 大腿骨の上方で骨盤の前後方向のバランスを取るのは，前方の腹直筋と後方の大殿筋とハムストリングスの調和した作用である．この骨盤を傾斜することは腰椎の前弯に大きな影響を与える．
- ハムストリングスは歩行の遊脚相の時期に脛骨の前方への動きを減速し，膝関節が急速な伸展により破壊されることを阻止する．
- ハムストリングスは短距離競走の際によく損傷される．それはおそらくハムストリングスがその際に強く収縮して2つの関節に同時に作用するため，すなわち股関節が屈曲位にあるスタート姿勢から体幹を引き上げためであろう．

股関節の周囲構造

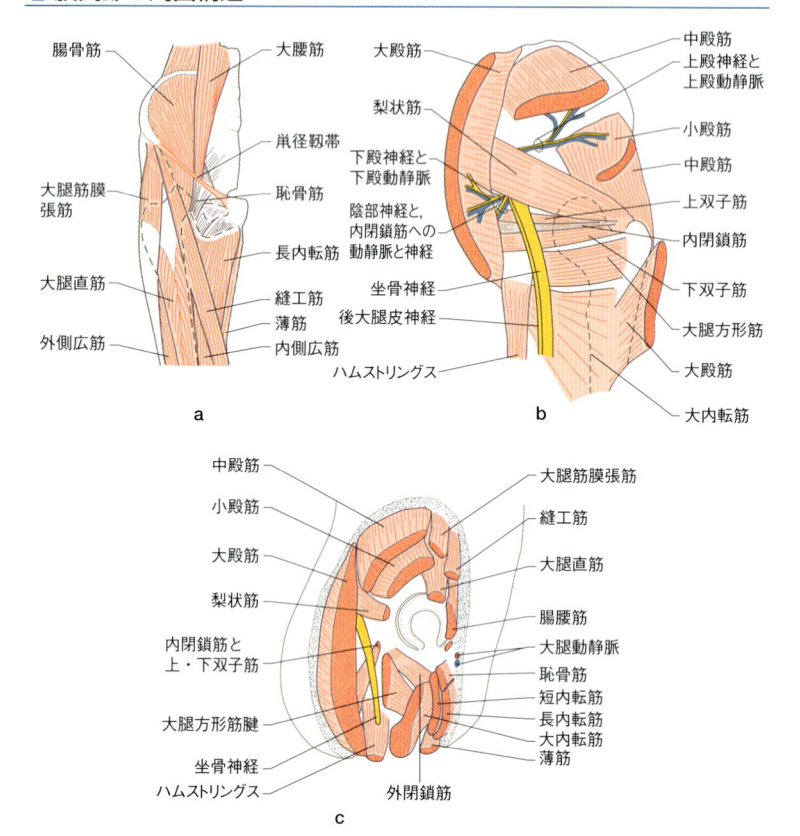

股関節の周囲構造：(a) 前面；(b) 後面；(c) 側面

　股関節の前面，後面および側面を囲む筋群．
　前面では，腸骨筋腱と大腰筋腱，および大腿神経が関節包を被い，大腿動静脈は大腰筋と恥骨筋の前側を下行する．
　後面では，大腿方形筋への神経は関節包のすぐ後ろを走行するが，坐骨神経は内閉鎖筋と上・下双子筋により関節包から離れている．
　大腿筋膜（大腿の深筋膜）は下肢の軟組織を包む：股関節の前下方にある大腿筋膜の開口部（**伏在裂孔**）は多数の浅静脈，大伏在静脈，および浅リンパ節からの輸出リンパ管などを通す．浅・深鼠径リンパ節が拡大すると，鼠径部が腫脹する．

臨床解剖

股関節の脱臼
後方脱臼が最も多く，それは一般的には例えば運転席や前部座席に座っている状態で交通事故に遭遇し，大腿骨に長軸方向の強い力が加わった結果である．

股関節の形成異常
以前は先天性股関節脱臼として知られていたものであるが，これは先天性異常に由来する広範囲の疾患，例えば一般的な関節のゆるみや異常に浅い寛骨臼が原因でしばしば起こる新生児期の股関節の脱臼や部分的変位などを含む．大腿骨頭や大腿骨頸内の骨梁のリモデリングを導く圧力パターンによって股関節の発達は遅延したり変化し，やがて骨変形をも引き起こす．これが大腿骨頭や大腿骨頸の大腿骨体との位置関係を変えてしまい，**外反股**または**内反股**となる．

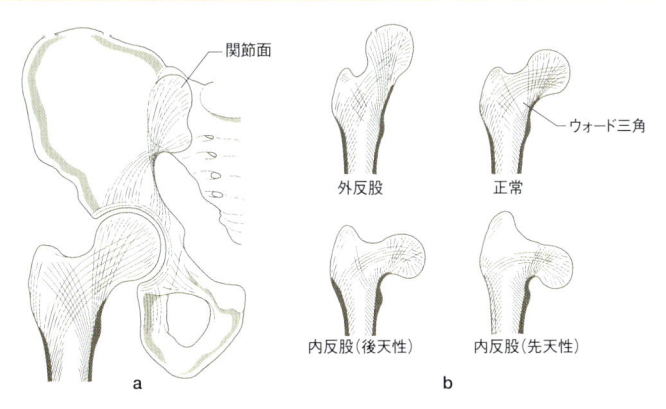

(a)寛骨と大腿骨上部における骨梁の配列；(b)外反股と内反股における骨内のリモデリングを示すウォード三角の変化

大腿骨頸部骨折
大腿骨頸は，とりわけ高齢女性で骨折の好発部位である．このことに関与する要因としては，女性の大腿骨頭は男性よりも小さいので股関節にかかる圧力が増加することがある．また，男性より広い女性の骨盤はてこ比を変化させるので骨盤の傾斜をコントロールするためにはより大きな外転力が必要となる．また，女性では閉経によるホルモン量が減少することにより骨密度が減少することも要因の１つである．骨折すると，大腿骨頭への血液供給が減少して**虚血壊死**が生じるので，大腿骨頭や大腿骨頸が人工器官でしばしば置換される(**半関節形成術**)．股関節の**変形性関節症**では，両方の関節要素が外科的に置換される(**関節形成術-股関節の完全置換**)．

ペルテス病
幼児期に大腿骨頭への血液供給が中断した結果引き起こされる．初期の大腿骨頭壊死の後，血管再生と異常な成長が起こり典型的な"平板化した"大腿骨頭(**扁平股**)あるいは肥大した関節頭(**過大骨頭**)となる．

膝関節

序論

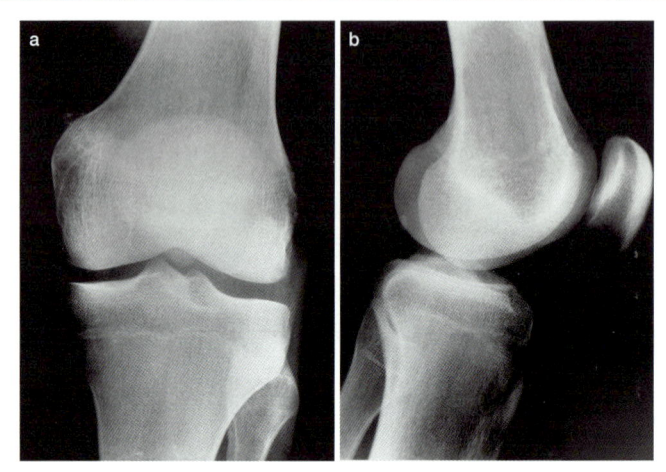

膝関節の(a)前後方向と(b)側方方向のX線像

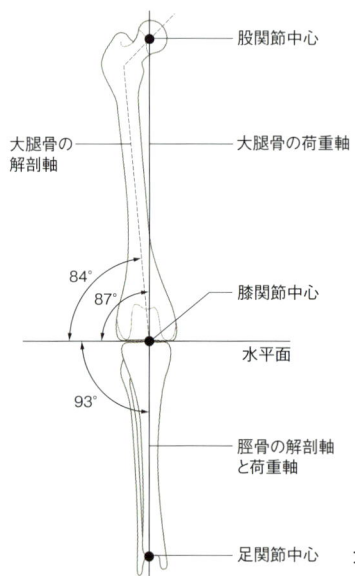

膝関節は，大腿骨，脛骨および膝蓋骨からなる複雑で人体最大の双顆状の蝶番関節であり，可動性と安定性の両方を備えている．下肢を伸ばしたり曲げたりすることによる移動で膝関節は重要な役割を果たす．すなわち，膝関節は移動の際，足関節とともに体を前方へ強力に押し出す作用がある．

大腿骨の解剖軸と脛骨の解剖軸がなす外側方の角度(**大腿脛骨角**)は170~175°である．病的な状態によって大腿脛骨角が増加したり(**内反膝"O脚"**)，減少したり(**外反膝"X脚"**)する．外反膝はよちよち歩きの小児では普通にみられるが，成長とともにみられなくなる．

膝関節の横軸は前額面上にあり水平である：この横軸は大腿脛骨角を二等分せず，横断軸と脛骨とのなす角度は横断軸と大腿骨とのなす角度より大きい．

大腿骨と脛骨の解剖軸と荷重軸

骨

膝関節は，大腿骨遠位端，脛骨近位端および膝蓋骨後面で形成される．

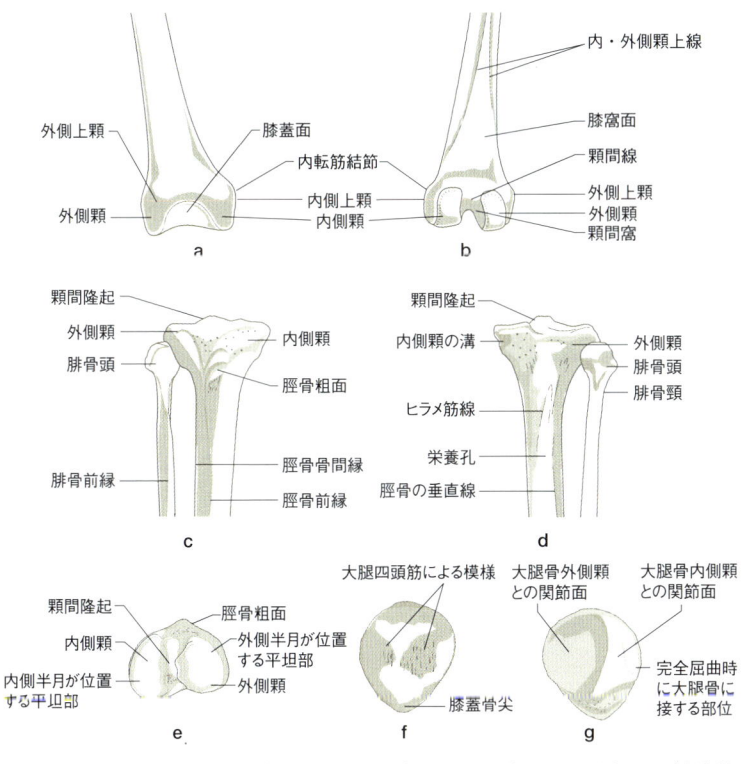

右大腿骨遠位端（a, 前面；b, 後面），右脛骨近位端（c, 前面；d, 後面；e, 上面）および左膝蓋骨（f, 前面；g, 後面）

触診
大腿骨：内側顆と外側顆の関節縁は，内・外側顆の外面から突き出た顕著な内・外側上顆と同様に触診できる．内転筋結節は内側顆の上方で触診できる．
脛骨：脛骨顆の前・内側・外側縁は触診できる．脛骨粗面は，脛骨顆下縁の2cm下方の脛骨前縁の上端で視診と触診ができる．
膝蓋骨：全周の縁と前面が触診できる．
関節裂隙線：大腿骨顆と脛骨顆の間を内側や外側で触診でき，そこから前方へたどることができる．

関節面

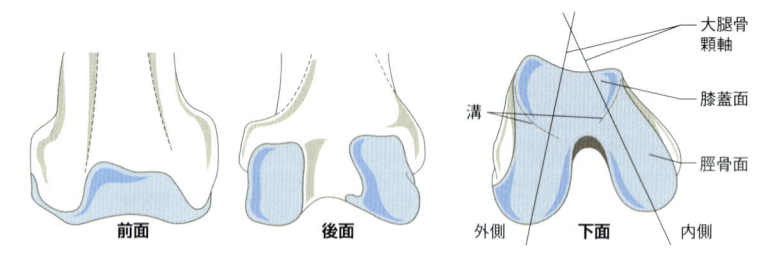

右大腿骨の関節面

大腿骨 下方へ突出した大腿骨顆は横経よりも前後経が長く，その後部は分岐して内・外側顆となり，内側顆は外側顆よりも狭くてより側方へ突出している．顆間窩は前方で膝蓋面の溝に続く．この不明瞭な溝は大腿骨顆面と膝蓋面の境界となり，膝蓋面は明瞭な溝で狭い内側部とより広い外側部に分けられる．

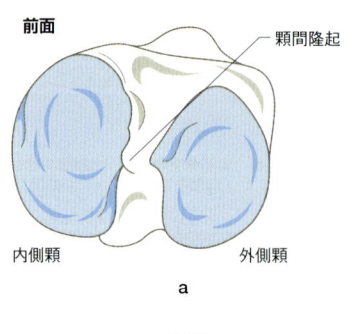

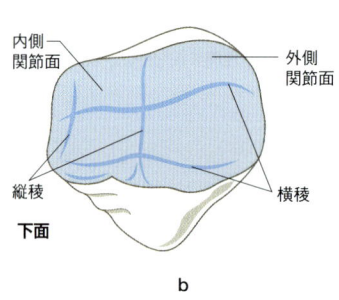

脛骨 比較的平坦な関節面は，前方と後方に三角形状をなす顆間隆起によって内側部と外側部に分けられる．顆間隆起は大腿骨の顆間窩に収まる．卵形状をなす凹面状の内側顆関節面は，横方向には凹状で前後方向には半面凹半面凸の球状をなす外側顆関節面よりも広い．

膝蓋骨 卵形状の関節面は縦稜により広い外側関節面と狭い内側関節面に分けられる．もう１つの不明瞭な縦稜により内側関節面はさらに主関節面と内側垂直関節面に分けられる．

(a)右脛骨の関節面と(b)右膝蓋骨の関節面

関節包と滑膜

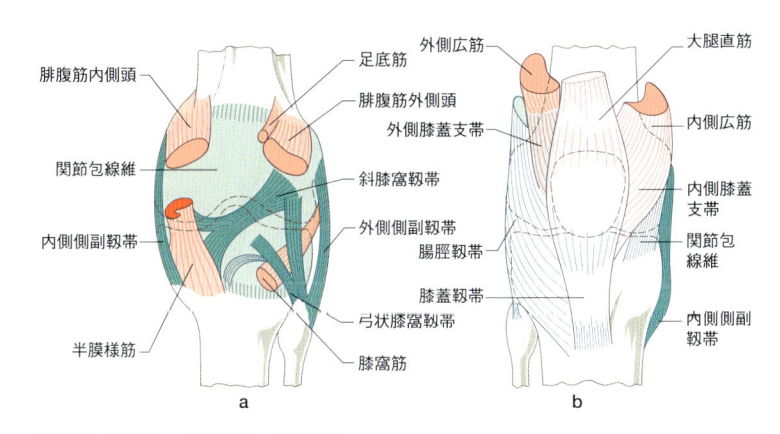

右膝関節の関節包：(a) 後面；(b) 前面

関節包 膝関節は，主に腱やその延長部からなる厚い靱帯様の鞘に包まれているのでそこには完全に独立した線維性関節包は存在しない．前面では，関節包の大腿骨への付着は不完全であり，大腿四頭筋腱と合流している．関節包の脛骨への付着はより完全ではあるが，脛骨粗面の部位でのみ欠けている．後面では，固有の関節包線維が上方から関節面を縦に走行して脛骨後縁に付着し，それらは**斜膝窩靱帯**（半膜様筋腱の延長部）で補強されている．側面では，関節包線維は大腿骨顆から脛骨顆に走行していて，その後部は靱帯の線維束と合流し，その前部は大腿四頭筋腱の延長部と合流する．関節包の下外側部は腓骨頭からの**弓状膝窩靱帯**で補強されている．

滑膜 大腿骨，脛骨および膝蓋骨の関節縁に付着する関節包を裏打ちする．脛骨上では滑膜は前・後十字靱帯の周囲で上方へ反転しているので，前・後十字靱帯は関節包内にあるが滑膜外にある．膝蓋骨の上方では，滑膜は大腿骨体と大腿四頭筋との間におよそ6 cm 広がって膝蓋上包を形成する．膝蓋上包には中間広筋の少数の筋線維群（膝関節筋）が付着する．滑膜陥凹は大腿骨顆の後方や膝窩筋腱の深側に広がる．膝関節を横切る腱に関連する滑液包は関節腔とは直接の連絡はない．

側副靱帯

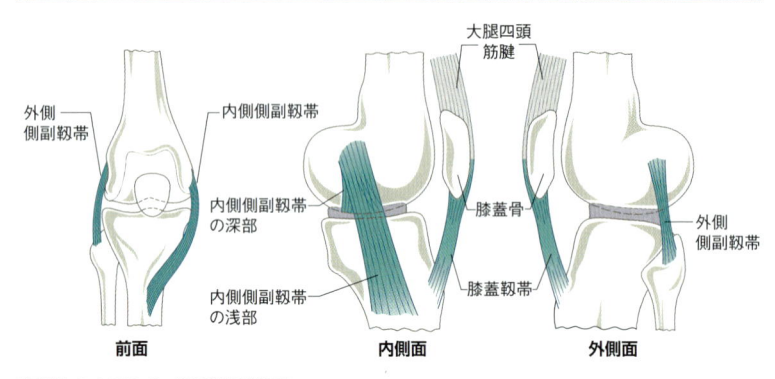

膝関節の内側および外側側副靱帯

内側側副靱帯 大腿骨の内側上顆から前下方へ走行し脛骨の内側顆と脛骨体に付着する強力な帯状構造である．最も浅層の線維束は脛骨粗面のレベルより下方に延び，より深層の線維束は大腿骨から脛骨の内側顆へ走行するが，最も深層の線維束は関節包を介して内側半月に付着する．

外側側副靱帯 長さがおよそ 5 cm の丸いひも状であり，大腿骨の外側上顆から後下方へ走行し腓骨頭尖より前方の腓骨頭外側面に付着する．外側側副靱帯は関節包に付着しない．

> 側副靱帯は膝関節の内外方向の安定化作用がある．伸展位または過伸展位にある膝関節で，脛骨が外方へ滑脱するのは内側側副靱帯の破綻を意味する．同様に，脛骨が内方へ滑脱するのは外側側副靱帯の破綻を意味する．そのような側副靱帯の方向より，側副靱帯は股関節の伸展時に膝関節を固定し，膝関節の"ロック"機構に寄与する．

十字靱帯

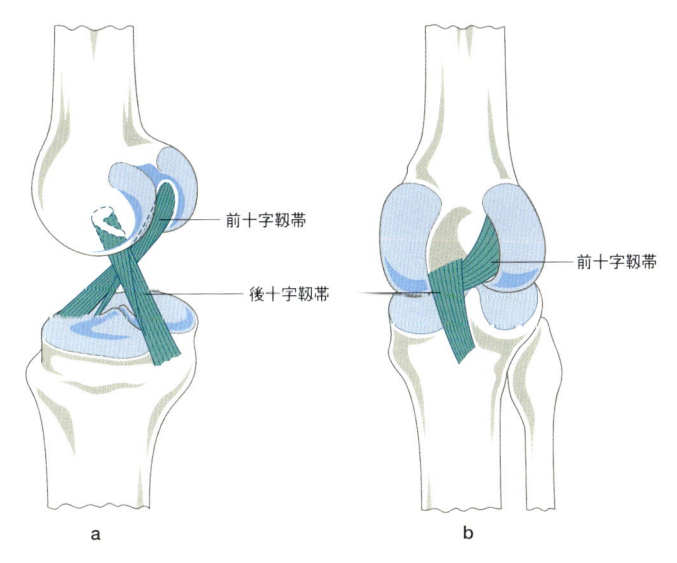

前十字靱帯（ACL）は脛骨の前顆間区から後外側上方に走行して大腿骨外側顆の内側面に付着するが，走行中に内側方向におよそ110°らせん回転する．ACLの前内側束は屈曲を制限するのに対して，後外側束は伸展を制限する．

後十字靱帯（PCL）は脛骨の後顆間区から前内側上方に走行して大腿骨内側顆の外側面に付着するが，走行中にACLの内側面と交叉する．PCLの前外側束は屈曲を制限するのに対して，後内側束は伸展を制限する．

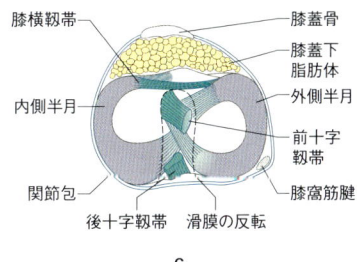

右膝関節の十字靱帯：(a)内側面，(b)後面，(c)横断面

十字靱帯は，大腿骨に対して脛骨が前・後方向へ滑脱するのを抑止する作用がある．ACLは脛骨の前方滑脱への抑止力の86％を担い，PCLは脛骨の後方滑脱への抑止力の94％を担っている．それに加えて，ACLは脛骨の内方滑脱への抑止力の30％，PCLは脛骨の外方滑脱への抑止力の36％をそれぞれ担っている．

関節半月

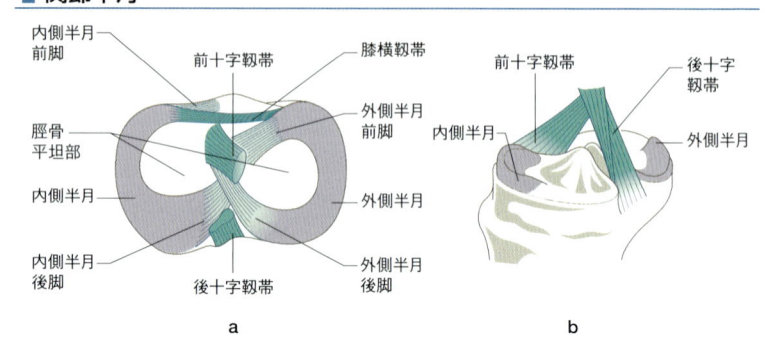

右膝関節の関節半月：(a) 上面と(b) 後内側上面

関節半月は，大腿骨顆と脛骨顆の間に位置し横断面が三角形状で，形が半月状の関節内線維軟骨構造である．その周縁は関節包に付着し，内側半月は関節包を介して内側側副靱帯に強く結合している．

関節半月の上面は平滑で凹状．内周の遊離端は薄い．**内側半月**は後部が前部より幅が広い．**外側半月**は全長で一様な幅である．

関節半月の前・後脚は関節半月を顆間隆起に付着させる．

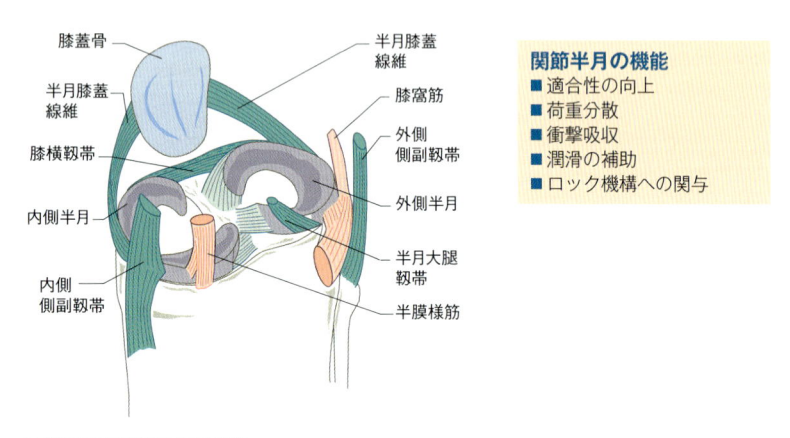

右膝関節の関節半月の付着

関節半月の機能
- 適合性の向上
- 荷重分散
- 衝撃吸収
- 潤滑の補助
- ロック機構への関与

後面では，内側半月は関節包を介して斜膝窩靱帯に付着し，外側半月は膝窩筋腱に付着する．外側半月の後部からは通常，PCLへ合流する小束（半月大腿靱帯）が出る．関節半月外側縁の部位では関節包が肥厚して関節半月を膝蓋骨の側面に付着させる（半月膝蓋線維）．

屈曲と伸展

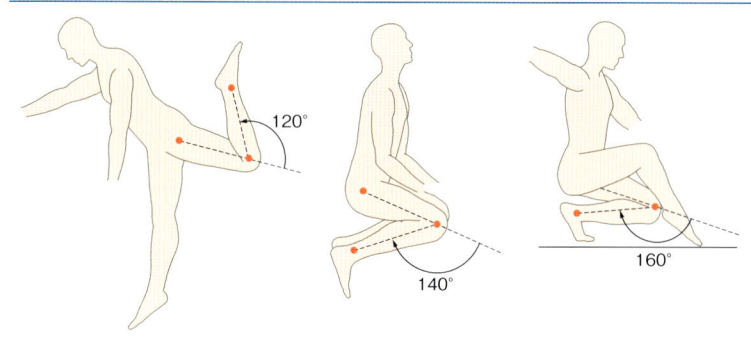

膝関節の屈曲

屈曲の可動域は股関節の肢位に依存し，また動きが自動的か他動的かにも依存する．大腿と下腿の長軸がなすアライメントを越えるような，通常は他動的な脛骨の前方への動き（**過伸展**）も可能である．

屈曲は正常では大腿とふくらはぎの筋が接触することで制限される．しかし，もし屈曲がその前で止まってしまったら，それは大腿四頭筋の収縮あるいは関節包靱帯の短縮が原因と考えられる．

屈曲の際，関節半月は脛骨顆上を後方へ動くので，関節半月の後部は脛骨顆を越えて後方へ突出する．伸展の際は，関節半月は前方へ動くので，関節半月の前部は脛骨顆を越えて前方へ突出する．

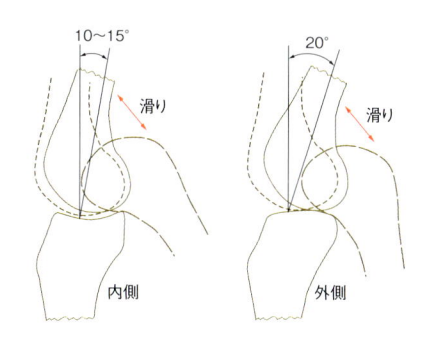

屈曲は，脛骨顆上で大腿骨顆が転がりと滑りの複合された動きをすることである．完全伸展位からの屈曲時には，大腿骨顆は滑りなしで転がりを開始するが，その可動域の最終段階では転がりなしで滑りが起こる．転がりと滑りの程度は大腿骨の内側顆と外側顆で異なる．

可動性と安定性の両方が必要とされる膝関節では，転がりから滑りへの転換は重要である．転がりだけでもたらされる初期の屈曲可動域 15～20°は，安定性が最も要求される歩行の支持期における膝関節屈曲可動域に一致する．

屈曲時と伸展時の大腿骨顆と脛骨顆の転がりと滑り：
--- 完全伸展位；――― 完全屈曲位；―― 転がりのみの可動域

内旋と外旋

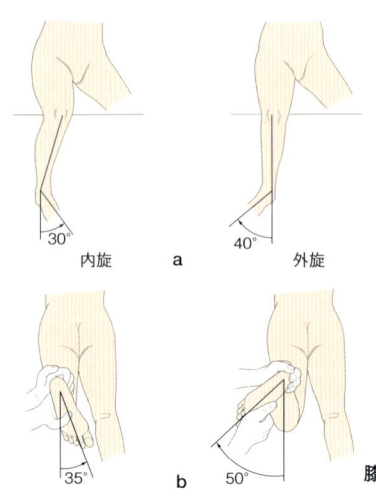

回旋は膝関節が屈曲時にのみ可能である.

大腿骨に対する脛骨の外旋では,脛骨顆上で大腿骨外側顆は前方へ動き内側顆は後方へ動く.内旋では逆の動きが起こる.外側半月は大腿骨顆の動きに追従する.

膝関節の自動的な回旋が伸展の終期と屈曲の開始期に生じる.脛骨が固定されていると,大腿骨は伸展の終期に内旋し,屈曲の開始期に外旋する.大腿骨が固定されていると,脛骨は伸展の終期に外旋し,屈曲の開始期に内旋する.これがそれぞれ膝関節を"ロックする"ことと膝関節の"ロックを解除する"ことである.

膝関節における軸回旋:(a)自動的;(b)他動的

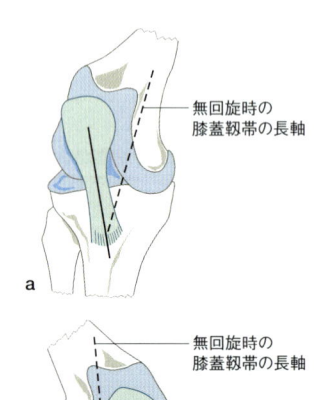

膝蓋骨は回旋時には脛骨の前額面上を動く.脛骨の内旋では膝蓋骨は外側に引っ張られるので膝蓋靭帯は内下方に斜走するようになる.脛骨の外旋では反対の動きが起こる.

▶ **副次的な動き**:完全伸展位では副次的な動きは生じない.およそ25°の屈曲位では適切な圧力を加えてやると脛骨は前後方向に動かすことができる:この動きは内外方向にはロックされる.下腿へ長軸方向の圧力を加えると,脛骨は大腿骨から伸延する.

軸回旋時の膝蓋骨の動き:(a)内旋;(b)外旋

筋

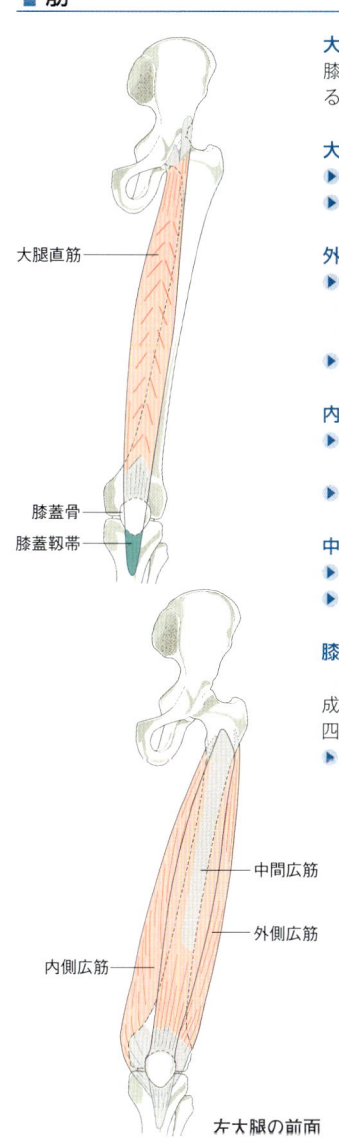

大腿四頭筋 この筋を構成する以下の4筋はすべて膝関節を伸展する．さらに大腿直筋は股関節を屈曲する．

大腿直筋
- **起始**：直頭-下前腸骨棘；反転頭-寛骨臼上縁．
- **停止**：膝蓋骨底．

外側広筋
- **起始**：転子間線の上部，大転子下端，殿筋粗面の外側部，大腿骨粗線の外側唇上部1/2，外側大腿筋間中隔．
- **停止**：膝蓋骨底と膝蓋骨外側縁．

内側広筋
- **起始**：転子間線の下部，大腿骨粗線の内側唇，内側顆上線の上部，内側大腿筋間中隔．
- **停止**：膝蓋骨内側縁．

中間広筋
- **起始**：大腿骨の上部2/3の前面と外側面．
- **停止**：大腿直筋とともに膝蓋骨底．

膝蓋靱帯
大腿四頭筋の4つのすべての筋頭が膝蓋靱帯の形成に寄与する．膝蓋骨尖から脛骨粗面に走行して大腿四頭筋の停止腱として働く．
- **神経支配**：上記4つの筋はすべて大腿神経(L2-L4)で支配される．

> 大腿四頭筋は膝関節の強力な伸筋であるが，例えば座位動作，ステップを踏む動作，さらにはスクワットなどでしばしば遠心性収縮して重力による屈曲をコントロールする．
> 内側広筋には膝蓋骨の外方脱臼を防ぐ横走線維と，膝関節の完全伸展を補助する斜走線維(内側広筋斜頭，VMO)が含まれる．
> 大腿直筋は羽状筋であり，骨盤に付着するので股関節の屈筋でもある．このことは，大腿四頭筋をまとめてストレッチする時には考慮する必要がある．すなわち，膝関節の屈曲位で股関節を伸展すべきである．

左大腿の前面

筋

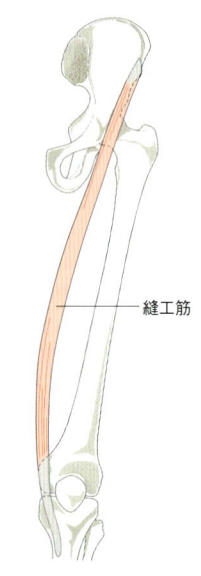

縫工筋 股関節の屈曲,外旋,外転,および膝関節の屈曲.
- ▶起始:上前腸骨棘.
- ▶停止:脛骨体上部内側面で,半腱様筋と薄筋の停止部より前方.
- ▶神経支配:大腿神経(L2, L3).

> 縫工筋は人体で最も長い筋線維からなるつり革様の筋である.縫工筋は,股関節と膝関節での共同作用により座位で踵を反対側の大腿の上に置く動きを引き起こすので,"仕立屋の筋"と呼ばれる.

大腿筋膜張筋 股関節の外転と内旋;膝関節伸展の補助.
- ▶起始:上前腸骨棘と腸骨稜の隣接部.
- ▶停止:脛骨外側顆に付着する腸脛靱帯の二葉の間.
- ▶神経支配:上殿神経(L4, L5).

> 大腿筋膜張筋は,機能的には股関節外転筋であり,中殿筋や小殿筋のすぐ傍に位置し,その二筋と同じ神経支配である.大腿筋膜張筋は腸脛靱帯を介して膝関節の伸展を補助する.

膝窩筋 膝関節の後方に位置し,膝関節の屈曲と内旋.
- ▶起始:大腿骨外側上顆の外側面.
- ▶停止:ヒラメ筋線より上方の脛骨後面.
- ▶神経支配:脛骨神経(L5).

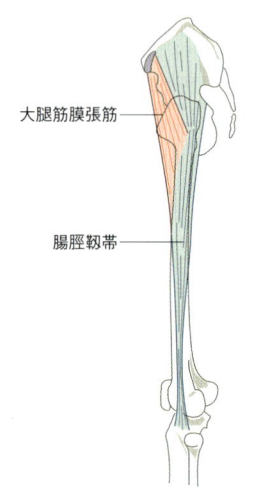

> 足が固定された時,膝窩筋は脛骨に対して大腿骨を外旋させてロックを解除する.同時に外側半月を後方に引きそのエントラップメントを防止する.

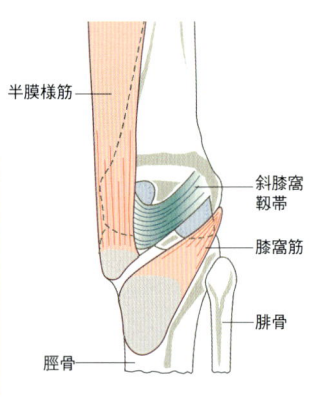

左大腿の前面

左大腿の外側面 — 大腿筋膜張筋,腸脛靱帯

右膝関節の後面 — 半膜様筋,斜膝窩靱帯,膝窩筋,腓骨,脛骨

膝関節の周囲構造

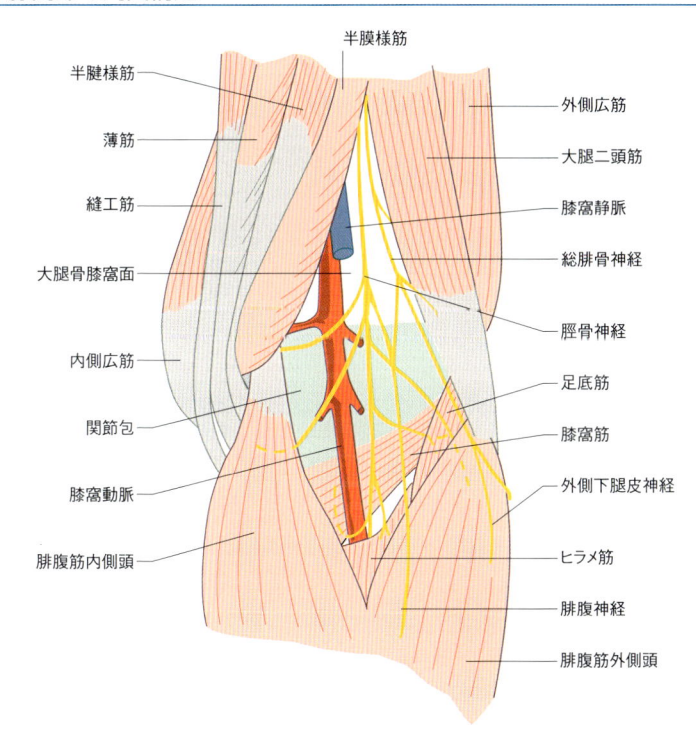

右の膝窩と膝関節後面の周囲構造

　膝関節の後面は大腿と下腿との境界部であり，筋で境された菱形の膝窩である．膝窩の床は上方より下方へ，大腿骨膝窩面，斜膝窩靱帯で補強されている膝関節包後面，および膝窩筋で形成されている．膝窩は大腿筋膜および下腿筋膜と連続する膝窩筋膜で被われている．
　膝窩筋膜のすぐ深側には坐骨神経の脛骨神経部と総腓骨神経部があり，そこから分かれた脛骨神経は下方へ縦走するのに対して，総腓骨神経はより外方に位置する大腿二頭筋の深側を通過する．膝窩動・静脈は内転筋腱裂孔を通って上内方から膝窩に入り，膝窩動脈は膝窩床のすぐ浅側に位置する．膝窩動脈は脛骨顆のレベルで前・後脛骨動脈に分岐するが，それより近位で膝関節へ血液供給する関節枝を出す．膝窩静脈には小伏在静脈が合流する．膝窩動静脈は，膝窩リンパ節を含む脂肪組織と疎性結合組織に包まれている．

臨床解剖

関節半月の損傷
関節半月の断裂は若い成人でよく起こるが，それは通常，屈曲位にある膝関節に回旋の圧力が加わった時に起こる．それゆえにこの損傷はフットボール選手に高頻度で出現する．関節半月は，大腿骨と脛骨との間の研磨力で長軸に沿って断裂する．内側半月は，内側側副靱帯に付着しているために外側半月よりも動きが悪いので，はるかに断裂しやすい．加齢による線維増多が関節半月の動きを制限するので，高齢者では比較的弱い力が加わっただけでも断裂が起こり得る．

内反変形と外反変形
成人ではこれらの変形は，関節リウマチ（通常は外反変形）あるいは変形性関節症（通常は内反変形）の疾患による二次性のものである．これらの疾患では膝関節の内側部あるいは外側部がそれぞれ最も強い影響を受け，同側の関節腔が失われて癒合する．小児では，そのような変形は正常な発達段階であるとしばしば考えられていて，そのほとんどは思春期までに自然に正常となる．

膝蓋大腿疾患
膝蓋骨の疾患は膝蓋骨の軌道不全と不安定性に起因し，膝関節の前面に痛みを引き起こす．膝蓋骨が通常は外側へ繰り返し転位すると，大腿骨顆の表面を損傷して二次性の変形性関節症となる．膝蓋軟骨軟化症は，上述した膝関節の機構上の問題にしばしば起因する膝蓋骨関節面の軟化または原線維化である．

離断性骨軟骨炎
これは，膝蓋骨や隣接する脛骨稜への外傷または度重なる衝撃によって，膝関節内に大腿骨顆から分離した軟骨断片またはその深側にある骨由来の遊離体が存在することである．この断片は膝関節を"ロックしたり"あるいは"膝くずれ"を引き起こす．

オズグッド-シュラッター病
これは，膝蓋靱帯が付着する脛骨粗面の骨端が牽引損傷される疾患であり，脛骨粗面が突出し痛みが起こる．

滑液包炎
膝関節の周囲には多くの滑液包があり，それらが炎症を起こして動揺性の腫れが起こる．滑液包炎には，膝関節の前方での**膝蓋前滑液包炎**（"家政婦膝"），**膝蓋下滑液包炎**（"牧師膝"）；膝関節の後面での**半膜様筋包**（肥大化するが通常は無痛性），関節包後部や滑液嚢（膝窩嚢胞）の膨張が起こる．後者は時には"ベイカー嚢胞"と呼ばれ，普通は変形性関節症あるいは関節リウマチの際に出現する．

靱帯損傷
側副靱帯は膝関節への内側方向あるいは外側方向からの圧力によって部分的にあるいは完全に断裂する．

十字靱帯も脛骨の上方で大腿骨の前方あるいは後方への圧力が突然加えられることにより同様に損傷される．十字靱帯は膝関節の安定化に極めて重要なので，断裂するとしばしば外科的に置換される．

脛腓関節

骨

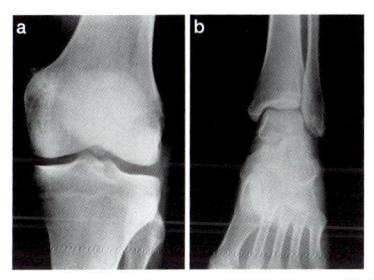

左の上脛腓関節(a)と下脛腓関節(b)のX線像

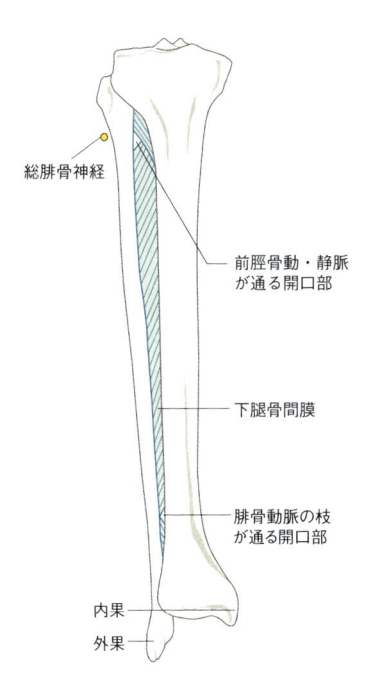

脛骨と腓骨の間には能動的な動きは生じないが，足関節の動きに連動した受動的な動きが起こる．脛骨は近位では膝関節を形成する．遠位では脛骨と腓骨は足関節の関節窩を作る．近位では脛骨と腓骨は滑膜性の平面関節を形成し，遠位では両骨は線維性の靱帯結合を形成する．

脛骨 下腿の内側部を形成する大きな荷重支持骨であり，その上部は拡大して内側顆と外側顆となる．内側顆と外側顆の下前部に脛骨粗面が，また脛骨の下端には内果がそれぞれある．三角柱状の脛骨体は3つの縁と面を有し，内側面は全長にわたり浅層に位置する．後面の上部にはヒラメ筋線がある．脛骨の下面は平滑であり，内側の内果関節面に続く．

腓骨 下腿の外側部を形成する細長い骨であり，筋群に取り囲まれている．腓骨の上部は拡大した腓骨頭であり，下端は扁平な外果となりその後内側には深い外果窩がある．

> **触診**
> **脛骨**：脛骨粗面は，脛骨前縁の上端で触診され，それより2cm上方に脛骨顆(内側顆と外側顆)が触診される．脛骨内側面は内果までずっと触診され，脛骨前縁は全長にわたり触診される．内果はその内側面，縁および尖端が容易に触診される．
> **腓骨**：腓骨頭は膝関節下方の後外側で触診でき，外果は足関節のところで容易に触診できる．

総腓骨神経

前脛骨動・静脈が通る開口部

下腿骨間膜

腓骨動脈の枝が通る開口部

内果

外果

右の脛骨，腓骨および下腿骨間膜

関節面

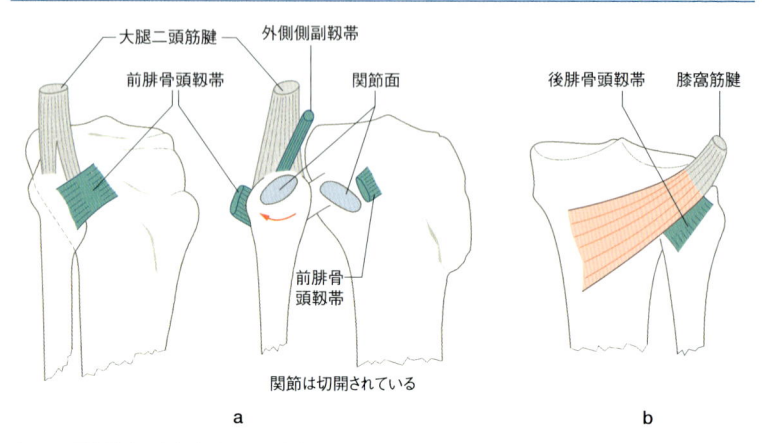

右の上脛腓関節：(a) 前外側面と(b) 後面

上脛腓関節 腓骨頭の卵形状の関節面と，脛骨の外側顆下面にある後外側部の関節面との滑膜性の平面関節である．

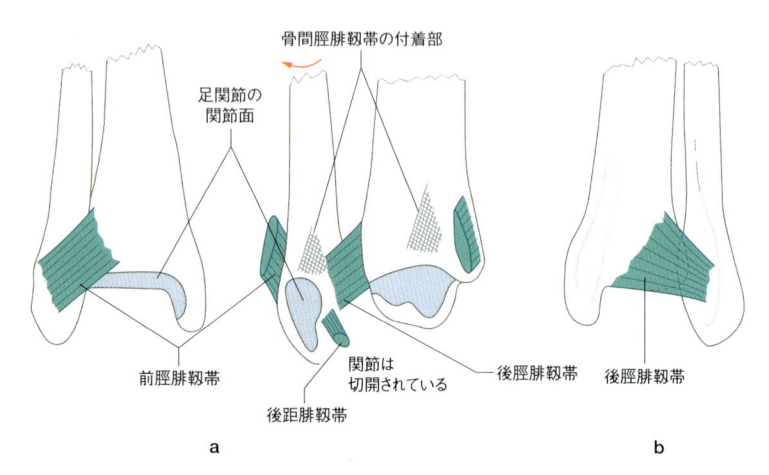

右の下脛腓関節：(a) 前面と(b) 後面

下脛腓関節 腓骨下端内側部のほぼ三角形状をなす凸面と，脛骨下端の外側部の腓骨切痕との間の線維性の靱帯結合である．

靱帯

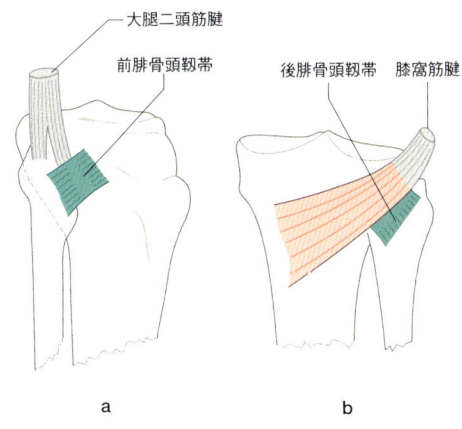

右の上脛腓関節：(a) 前外側面と(b) 後面

上脛腓関節 短くて厚い線維性のバンドである**前腓骨頭靱帯**が腓骨頭の前面から内上方へ斜走して脛骨外側顆に至る．

後腓骨頭靱帯は，腓骨頭と脛骨外側顆後面との間を同一方向に走行する線維性の単一のバンドである．

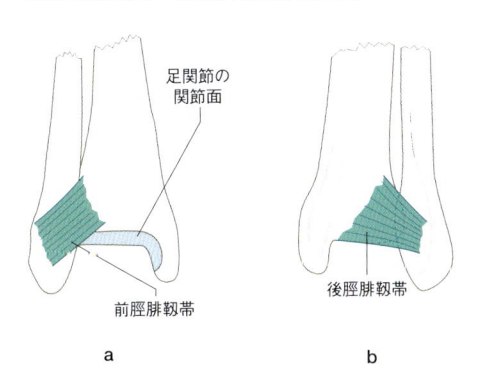

右の下脛腓関節：(a) 前面と(b) 後面

下脛腓関節 下外方へ走行する短い線維性のバンドからなる強力な**骨間脛腓靱帯**が脛骨と腓骨をつなぐ．

前・後脛腓靱帯は脛骨の腓骨切痕の縁から外果の前・後面にそれぞれ走行する．後脛腓靱帯の深側にある**横脛腓靱帯**は，脛骨の後下面の全長と腓骨の外果窩上部の間に張る．

下腿骨間膜 脛骨骨間縁から腓骨骨間縁まで下外方に走行する線維からなる（125 頁の下図）．下腿骨間膜の上端は上脛腓関節まで達していないが，下端は下脛腓関節の骨間脛腓靱帯と連続している．上方の開口部は前脛骨動・静脈を通し，下方の開口部は腓骨動脈の枝を通す．下腿骨間膜は下腿の前・後コンパートメントに存在する筋群を分けるとともにそれらの筋群の付着部にもなっている．

動き

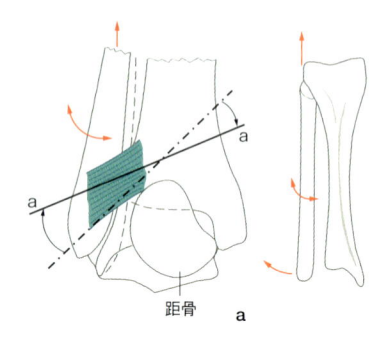

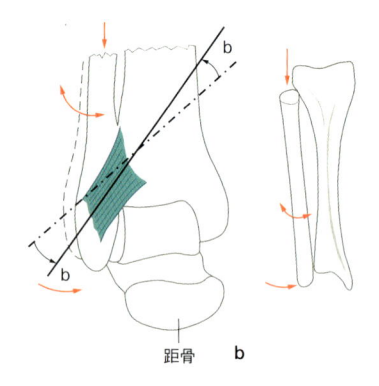

　足関節の背屈と底屈に伴って上・下脛腓関節の自動運動が起こる．それは小さいけれども重要である．これらの動きは下脛腓関節で始まり，上脛腓関節に伝わる．

　足関節の背屈の際，距骨滑車表面の幅広の前部が関節窩である脛腓ソケットのより幅狭の後部に入り込むために内果と外果の間が開き，前・後脛腓靱帯と骨間脛腓靱帯の張力が増大する．これらの靱帯内の線維は下外方に走行するので，腓骨は引き上げられることになる．距骨の外側面は上下方向に凹面状で前後方向に凸面状であるので，後者は腓骨をわずかに内旋させるが，この動きには骨による束縛はない．

　足関節の底屈の際，内果と外果は近づく．それは部分的には靱帯内で高まった張力によるが，完全底屈時では特に後脛骨筋の作用にもよる．外果が内方に動く時，腓骨の下方への動きと外旋も起こる．

足関節の(a)背屈と(b)底屈における腓骨の動き(赤矢印)
—・—・—中間位での脛腓靱帯と骨間脛腓靱帯の線維方向；——完全背屈(aa)と完全底屈(bb)での脛腓靱帯と骨間脛腓靱帯の線維方向

足関節

骨

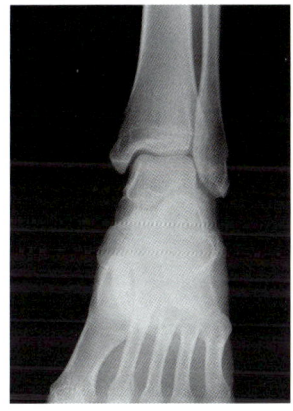

左足関節のX線像

足関節は脛骨および腓骨の下端と，距骨の滑車面との間の滑膜性蝶番関節である．

足関節の運動軸は，内方から外方に向かって走行すると仮定すると前頭面に対して20～25°後方を向いている．足関節と膝関節での同調性の動きは，他の関節と連動した時にのみ目的を達する．

足関節での足の動きはまれにしか単独では起こらない．それは通常，距骨下関節や横足根関節での動きと連動して起こる．通常は足関節の前方にある重心線の前方や後方への動揺は，筋作用によって支持可能な範囲内に収まるようにコントロールされている．

触診

外果と内果は簡単に触診でき，外果がより大きくてより下方かつより後方にある．

足関節裂隙線は内果の尖端から1cm上方と外果の尖端から2cm上方を結ぶ水平方向に走行する．足関節裂隙線は，伸筋腱の間で脛骨の下端が触診されるところでその背側面が触診される．

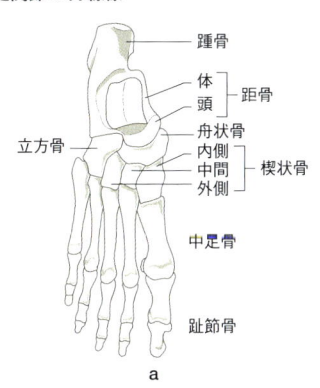

踵骨
距骨（体・頭）
舟状骨
立方骨
楔状骨（内側・中間・外側）
中足骨
趾節骨

a

中間楔状骨
舟状骨
距骨
中足骨
趾節骨
内側楔状骨
種子骨
踵骨

三角形状の皮下領域
外果
内果
外果窩
外果

前面　**後面**

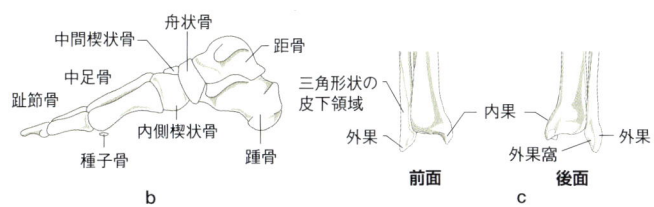

b　　c

右足：(a)上面と(b)内側面；(c)右の脛骨と腓骨の下端

関節面

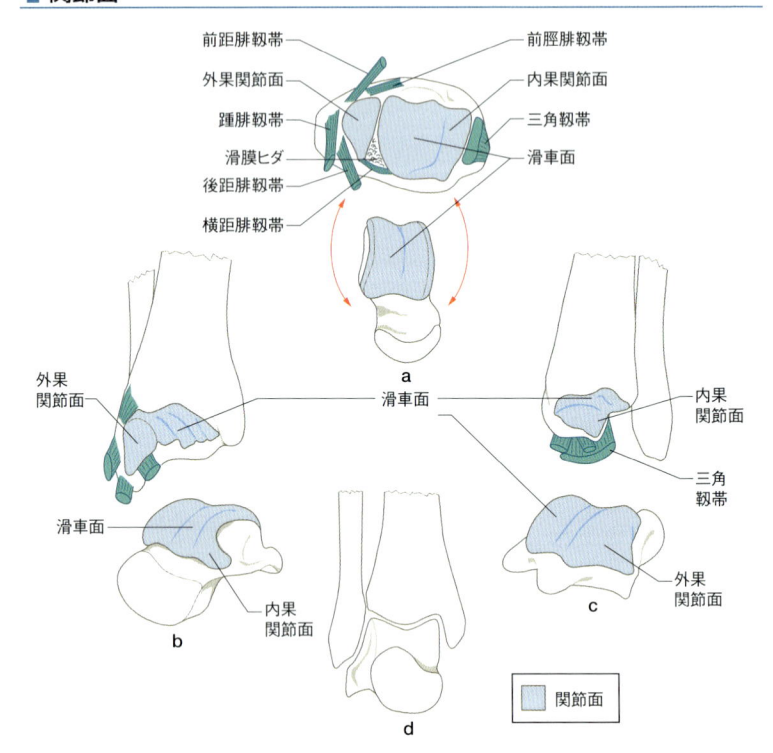

足関節の関節面：(a) 脛骨と距骨の滑車面；(b) 前内側面と (c) 前外側面；(d) 冠状断面

脛骨 脛骨下端の関節面は内果外側面の関節面と連続している．脛骨の滑車面は前後方向に凹面状で前部が広く，矢状方向の低い隆起があることで横方向にわずかに凸面状であり，その両端は内・外側溝となる．滑車面の後部は下方へ突出する．

腓骨 外果内側面上の三角形をなす関節面は下方へ凸面状の頂点を有する．

距骨 滑車面は前部が後部よりも幅が広く，前後方向に凸面状で，内・外側唇で境された中心溝を持つ．横方向にわずかに凹面状である．コンマ形（尾を後方に向けた）をした内側面は，内側に傾斜している前部を除きほぼ平坦である．より大きな三角形（頂点を下方に向けた）をした外側面は，前外側方向に斜めに広がって上下方向に凹面状となり前後方向に凸面状となる．

関節包，滑膜および靱帯

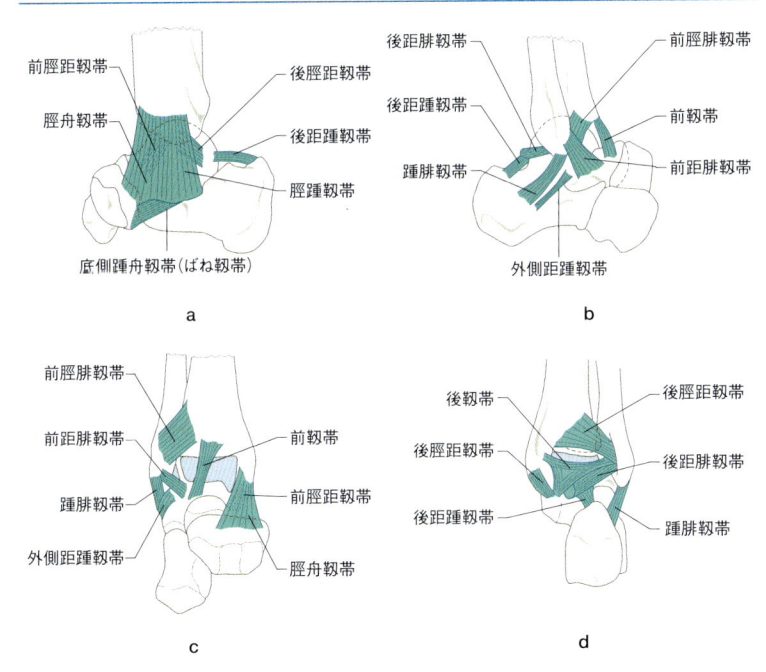

足関節の(a)三角靱帯と(b)外側側副靱帯；(c)関節包前肥厚部と(d)関節包後肥厚部

　前部と後部が厚い線維性関節包は，足関節を完全に取り囲んでいる．滑膜は関節包を裏打ちし，脛骨と腓骨の間を下脛腓関節の骨間脛腓靱帯のレベルまで上方へ広がる．

三角靱帯　強力な三角形状の靱帯であり，その頂点は内果の前縁，後縁および尖端に付着する．三角靱帯は2つの深部と2つの浅部に分けられる．深部の**前・後脛距靱帯**は，関節包と合流して距骨頸や距骨頭の内側面に付着する．浅部の**脛舟靱帯**と**脛踵靱帯**は，ばね靱帯と合流して舟状骨粗面から載距突起までの連続した付着部を持つ．

外側側副靱帯　以下の3部からなる：外果の前縁と距骨頸との間に張る**前距腓靱帯**；外果窩と距骨後突起外側部との間に水平方向に張る**後距腓靱帯**，この2つの靱帯は関節包と合流する．索状の**踵腓靱帯**は外果尖端と，腓骨筋滑車より後方の踵骨外側面との間に張り，関節包と合流する．

動き

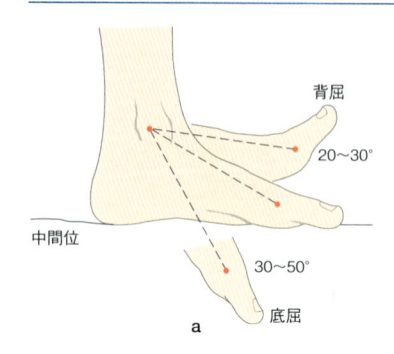

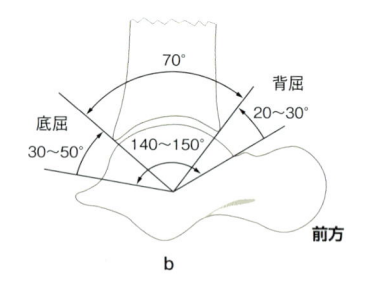

動きは外果尖端を通る横軸で生じる。距骨滑車の表面が楕円形なのでこの運動軸は動きの最中にわずかに変化する。

中間位では足は下腿と直交する。**背屈**では足は下腿の方向へ引かれる；**底屈**はその反対方向の動きである。背屈の可動域（20〜30°）と底屈の可動域（30〜50°）は関節面の側面像から決められるが，個人差がかなりある。

背屈では，距骨滑車面の幅広の前部が後方に動いて相対的に幅狭な足関節天蓋に入り込むために，内果と外果の間を広げ，かつ下脛腓関節の靱帯を緊張させる。足関節はこの位置で最も安定する。

底屈では，距骨滑車面の幅狭の後部が前方に動いて相対的に幅広の足関節天蓋に入り込む：足関節はこの位置で最も不安定になる。

▶ **副次的な動き**：足関節における距骨の縦方向の伸延と前後方向の滑走。

(a) 足関節の背屈と底屈；(b) 関節の側面像から決められる可動域

足

序論

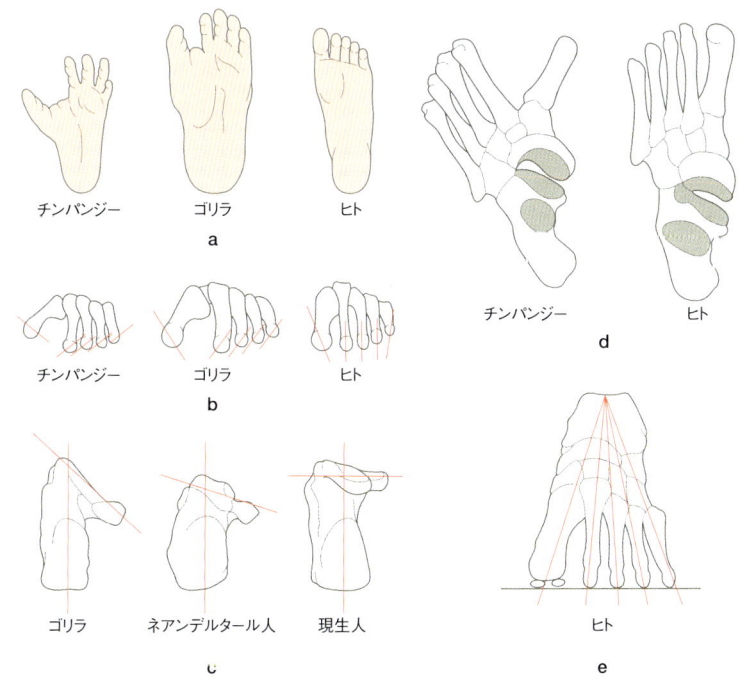

チンパンジー　ゴリラ　ヒト
a

チンパンジー　ゴリラ　ヒト
b

ゴリラ　ネアンデルタール人　現生人
c

チンパンジー　ヒト
d

ヒト
e

(a)ヒトの足への変遷；(b)足の進化過程での中足骨の回旋消失；(c)載距突起の傾斜変化；(d)母趾の角形成の減少；(e)ヒトの足の前部支持

ヒトの足は，多くの霊長類の動きやすく物を把握するのに適した器官から，二足性の移動に必要な特異的な支持器官に進化し，母趾は対立機能を失った．中足骨頭は，把握動作に要求される互いの方向への回旋はもはや不可能となり，前後方向を向く．そして，てこ軸は内側に移動して第1・2中足骨の間に位置するようになる．結果として，足の内側縁は扁平化かつ低下し，横足弓が発達したので今やすべての中足骨頭が足の前部を支えるようになった．外転/内転の運動軸は第2趾を通るが，これは手の第3指に相当する．

二足歩行の獲得によって踵骨はより大きくなる．距骨やその上にかかる体重を支えるために，より水平方向に方向を変えたと想定される載距突起はとりわけ大きくなる．

骨

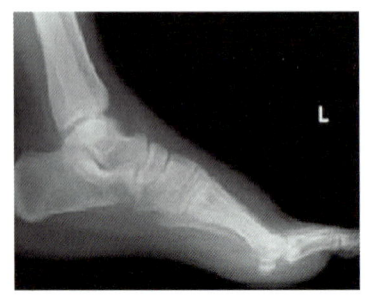

左足のX線像

　足は数個の小骨からなる．**足根骨**は後部に，**中足骨**と**趾節骨**は前部に位置する．足根骨と中足骨は固有の足を作り，趾節骨はつまさきを作る．足根骨は以下の7つからなる．**踵骨**，**距骨**，**舟状骨**，3つの**楔状骨**および**立方骨**．

触診

　踵骨はその外側面，後面および内側面が皮下にある．内果の1cm下方で載距突起が触診され，その前で舟状骨粗面が触診される．距骨頭と距骨頸は，内果の前下方の2つの凹みでつかむことができる．足の外側縁の中程で第5中足骨底が触診できる．すべての中足骨体と中足骨頭は足背で触診できる．

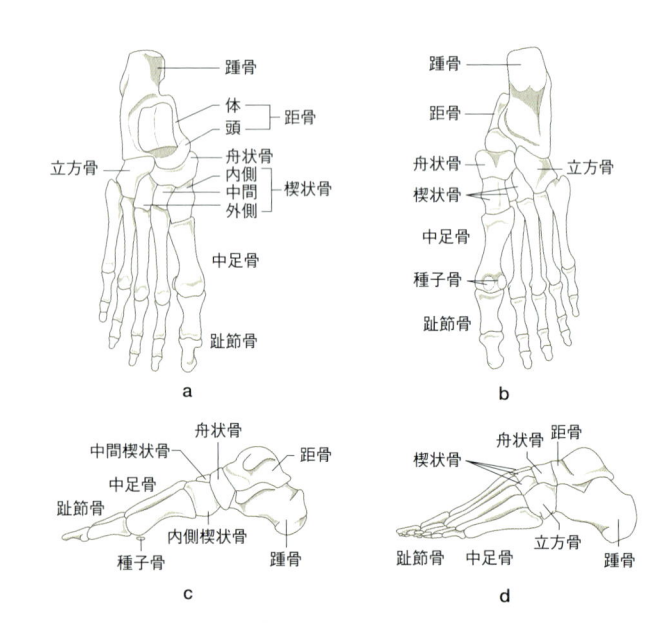

右足：(a)上面，(b)下面と(c)内側面；(d)左足の外側面

関節

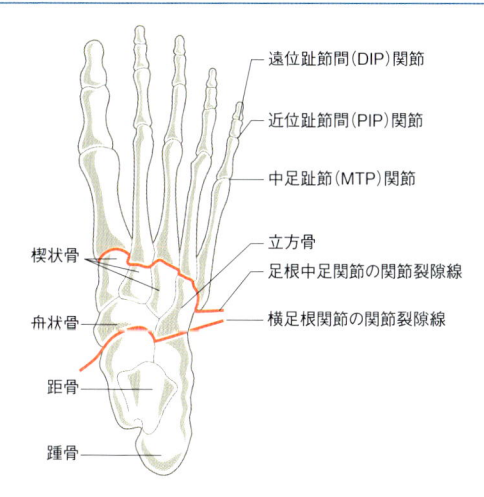

横足根関節と足根中足関節の関節裂隙線

図中ラベル:
- 遠位趾節間(DIP)関節
- 近位趾節間(PIP)関節
- 中足趾節(MTP)関節
- 立方骨
- 足根中足関節の関節裂隙線
- 横足根関節の関節裂隙線
- 楔状骨
- 舟状骨
- 距骨
- 踵骨

距骨下関節　距骨体の下面と踵骨の上面との間の滑膜性関節である.

横足根関節　内側の距踵舟関節と外側の踵立方関節が組み合わさって, 踵骨と距骨が後方に, 舟状骨と立方骨が前方にそれぞれ位置し, 足を横断する不規則な関節裂隙線を有する関節である. 距踵舟関節は, 距骨頭と, 舟状骨後面および底側踵舟靱帯("ばね靱帯")の深側面との間の関節である(訳注 距踵舟関節は一般には上記3つの構成要素のうち底側踵舟靱帯は含まれず踵骨上面が含まれる). 踵立方関節は踵骨前面と立方骨後面との間の関節である.

足根中足関節　後方に位置する立方骨および3つの楔状骨と, 前方に位置する5つの中足骨底との間の関節である. 足根中足関節の関節裂隙線は不規則でかつ弓状であり, その内側端は外側端より2cm前方に位置する.

　関節は以下のところにも存在する. 舟状骨と楔状骨との間に**舟楔関節**, 楔状骨間に**楔間関節**, 外側楔状骨と立方骨との間に**楔立方関節**, 中足骨底間に**中足骨間関節**, 中足骨頭と基節骨底との間に**中足趾節(MTP)関節**, 趾節骨間に**近位趾節間(PIP)関節**と**遠位趾節間(DIP)関節**.

足根間関節の関節面

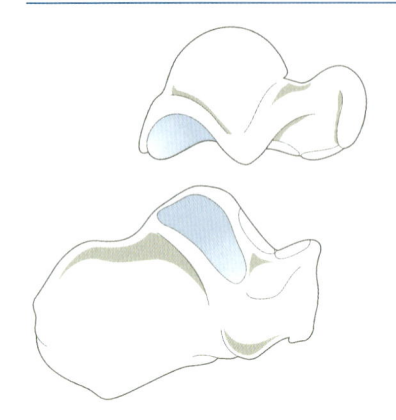

距骨下関節の関節面

距骨下関節 踵骨上面の卵形状関節面と距骨体下面の同様な形をした関節面との間の滑膜性の平面関節である．踵骨の関節面は長軸方向に凹凸をなし，距骨の相補的な形をなす関節面と適合している．薄くてたるみのある線維性関節包は関節を包み，距踵靱帯で補強されている．

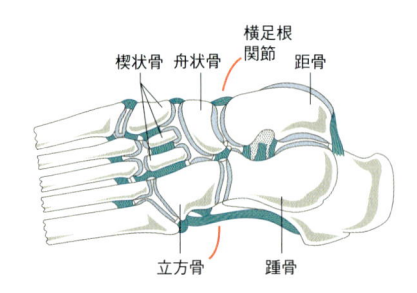

横足根関節と足根中足関節

横足根関節 内側部は，前方の距骨頭および距骨頸の下面と舟状骨と，下方の底側踵舟靱帯との間の滑膜性臼状関節である．外側部は，相補的な凹凸を有する踵骨と立方骨の正方形状の関節面の間の膜性性平面関節である．滑膜で裏打ちされた線維性関節包は関節を包み，その背側と底側はそれぞれ背側踵立方靱帯と底側踵立方靱帯で厚くなっている．

足根中足関節 相互に重なり合う滑膜性の平面関節である．第1中足骨底は内側楔状骨と関節をなし，この関節は他の足根中足関節とは連続しない独自の関節腔を有する．第2中足骨底は3つの楔状骨で形成されたほぞ穴に収まり，それらと関節をなす．第3・4・5中足骨底は，それぞれ外側楔状骨，立方骨と外側楔状骨小部分，および立方骨と関節をなす．

関節包は，骨間足根中足靱帯，背側・底側足根中足靱帯により肥厚している．滑膜は関節縁に付着し，関節包内のすべての非関節面を被う．

足 ■ 137

足根間関節の靱帯

距骨下関節

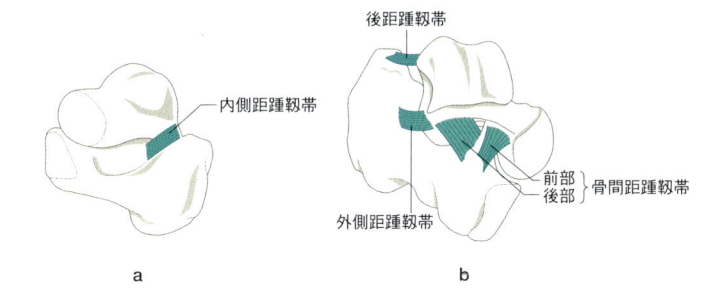

距踵靱帯：(a)内側面と(b)外側面

骨間距踵靱帯 2つの厚い部分が足根洞の床に付着している．前部は前内上方に斜走して距骨頸に付着する；後部は後外上方に斜走して距骨下関節前方の距骨に付着する．
内側距踵靱帯 距骨後突起の内側結節と，踵骨の載距突起の後縁との間に張る靱帯．
後距踵靱帯 距骨後突起の外側結節と，踵骨の上内側面との間に張る靱帯．
外側距踵靱帯 距骨後突起の外側結節と，踵腓靱帯の深側でそれに平行する踵骨外側面との間に張る靱帯．

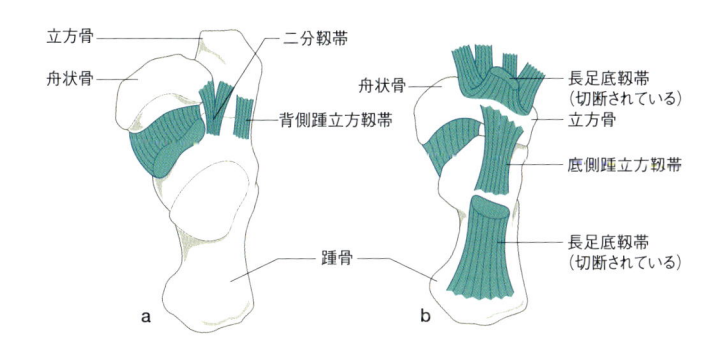

踵立方靱帯：(a)背側面と(b)底側面

踵立方関節

底側踵立方靱帯（短足底靱帯） 強くて短い幅広のバンドが踵骨の前下面にある丸い隆起から長腓骨筋溝の稜より後方の立方骨底側面へ張る．関節包を補強する．
背側踵立方靱帯 薄い幅広のバンドが関節包の背側面を強化している．

足根間関節の靱帯

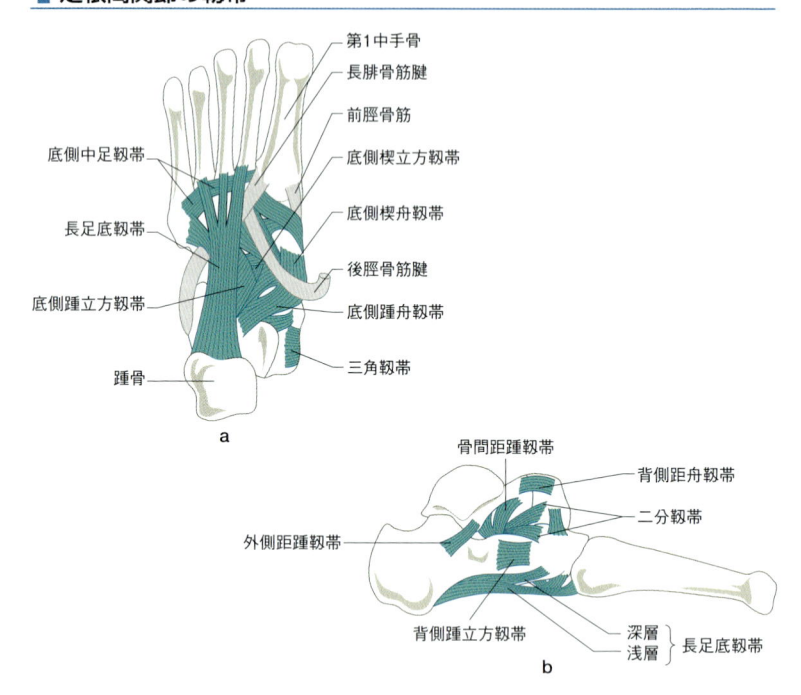

距舟靱帯：(a) 底側面と (b) 外側面

距踵舟関節

底側踵舟靱帯（"ばね靱帯"） 密集した膠原線維と弾性線維からなる厚くて強い靱帯で，載距突起の前端と内側縁から舟状骨内側端と舟状骨粗面へ張る．三角靱帯と合流し，三角靱帯で支持される．上面は距骨頭と関節を作るので線維軟骨性である．
背側距舟靱帯 距骨頸から舟状骨背側面へ張る．関節包を補強する．

横足根関節の靱帯

二分靱帯 足根洞より前方の踵骨上面に付着する．踵舟部は上方へ走行し舟状骨の外側面に付着する．踵立方部は水平方向に走行し立方骨の背内側角に付着する．足根骨の近位列と遠位列を強く結合する．
長足底靱帯 後方は前・後踵骨隆起の間に付着する．その深部は立方骨の稜に付着し，中間部は立方骨粗面に付着し，また浅部は外側4つの中足骨底に付着する．
背側・底側・骨間立方舟靱帯 これらはすべて立方骨と舟状骨の間に張る．

足根中足関節と中足趾節関節の靱帯

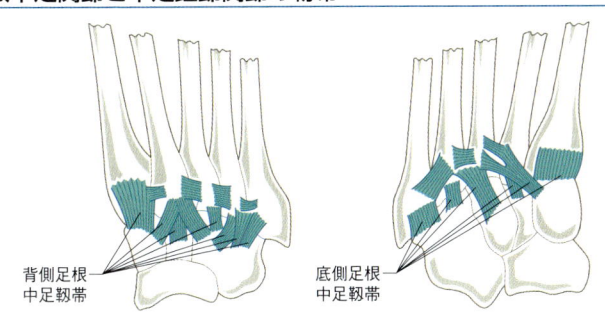

背側足根中足靱帯と底側足根中足靱帯

足根中足関節

背側足根中足靱帯 隣り合う足根骨と中足骨の背側面の間に張る弱くて短い靱帯.
底側足根中足靱帯 隣り合う足根骨と中足骨の底側面の間に張る弱くて短い靱帯.
骨間足根中足靱帯 第1靱帯は内側楔状骨の前外側面と第2中足骨底の間に張り,第2靱帯は外側楔状骨の前外側角と第4中足骨底の間に張る.まれに第3靱帯が第2中足骨外側部と外側楔状骨の間に張る.

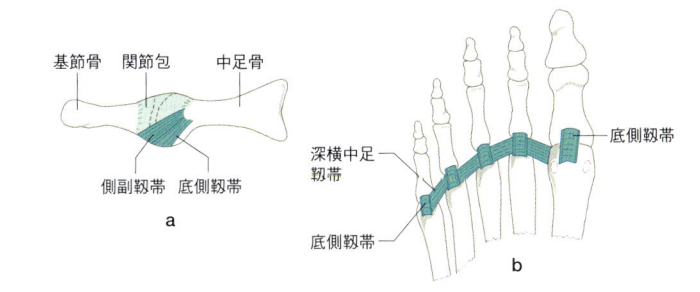

中足趾節靱帯:(a)外側面と(b)底側面

中足趾節(MTP)関節

側副靱帯 中足骨頭の側面と基節骨底の側面の間に張る.
底側靱帯 厚い線維軟骨性の板が基節骨底と,側副靱帯と深横中足靱帯の側面の間に張る.母趾では底側靱帯は種子骨を包む.
深横中足靱帯 すべての中足骨の中足骨頭,関節包および底側靱帯の間に張る.

■ 動き

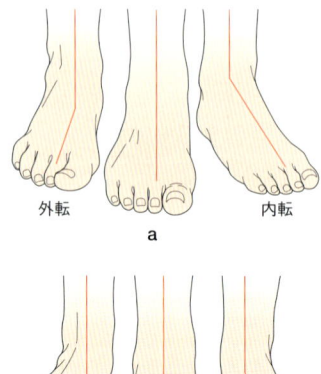

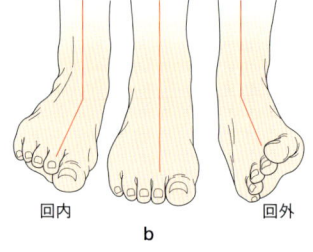

外転　内転
a

回内　回外
b

(a)下腿の長軸における外転と内転；
(b)足の縦軸における回内と回外

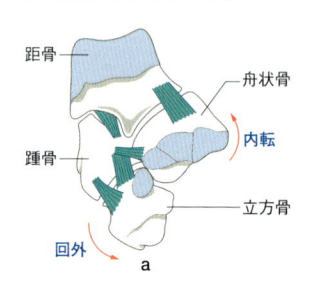

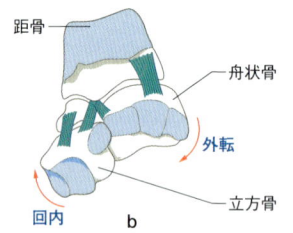

距骨下関節と横足根関節の共同の動きによって内返しと外返しが生じる．距骨は両方の関節に関与しているので，距骨下関節の内転(内返し)は常に横足根関節の回外を伴う；同様に，距骨下関節の外転(外返し)は常に横足根関節の回内を伴う．

内返しでは，足が捻転して，その内側縁が挙上し外側縁が下制して足底が内側を向く．その際の足関節の底屈は可動域を広げる．**外返し**ではその逆である，すなわち，足の外側縁が挙上し内側縁が下制して足底が外側を向く．その際の足関節の背屈は可動域を広げる．

内返しや外返しの際の踵骨，立方骨および舟状骨の共同の動きは，固定した距骨に対して上前内方に斜走し，かつ足根洞を通る固定した運動軸で起こる．

内返しでは，舟状骨と立方骨は内方に引っ張られて足の前部は前内側に動く．同時に，舟状骨と立方骨は二分靱帯を通る前後方向の運動軸で回旋して，舟状骨を挙上し立方骨を下制する．内側縦足弓が挙上し外側縦足弓が下制すると，足底は内側に向く．外返しでは，舟状骨と立方骨は外方に引っ張られて足の前部は前外方に動く．同時に，舟状骨と立方骨は同じ運動軸で回旋して，立方骨を挙上し舟状骨を下制して足底を外方に向ける．

距骨　舟状骨
内転
踵骨
立方骨
回外
a

距骨　舟状骨
外転
立方骨
回内
b

(a)内返しと(b)外返しにおける距骨，踵骨，立方骨および舟状骨の動き

足関節と足

筋

腓腹筋 ふくらはぎ(下腿後面)の最も浅側の筋であり，足関節を底屈し，膝関節を屈曲する．
- **起始**：内側頭-大腿骨の内側上顆と内転筋結節；外側頭-大腿骨外側上顆．
- **停止**：踵骨腱を介して踵骨隆起後面．
- **神経支配**：脛骨神経(S1，S2)．

ヒラメ筋 腓腹筋の深側に位置し，足関節を底屈する．
- **起始**：脛骨後面のヒラメ筋線；腓骨上部1/3の後面と両者をつなぐ線維性のヒラメ筋腱弓
- **停止**：腓腹筋と同様に，踵骨腱を介して踵骨隆起後面．
- **神経支配**：脛骨神経(S1，S2)．

足底筋 大腿骨外側上顆に起始し踵骨腱に合流して踵骨隆起に停止する細い筋．
- **神経支配**：脛骨神経(S1，S2)．

踵骨腱(アキレス腱)は人体で最も太くて強い腱であるが，例えば跳躍のように体重を引き上げる力強い動きの際に大きな力を受けるので，そのような動きの際に断裂しやすい．踵骨腱は"腱傍組織，パラテノン"で包まれているが，腱傍組織は炎症を起こすことがある(アキレス腱炎)．

腓腹筋は力強い推進筋として働くのに対して，ヒラメ筋は体位を維持する抗重力作用，例えば立位の際身体が前方へ傾くのを阻止する作用がより強い．腓腹筋は大腿骨へ付着しているので，膝関節屈曲作用もある．

足底筋は動きにはほとんど貢献しないが，損傷されやすい．

腓腹筋の内側頭と外側頭はふくらはぎの上部1/3で簡単に触診できるし，ヒラメ筋はふくらはぎの下1/2で触診できる．

腓腹筋とヒラメ筋は単一の踵骨腱を共有しているために両者は歴史的には，まとめて下腿三頭筋と呼ばれていた(訳注現在でも呼ばれている)．

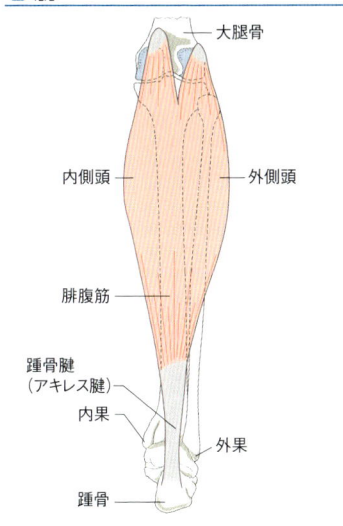

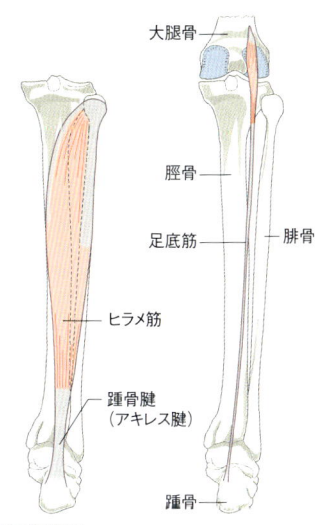

右下腿後面

■ 筋

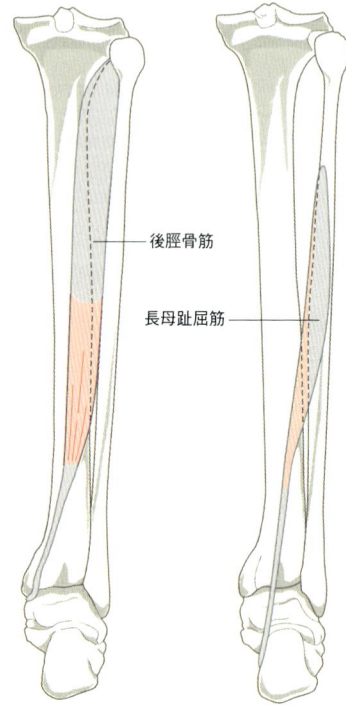

後脛骨筋 足の内返しと底屈；ふくらはぎの最深側の筋．
- ▶**起始**：脛骨上部後面（ヒラメ筋線より下方），腓骨後面とその近くの下腿骨間膜．
- ▶**停止**：舟状骨粗面，内側楔状骨，および距骨と踵骨を除くすべての足根骨．
- ▶**神経支配**：脛骨神経（L4，L5）．

長母趾屈筋 母趾の屈曲，次いで足関節の底屈．
- ▶**起始**：腓骨下部 2/3 の後面から起始する半羽状筋．
- ▶**停止**：母趾の末節骨底の底側面．
- ▶**神経支配**：脛骨神経（S1，S2）．

後脛骨筋腱は内果の後ろを通過後，それ自身の滑液鞘に包まれて屈筋支帯の深側を走行する．長母趾屈筋腱もまた，それ自身の滑液鞘に包まれて屈筋支帯の深側を通り，脛骨下部後面の溝や距骨と載距突起の後方を走行する．

> 後脛骨筋はバランス維持と足弓保持に重要な役割を果たす．
> 長母趾屈筋は力強い筋であり，歩行の踏み切り期において足の前方への最終的な突き出しを行う．長母趾屈筋はまた，内側縦足弓の保持にも関わる．

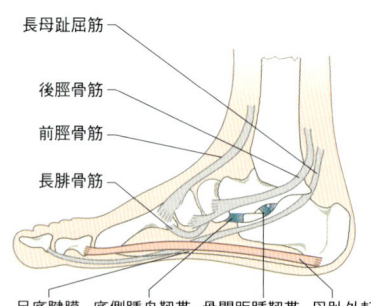

右下肢の後面

右足の内側面

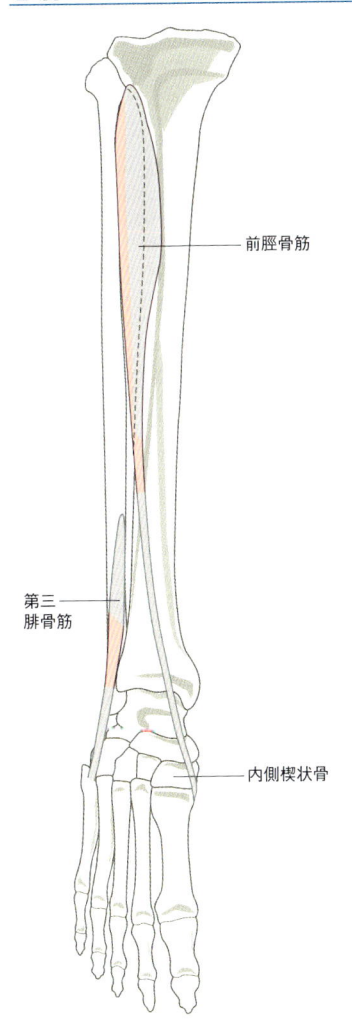

筋

前脛骨筋（図ラベル）
第三腓骨筋（図ラベル）
内側楔状骨（図ラベル）
右下肢の前面

前脛骨筋 足の背屈と内返し．
- ▶起始：脛骨の上部2/3の外側面と隣接する下腿骨間膜．
- ▶停止：内側楔状骨内側面と第1中足骨底．
- ▶神経支配：深腓骨神経（L4，L5）．

前脛骨筋は紡錘状の筋であり，その腱はそれ自身の滑液鞘に包まれて上・下伸筋支帯の深側を下行する．

触診

前脛骨筋腱は足関節の前内側部で容易に視診と触診ができる．

機能的には前脛骨筋は安定化装置として働く，すなわち身体のバランスを保ち内側縦足弓を維持する．歩行の遊脚期に前脛骨筋は足のつまさきが地面に触れないようにし，かつ踵接地の際に遠心性収縮により足を床に下げる作用がある．もし前脛骨筋が麻痺すると，特徴的な"下垂足"歩行となる．

前脛骨筋は，ゆとりのない骨筋膜区画に含まれる4つの"前脛骨筋群"の1つである．酷使が原因でこの限定された間隙に腫れや肥大が起こることが"コンパートメント症候群"の一般的な原因である．

第三腓骨筋 足の背屈と外返し．
- ▶起始：腓骨の下部1/4の前面．
- ▶停止：第5中足骨底の背側面．
- ▶神経支配：深腓骨神経（L5，S1）．

第三腓骨筋腱は，単一の滑液鞘に長趾伸筋腱とともに包まれて上・下伸筋支帯の深側を通過する．

第三腓骨筋腱の位置が足関節の前距腓靱帯の傍にあるので，この筋は過剰な内返しの際の前距腓靱帯の損傷阻止に関与する可能性がある．

筋

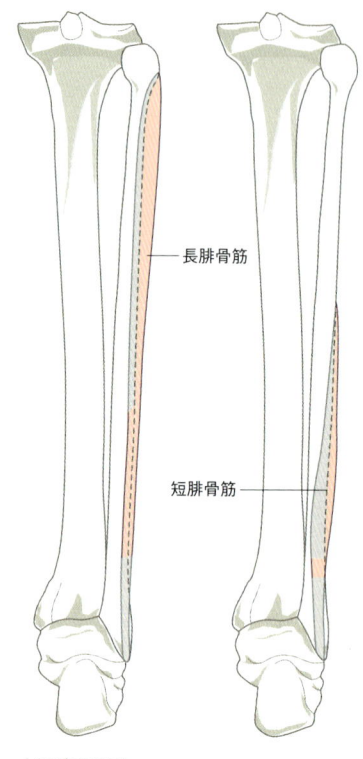

長腓骨筋 足の外返しと底屈.
- **起始**：腓骨頭と腓骨上部2/3の外側面.
- **停止**：内側楔状骨底側面とそれに隣接する第1中足骨底.
- **神経支配**：浅腓骨神経(L5, S1).

短腓骨筋 足の外返しと底屈.
- **起始**：腓骨下部2/3の外側面.
- **停止**：第5中足骨底外側部の粗面(第5中足骨粗面).
- **神経支配**：浅腓骨神経(L5, S1).

両筋の腱は共通の滑液鞘に包まれ，短腓骨筋腱が骨の隣に位置する状態で外果後方の溝を走行する．両筋の腱が踵骨外側面を横切るところでは短腓骨筋腱が腓骨筋滑車の上方を，長腓骨筋腱がその下方を走行するが，それより近位部では両筋の腱は上腓骨筋支帯でその位置が保持されている．長腓骨筋腱は内側に曲がり，立方骨の長腓骨筋腱溝を走行して足底を横切る．

長・短腓骨筋は側方への傾きを阻止することでバランス維持に関わる．
短腓骨筋は足関節の外側靱帯を支持することで過度な内返しを阻止する．
長腓骨筋は走行のように力強い活動が必要な時に前脛骨筋とともに足の内側部を支持する．まれな例ではあるが，腓骨筋支帯がたるむと腓骨筋腱が溝から突然外れて外果の浅側に変位にすることがある．

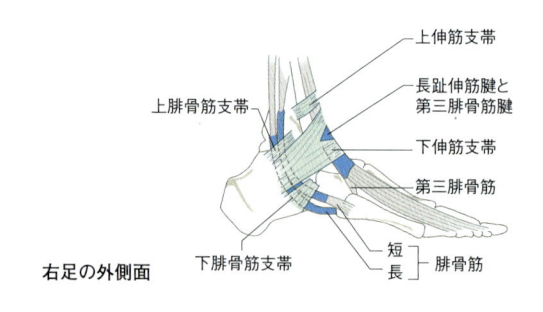

右下肢の後面

長腓骨筋
短腓骨筋

右足の外側面

上腓骨筋支帯
上伸筋支帯
長趾伸筋腱と第三腓骨筋腱
下伸筋支帯
第三腓骨筋
下腓骨筋支帯
短 長 腓骨筋

筋

長趾伸筋 母趾以外の趾節間関節，MTP関節の伸展，および足関節の背屈を順に行う．
- ▶起始：腓骨上部2/3の前面，下腿骨間膜前面，脛骨外側顆．
- ▶停止：趾背腱膜を形成し，外側4本の末節骨と中節骨の背側面に停止する．これは手におけ配置と同様である．
- ▶神経支配：深腓骨神経(L5, S1)．

滑液鞘に包まれた単一の腱は上・下伸筋支帯の深側を走行するが，その遠位で4つに分かれる
虫様筋は趾背腱膜の内側部に加わる．

短趾伸筋 母趾と第2～4趾の伸展(訳注 母趾に停止する部分は短趾伸筋とは別の筋である短母趾伸筋と呼ぶのが一般的である．149頁の下図参照)．
- ▶起始：踵骨前部の上面．
- ▶停止：第2～4趾の趾背腱膜の外側部と，母趾の基節骨底の背側面(短母趾伸筋)．
- ▶神経支配：深腓骨神経(L5, S1)．

長母趾伸筋 母趾の伸展と足の背屈．
- ▶起始：腓骨中部の前面と隣接する下腿骨間膜の前面．
- ▶停止：母趾の末節骨底の背側面．
- ▶神経支配：深腓骨神経(L5, S1)．

長母趾伸筋腱はそれ自身の滑液鞘に包まれて，上・下伸筋支帯の深側を下行する．

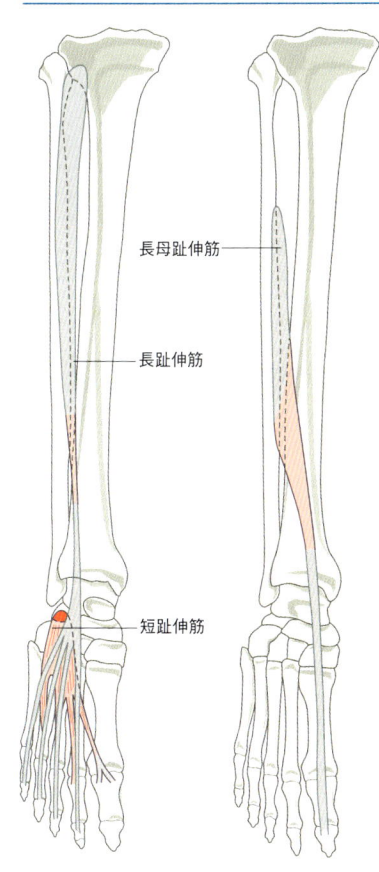

右下肢の前面

> 短趾伸筋の筋腹は，趾を伸展した時に足の上外側面で触診できる．短趾伸筋は筋腹が足背にある唯一の筋である．

> 長趾伸筋と長母趾伸筋は，歩行の遊脚相に足を挙上し，かつ踵接地期に遠心性収縮して足を下制する前脛骨筋の働きを補助する．

筋

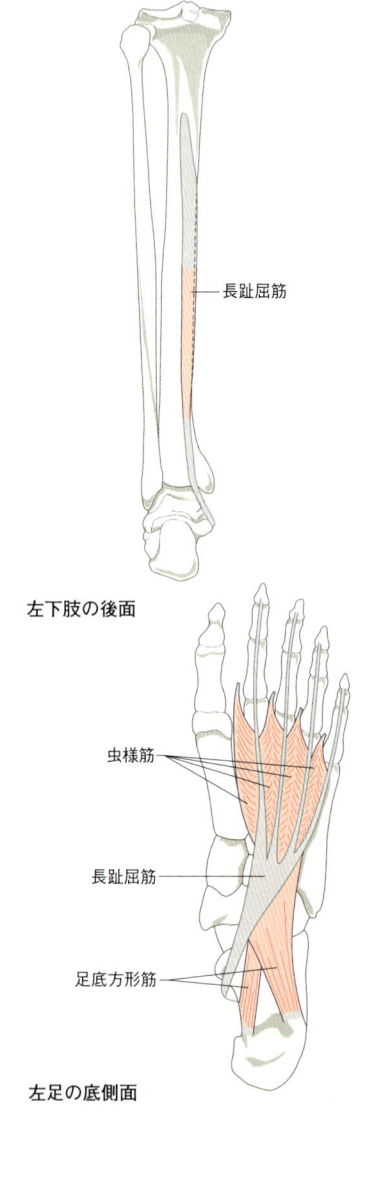

長趾屈筋 ― ヒラメ筋の深側に位置し，第2～5趾のDIP関節とPIP関節，MTP関節の順で屈曲し，その後に足関節を底屈する．
- **起始**：脛骨後面の内側部（ヒラメ筋線より下方）．
- **停止**：腱は内果の後ろを通って4つに分かれ，外側から4本の趾の末節骨底の底側面．
- **神経支配**：脛骨神経（L5，S1，S2）．

> 長趾屈筋腱は，手における浅指屈筋腱と深指屈筋腱との関係と同様に，短趾屈筋腱を貫いて走行する．

足底方形筋 ― 長趾屈筋（FDL）腱を介して外側4本の趾を屈曲．
- **起始**：踵骨隆起の内側突起と外側突起．
- **停止**：足底中央部の長趾屈筋（FDL）腱の外側部．
- **神経支配**：外側足底神経（S2，S3）．

> 機能的には足底方形筋は，足が底屈しFDLが既に短縮している時でもFDL腱を介して趾を屈曲できる．

虫様筋 ― 4つの虫様筋は第2～5趾のMTP関節を屈曲しIP関節を伸展する．
- **起始**：長趾屈筋腱；第1虫様筋-第2趾への腱の内側，第2～4虫様筋-隣り合う腱の対向面．
- **停止**：第2～5趾の趾背腱膜の内側面と基節骨底．
- **神経支配**：内側の第1虫様筋-内側足底神経（S1，S2）；外側の第2～4虫様筋-外側足底神経（S2，S3）．

> 虫様筋の主要な機能は，歩行の推進相に趾の爪で地面をひっかくことを阻止することである．

左下肢の後面

左足の底側面

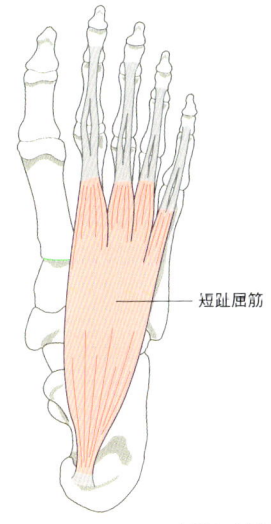

筋

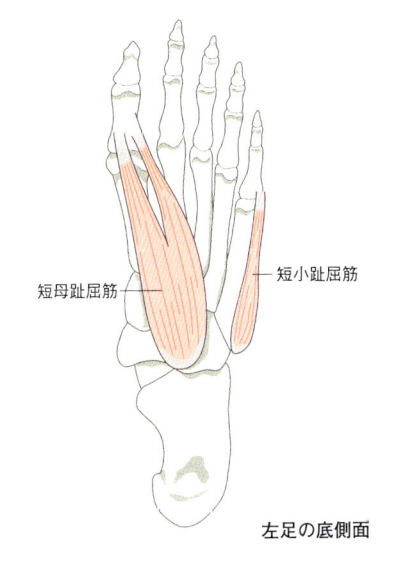

短趾屈筋　第2～5趾のPIP関節とMTP関節を屈曲.
- **起始**：踵骨隆起内側突起と足底腱膜.
- **停止**：第2～5趾の中節骨底.
- **神経支配**：内側足底神経(S2, S3).

　短趾屈筋腱はMTP関節のレベルで二分して長趾屈筋腱を通すが，停止部のてまえで再び合体する．これは手における浅・深指屈筋腱の配置と同様である．

短母趾屈筋　母趾のMTP関節を屈曲.
- **起始**：立方骨底側面の内側部と，隣接する外側楔状骨.
- **停止**：各々が種子骨を含む2本の腱を介して母趾の基節骨底.
- **神経支配**：内側足底神経(S1, S2).
  （訳注短母趾屈筋は一般に，内側足底神経支配の内側腹と，外側足底神経支配の外側腹からなるとされている）

短小趾屈筋　小趾のMTP関節を屈曲.
- **起始**：第5中足骨底の底側面.
- **停止**：小趾の基節骨底の底側面.
- **神経支配**：外側足底神経(S2, S3).

　歩行の際，短母趾屈筋は短趾屈筋と同様に，最終離期を補助する．両筋はまた，下方から足弓の維持や足底面の衝撃吸収を助ける．

左足の底側面

左足の底側面

筋

a

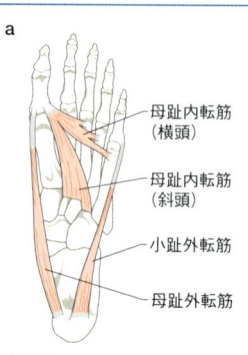

母趾内転筋（横頭）
母趾内転筋（斜頭）
小趾外転筋
母趾外転筋

左足の底側面

b

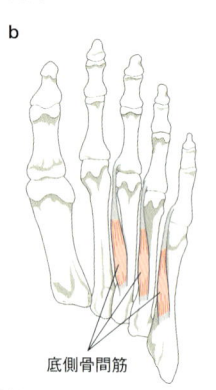

底側骨間筋

左足の底側面

c

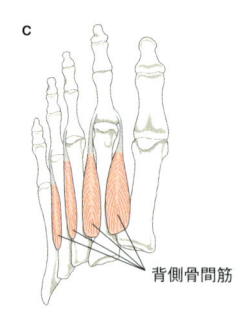

背側骨間筋

左足の背側面

母趾外転筋　母趾の外転．
- ▶起始：足底腱膜と踵骨隆起内側部．
- ▶停止：母趾の基節骨底内側面．
- ▶神経支配：内側足底神経（S1，S2）．

小趾外転筋　小趾の外転．
- ▶起始：踵骨隆起，足底腱膜，および短趾屈筋との間の筋間中隔．
- ▶停止：小趾の基節骨底外側面．
- ▶神経支配：外側足底神経（S2，S3）．

母趾内転筋　母趾の内転．
- ▶起始：斜頭-第2~4中足骨底の底側面；横頭-第3~5中足趾節関節の底側面と靱帯．
- ▶停止：母趾の基節骨底の外側面．
- ▶神経支配：外側足底神経（S2，S3）．

底側骨間筋　これら3つの筋はそれぞれ第3~5中足骨の底側面と内側面から起始して，同じ趾の基節骨底の内側面に停止する．底側骨間筋は第3~5趾を内転する，すなわち第2趾の方向へ引き寄せる．

背側骨間筋　これら4つの羽状筋は隣り合う中足骨の側面から起始し，第2~4趾の基節骨底外側部と第2趾では基節骨底内側部にも停止する．背側骨間筋は第2~4趾を外転する，すなわち第2趾の正中線から遠ざける．このことは，第2趾には内転筋（底側骨間筋）が付着しなくて2つの外転筋（背側骨間筋）が付着することによる．
- ▶神経支配：これら7つのすべての骨間筋-外側足底神経（S2，S3）．

> 機能的にはこれらのすべての骨間筋は，趾を地面に押しつけ，前部の"梁"を支持することで足弓の維持を補助する．母趾内転筋は横足弓前部を支持する．

足関節の周囲構造

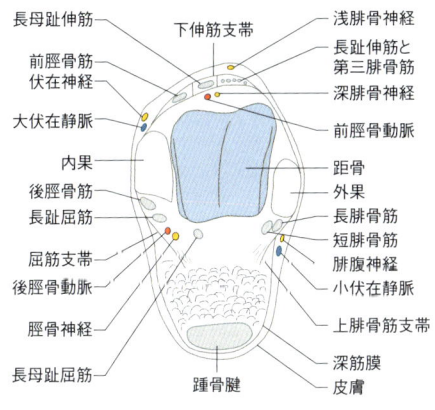

周囲の構造を示す足関節横断面

ラベル: 長母趾伸筋／下伸筋支帯／浅腓骨神経／前脛骨筋／長趾伸筋と第三腓骨筋／伏在神経／深腓骨神経／大伏在静脈／前脛骨動脈／内果／距骨／後脛骨筋／外果／長趾屈筋／長腓骨筋／屈筋支帯／短腓骨筋／後脛骨動脈／腓腹神経／脛骨神経／小伏在静脈／上腓骨筋支帯／長母趾屈筋／深筋膜／踵骨腱／皮膚

足関節を越えて足に入るほとんどの筋，血管および神経は支帯の深側，すなわち上・下伸筋支帯，上・下腓骨筋支帯または屈筋支帯の深側を通る．しかし，浅腓骨神経は伸筋支帯より浅側の前方を通る．大伏在静脈と伏在神経は内果の前方を通る．小伏在静脈と腓腹神経は上腓骨筋支帯より浅側を通る．

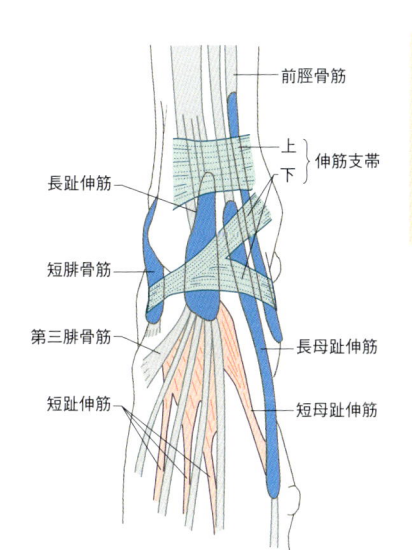

滑液鞘，支帯および腱を示す右の足関節と足の背側面

ラベル: 前脛骨筋／上・下 伸筋支帯／長趾伸筋／短腓骨筋／第三腓骨筋／長母趾伸筋／短趾伸筋／短母趾伸筋

触診

長・短腓骨筋腱，後脛骨筋腱およびすべての伸筋腱は足関節を越える部位で触診できる．

足背動脈は足背の長母趾伸筋腱と長趾伸筋腱の間で脈動を触診でき，後脛骨動脈は内果の後方の長趾屈筋腱より後ろで脈動を触診できる．

足弓

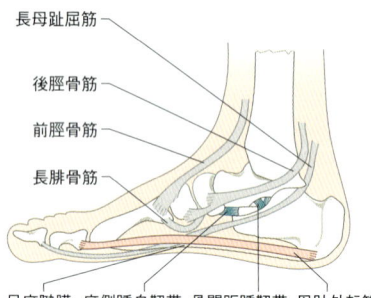

足弓は，足に必要な安定性と柔軟性を結合させた構造である．**内側縦足弓**は最大の弯曲と柔軟性があるのに対して，**外側縦足弓**はより平坦で柔軟性に欠ける．これらの足弓を構成する骨は靱帯で強力に結びつけられているが，足弓の形を維持するためには筋の作用が必要である．**足底腱膜**は踵と趾の間に張り，靱帯様に働いて内・外側縦足弓を支持する．内・外側縦足弓を支持する足内筋の中で，例えば短趾屈筋，母趾外転筋および小趾外転筋などは踵から趾まで走行しているし，虫様筋，骨間筋および短母趾屈筋などは前足部に局在している．例えば前脛骨筋，後脛骨筋，および長・短腓骨筋などの足外筋は内・外側縦足弓を上方からつり上げて支持する．

横足弓は図に示したようにレベルにより高さが異なり，靱帯と筋，とりわけ虫様筋，骨間筋および母趾内転筋で支えられている．

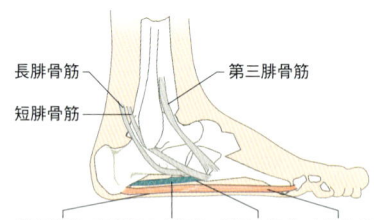

長母趾屈筋
後脛骨筋
前脛骨筋
長腓骨筋

足底腱膜　底側踵舟靱帯　骨間距踵靱帯　母趾外転筋

内側縦足弓

長腓骨筋
短腓骨筋
第三腓骨筋

足底腱膜　底側踵立方靱帯　長足底靱帯　小趾外転筋　**外側縦足弓**

縦足弓の低下により生じる**扁平足**は，先天性または筋力低下とその結果としての支持靱帯の過剰伸張が原因である．
　凹足は特に内側縦足弓が高い状態であり，その原因は先天性あるいは筋緊張が増加した結果である．
　前横足弓が低下すると，底側趾神経を圧迫することになりその結果痛みが生じる（**中足骨痛症**）．

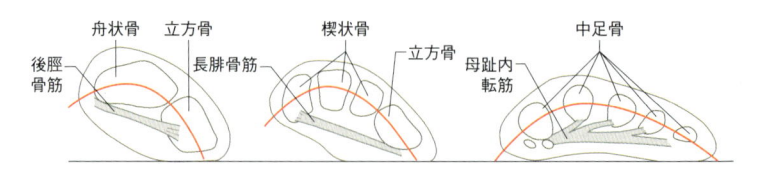

後脛骨筋　舟状骨　立方骨　長腓骨筋　楔状骨　立方骨　母趾内転筋　中足骨

横足弓の維持に関与する筋群を示す3つのレベルの横足弓

まとめ―筋と動き

股関節
伸展
大殿筋
ハムストリングスの3筋
外転
大殿筋
中殿筋
小殿筋
大腿筋膜張筋
内転
大・長・短内転筋
薄筋
恥骨筋
屈曲
大腰筋
腸骨筋
恥骨筋
大腿直筋
縫工筋
外旋
大殿筋
梨状筋
内・外閉鎖筋
上・下双子筋
大腿方形筋
内旋
中殿筋
小殿筋
大腿筋膜張筋

膝関節
屈曲
ハムストリングスの3筋
腓腹筋
薄筋
縫工筋
伸展
大腿四頭筋
大腿筋膜張筋
外旋
大腿二頭筋
内旋
半腱様筋
半膜様筋
薄筋
縫工筋
膝窩筋

足関節と足
底屈
腓腹筋
ヒラメ筋
足底筋
長・短腓骨筋
後脛骨筋
長趾屈筋*
長母趾屈筋*
背屈
前脛骨筋
第三腓骨筋
長趾伸筋*
長母趾伸筋*

内返し
後脛骨筋
前脛骨筋
外返し
長・短・第三腓骨筋

趾
伸展
長母趾伸筋(IP・MTP 関節)
長趾伸筋(DIP・PIP・MTP 関節)
短趾伸筋(DIP・PIP・MTP 関節)
虫様筋(DIP・PIP 関節)
屈曲
長母趾屈筋(IP・MTP 関節)
短母趾屈筋(MTP 関節)
長趾屈筋(DIP・PIP・MTP 関節)
短趾屈筋(PIP・MTP 関節)
足底方形筋(DIP・PIP・MTP 関節)
短小趾屈筋(MTP 関節)
骨間筋(MTP 関節)
虫様筋(MTP 関節)
外転
母趾外転筋
小趾外転筋
背側骨間筋
内転
母趾内転筋
底側骨間筋

---

*趾を動かした後の連続した作用として起こる

DIP 遠位趾節間；IP 趾節間；MTP 中足趾節；PIP 近位趾節間

神経支配

腰神経叢

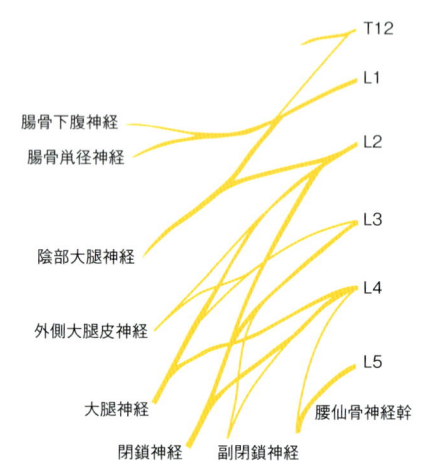

腸骨下腹神経
腸骨鼡径神経
陰部大腿神経
外側大腿皮神経
大腿神経
閉鎖神経
副閉鎖神経
腰仙骨神経幹

T12 / L1 / L2 / L3 / L4 / L5

腰神経叢の構成と名称のついた神経（模式図）

腰仙骨神経叢

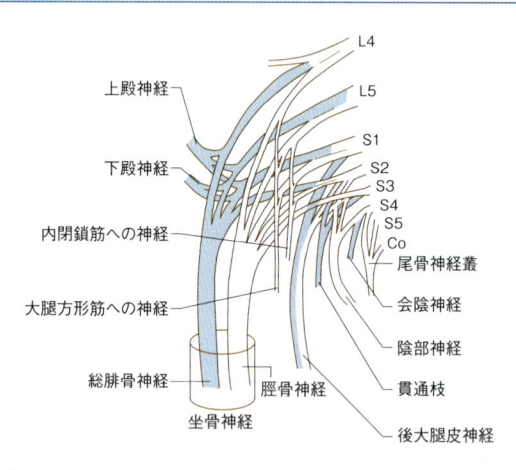

上殿神経
下殿神経
内閉鎖筋への神経
大腿方形筋への神経
総腓骨神経
脛骨神経
坐骨神経

L4 / L5 / S1 / S2 / S3 / S4 / S5 / Co

尾骨神経叢
会陰神経
陰部神経
貫通枝
後大腿皮神経

腰仙骨神経叢の構成（模式図）

■ 大腿神経と閉鎖神経

大腿神経
▶支配筋：
- 縫工筋
- 大腿直筋
- 中間広筋
- 外側広筋
- 内側広筋

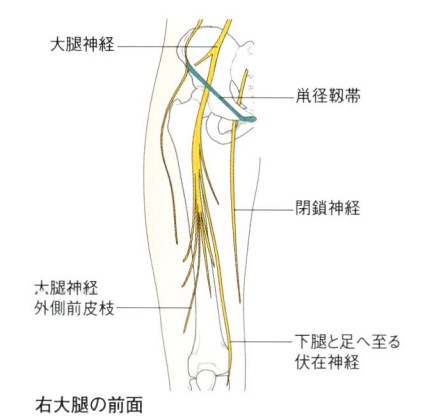

閉鎖神経
▶支配筋：
- 恥骨筋※
- 長・短内転筋
- 薄筋
- 大内転筋（内転部）

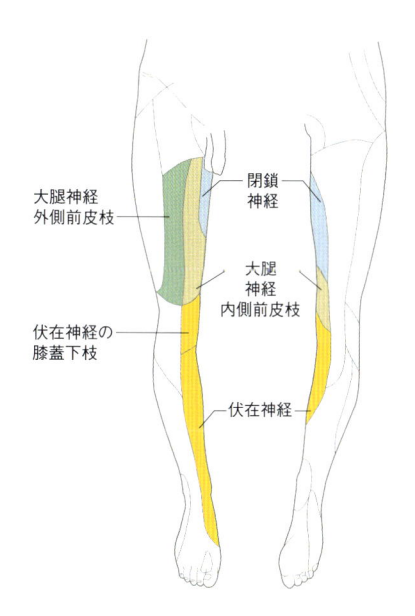

※訳注 恥骨筋は一般に大腿神経と閉鎖神経の二重支配を受けている．

右大腿の前面

皮膚の神経支配：右下肢の前面と後面

閉鎖神経
▶起始：腰神経叢の前部（L2-L4）．
▶走行：大腰筋の筋束の間で形成され，大腰筋の内側縁から現れる；仙腸関節の前を下行して恥骨上枝の下方に位置する閉鎖管を通る．

大腿神経
▶起始：腰神経叢の後部（L2-L4）．
▶走行：大腰筋の筋束の間で形成され，大腰筋の外側縁から現れる；鼡径靱帯の後方を通って大腿三角に達し，そこで分枝する．主要な皮枝である**伏在神経**は鼡径靱帯のすぐ下方で大腿神経より分枝し，大腿を内下方に下行して膝の内側部に達した後，さらに下腿と足の内側部を走行して母趾の基部に至る．

大腿神経の他の皮枝は，**大腿神経外側前皮枝**と**大腿神経内側前皮枝**である．

腰仙骨神経叢から出る神経

腰仙骨神経叢から出る主要な神経は，下肢のほとんどの神経の起点である坐骨神経である．腰仙骨神経叢から出る他の神経は以下のものである．
- 中殿筋，小殿筋および大腿筋膜張筋を支配する**上殿神経**(L4，L5，S1)．
- 大殿筋を支配する**下殿神経**(L5，S1，S2)．
- 感覚神経線維だけを含む**後大腿皮神経**(S1−S3)．

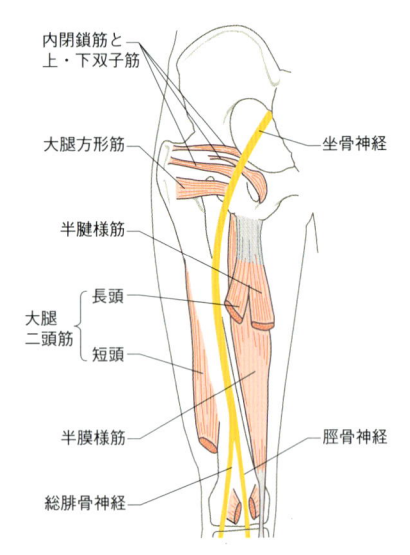

坐骨神経
- ▶ **起始**：L4，L5，S1，S2，S3 の前枝．
- ▶ **走行**：大坐骨孔の梨状筋下孔を通って骨盤から出る．上・下双子筋，内閉鎖筋，大腿方形筋および大内転筋の浅側で，かつ大腿二頭筋の深側の大腿後面を下行する．大腿中点のすぐ下方で，坐骨神経は**総腓骨神経と脛骨神経**に分かれる．
- ▶ **支配筋**：
  (坐骨神経の脛骨神経部から)
  - 半腱様筋
  - 半膜様筋
  - 大腿二頭筋(長頭)
  - 大内転筋(膝腱部)
  (坐骨神経の総腓骨神経部から)
  - 大腿二頭筋(短頭)

左大腿の後面

坐骨神経は人体で最大の神経であり，その直径が 1 cm に達する．坐骨神経に含まれている神経線維が多いためにその太さになっているのであるが，それらの神経線維は結局，脛骨神経，総腓骨神経，浅・深腓骨神経および内・外側足底神経に分散して入る．それゆえに坐骨神経が切断されると，それらのすべての神経の支配が失われる．坐骨神経の完全断裂はまれではあるが，脊髄レベルで圧迫されて坐骨神経根が損傷する際に起こることがある．坐骨神経はまた，股関節の後方脱臼により部分的に圧迫または損傷を受けることもある．

脛骨神経，内側・外側足底神経

脛骨神経
▶支配筋：
- 腓腹筋
- ヒラメ筋
- 足底筋
- 膝窩筋
- 後脛骨筋
- 長趾屈筋
- 長母趾屈筋

外側足底神経
▶支配筋：
- 足底方形筋と短小趾屈筋
- 小趾外転筋
- 母趾内転筋
- 第2，3，4虫様筋
- 掌側・背側骨間筋

脛骨神経
▶起始：L4，L5，S1-S3の前枝の前部．
▶走行：坐骨神経の内側終枝として膝窩を経てヒラメ筋腱弓の深側に至る．下腿では長趾屈筋と長母趾屈筋の間を下行した後，内果の後方で屈筋支帯の深側を通って足底に至り，**内側**および**外側足底神経**に分岐する．

内側足底神経
▶支配筋：
- 母趾外転筋
- 短趾屈筋
- 短母趾屈筋
- 第1虫様筋

左下肢の後面

▶**脛骨神経の皮膚支配**
- **腓腹神経**は脛骨神経の主要な皮枝であり，膝窩から小趾まで走行して下腿の後面と外側面，および足と小趾の外側縁の皮膚を支配する．
- **内側踵骨枝**は踵を被う皮膚を支配する．

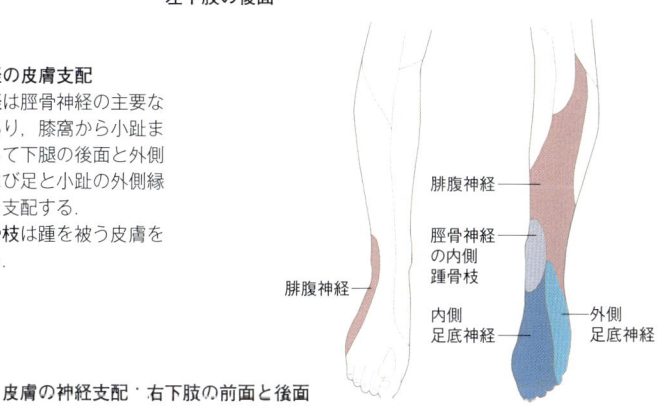

皮膚の神経支配：右下肢の前面と後面

総腓骨神経

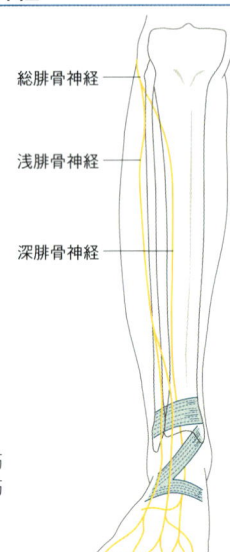

総腓骨神経
- ▶ 起始：L4，L5，S1，S2 前枝の後部．
- ▶ 走行：坐骨神経の外側終枝であり，膝窩を越え腓骨頸の周囲を回りながら**浅腓骨神経**と**深腓骨神経**に分かれる．
- ■ 浅腓骨神経は長・短腓骨筋に接して下腿の外側部をほぼ垂直に下行する．
- ■ 深腓骨神経は下腿の前側コンパートメントを長趾伸筋の深側で下行する．さらに伸筋支帯の深側を通って足背に至る．

浅腓骨神経
- ▶ 支配筋：
- ■ 長腓骨筋
- ■ 短腓骨筋

深腓骨神経
- ▶ 支配筋：
- ■ 前脛骨筋
- ■ 長趾伸筋
- ■ 長母趾伸筋
- ■ 第三腓骨筋
- ■ 短趾伸筋

右下肢の前面

臨床解剖

総腓骨神経は腓骨頸の部位で損傷されやすい；腓骨頸では，神経は蹴りや自動車のバンパーなどによる直接の外傷や，あるいは密着した固定ギプスによる圧迫で押しつぶされるのが一般的である．これらは浅腓骨神経と深腓骨神経の両方を損傷し，その結果としての麻痺により歩行を侵す"下垂足"となる．感覚消失は問題にするほどではない．

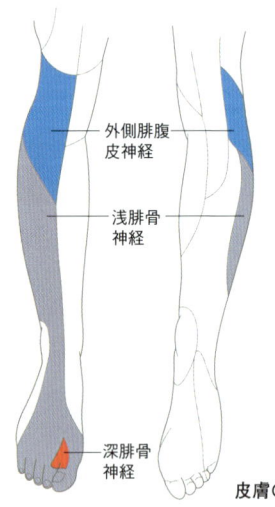

- ▶ **皮膚の神経支配**：
- ■ 外側腓腹皮神経は総腓骨神経の唯一の枝である．
- ■ 浅腓骨神経はふくらはぎの外側部や，母趾と第 2 趾の間を除く足背に広く分布する．母趾と第 2 趾の間には**深腓骨神経**が分布する．

皮膚の神経支配：右下肢の前面と後面

皮膚の神経支配

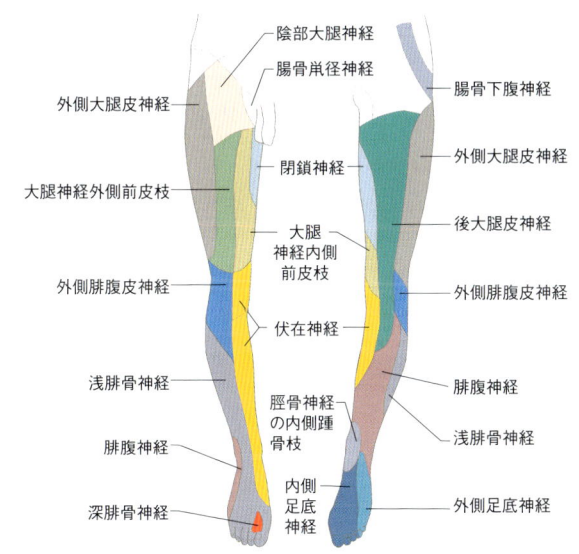

右下肢の前面と後面

- 陰部大腿神経
- 腸骨鼠径神経
- 腸骨下腹神経
- 外側大腿皮神経
- 閉鎖神経
- 外側大腿皮神経
- 大腿神経外側前皮枝
- 大腿神経内側前皮枝
- 後大腿皮神経
- 外側腓腹皮神経
- 伏在神経
- 外側腓腹皮神経
- 浅腓骨神経
- 腓腹神経
- 脛骨神経の内側踵骨枝
- 浅腓骨神経
- 腓腹神経
- 内側足底神経
- 深腓骨神経
- 外側足底神経

> 名称のついた単一の末梢神経が分布する皮膚領域が，その神経によって支配される皮膚領域である．名称のついた神経が切断されると，図示された領域に感覚消失が起こる．

デルマトーム（皮節）

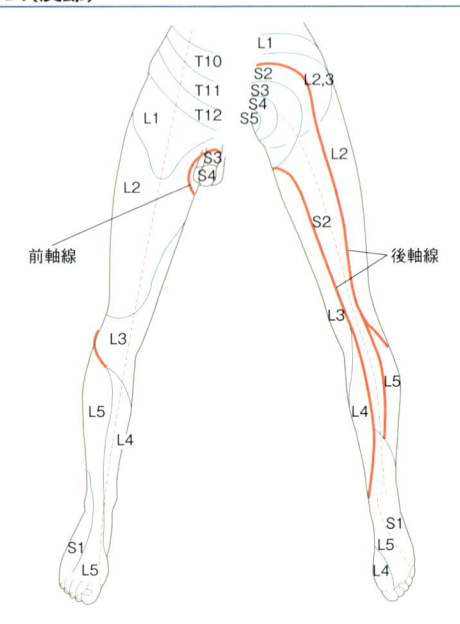

前軸線 / 後軸線

右下肢の前面と後面

> デルマトームは，単一の脊髄神経根によって支配される皮膚領域である．単一の神経根は名称のついた多くの末梢神経に神経線維を配分するので，単一の神経根が切断されると変異のより大きい感覚消失が起こる．

血管

動脈

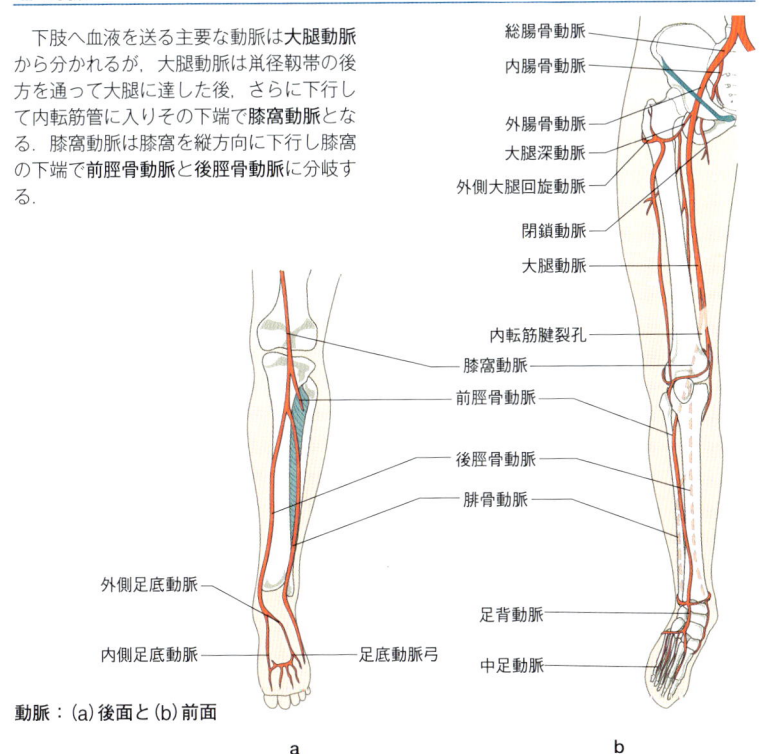

　下肢へ血液を送る主要な動脈は**大腿動脈**から分かれるが，大腿動脈は鼠径靱帯の後方を通って大腿に達した後，さらに下行して内転筋管に入りその下端で膝窩動脈となる．膝窩動脈は膝窩を縦方向に下行し膝窩の下端で**前脛骨動脈**と**後脛骨動脈**に分岐する．

動脈：(a)後面と(b)前面

a　　　　　　　　　b

　前脛骨動脈は下腿骨間膜を貫いて前側コンパートメントに入り，その前面を下行して足関節を越え長趾伸筋(EDL)腱と長母趾伸筋(EHL)腱の間を走行した後，**足背動脈**となって足背に至る．

　後脛骨動脈は下腿後面のヒラメ筋の深側を下行した後，内果の後方を走行し，そこで**内・外側足底動脈**に分岐する．

脈動の触診部位

　大腿動脈脈波は鼠径靱帯の中点のすぐ下方で触診できる．膝窩動脈が深側に位置するために**膝窩動脈脈波**は触診し難いが，それは膝窩の中部で生じる．**足背動脈脈波**は足背のEDL腱とEHL腱の間で触診できるが，これは心臓から最も遠い部位の脈動である．**後脛骨動脈脈波**は内果の後方で触診できる．

静脈

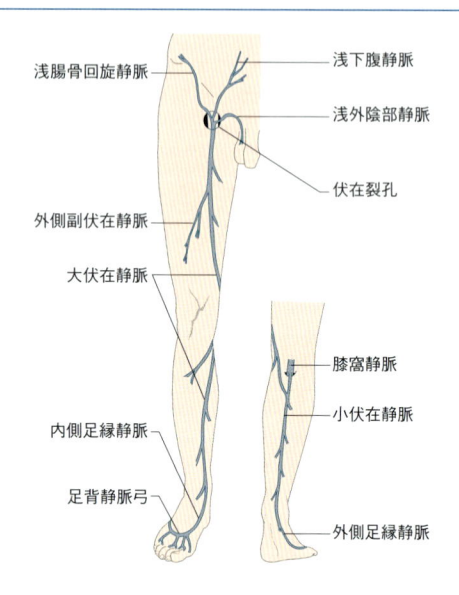

下肢の浅静脈

下肢の静脈には、**浅静脈**と**深静脈**があり、両者には血液が心臓の方向のみ流れるのを可能にする静脈弁がある。

深静脈は、動脈の両側に対をなして走行する配置で、より細い動脈に伴行する（**伴行静脈**）。膝窩静脈、大腿静脈および大腿深静脈はそれぞれ単一の血管であり同名の動脈に伴行している。大腿静脈は鼡径靱帯の深側を越えると外腸骨静脈となる。

浅静脈は浅筋膜内に位置し、変異のある走行をとる。その主要なものは大伏在静脈と小伏在静脈である。**大伏在静脈**は**内側足縁静脈**から発して内果の前方を通り、ふくらはぎを上行し、内側顆の後方を通り、さらに大腿を上行した後、伏在裂孔を貫いて大腿静脈に合流する。**小伏在静脈**は**外側足縁静脈**から発して外果の後方を通り、ふくらはぎの後面を上行した後、膝窩で膝窩静脈に合流する。

> 浅静脈系と深静脈系は"貫通静脈"で連絡しており、そこでは浅静脈から深静脈への血流方向が静脈弁で可能になっている。もしこれらの静脈弁が役に立たなくなると、血液が逆流して浅静脈を充血させて痛みと腫れを引き起こす（**拡張蛇行静脈**）。筋収縮は静脈を圧迫して静脈弁から心臓への血流を引き起こすが、これは静脈血還流の重要な要因である。ふくらはぎの深静脈は**深静脈血栓症（DVT）**の部位である。

第4章
体幹と頸部

胸郭 162
- 序論
- 肋骨と胸骨
- 関節
- 靱帯
- 肋骨の動き
- 呼吸筋
- 心臓の体表目印と周囲構造
- 心臓と心臓への血液供給
- 肺の体表目印
- 気道
- 肺

脊柱 174
- 序論
- 頸椎
- 胸椎と腰椎
- 椎体間の関節
- 椎弓間の関節
- 環椎後頭関節
- 環軸関節
- 靱帯
- 環椎後頭関節と環軸関節の靱帯
- 腰仙連結と関連靱帯
- 安定性
- 脊柱の動き
- 後頭下部の動き
- 下部頸椎の動き
- 胸椎の動き
- 腰椎の動き
- 第6頸椎の周囲構造
- 頸筋
- 背筋
- 腹筋
- 筋膜

まとめ-筋と動き 198

神経支配 199
- 頸神経叢
- 肋間神経
- 脊髄節と脊髄神経
- 脊髄神経と神経叢
- 脊髄の内部構造と動脈分布
- 脊髄髄膜
- 自律神経系，交感神経系とその効果
- 自律神経系，副交感神経系とその効果

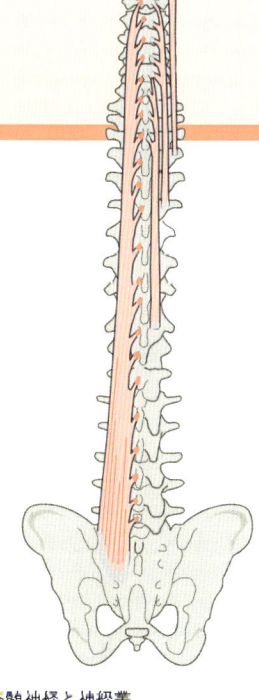

血管 207
- 脊柱の動脈分布
- 脊柱の静脈分布

腹部と骨盤 209
- 序論
- 消化器系
- ヘルニア
- 泌尿器系
- 女性の生殖器系
- 骨盤底

胸郭

序論

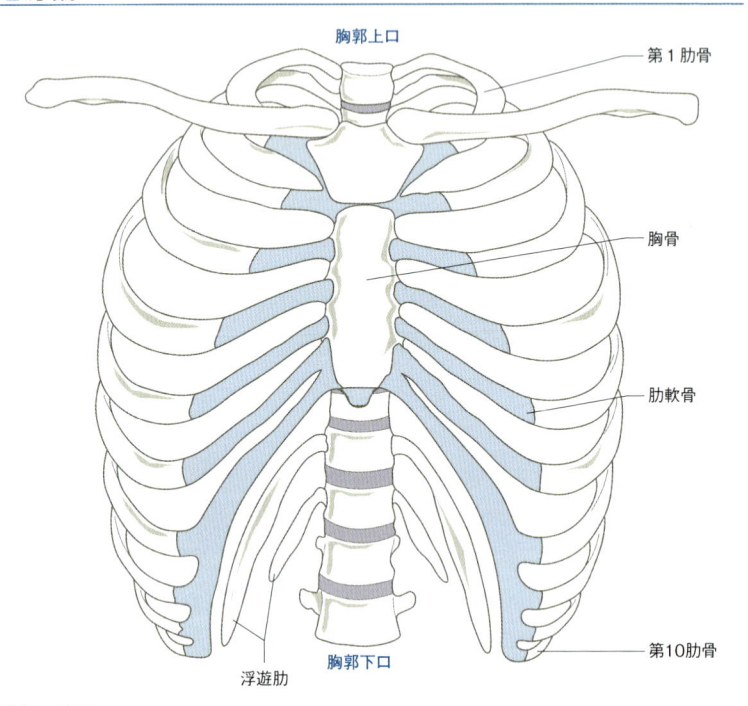

胸郭の前面

　胸郭は心臓と肺を囲み，保護し，かつ支持する骨と筋からなる構造である．頸部に近づくほど狭くなり，下方に行くほど広くなる．

　上方の**胸郭上口**は，後方は第1胸椎体で，両側面は第1肋骨と第1肋軟骨で，さらに前方は胸骨柄の上面でそれぞれ境されている．食道，気管，血管および神経は胸郭上口を通って胸郭に出入りしている．

　下方の**胸郭下口**はより広くて，後方は第12胸椎体で，両側面は第12肋骨と第11肋骨の前半分で，さらに前方は癒合した第6〜10肋軟骨と胸骨剣結合でそれぞれ境されている．横隔膜は胸郭下口のほとんどを被うが，大動脈を通す大動脈裂孔（T12のレベル），食道を通す食道裂孔（T10のレベル），および下大静脈を通す大静脈孔（T8のレベル）の3つの開口部を持つ．その他のより小さな構造（迷走神経や胸管など）も横隔膜を貫いて胸郭と腹部の間を行き来する．

肋骨と胸骨

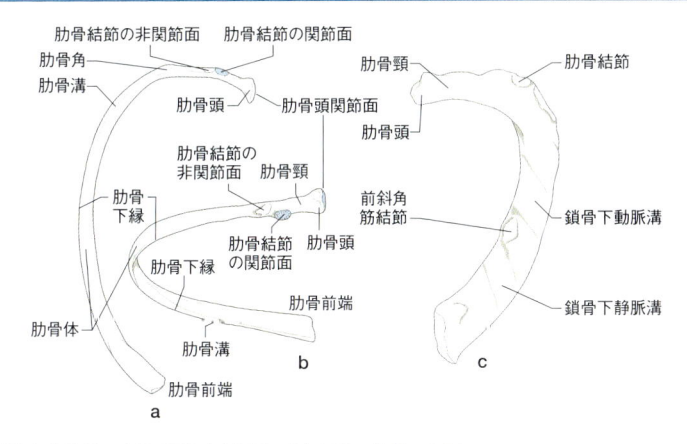

典型的な左肋骨：(a)下面と(b)後面；(c)左第1肋骨，上面

典型的な肋骨 肋骨頭稜で上下に分けられた2つの関節面を持つ拡大した肋骨頭，細い肋骨頸とそこから続く肋骨結節，および丸みのある上縁と尖った下縁からなる扁平な弯曲した肋骨体からなる．肋骨前端は広がり，肋軟骨と連結する凹みとなって終わる．

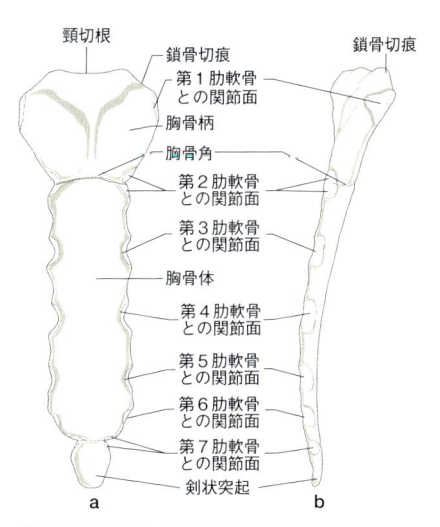

第1肋骨 C字状をなす短くて扁平な骨であり，上・下面と内・外側端を有する．肋骨頭は1つの関節面を持つ；肋骨頸は比較的長い；大きな肋骨結節が外側端に存在する．

胸骨 胸の正中線上にある細長い扁平な骨：上部の胸骨柄，大きな胸骨体，および下部の剣状突起の3部からなり，各部は前・後面と，肋軟骨との関節面がある外側縁を有する．隣り合う部は二次性の軟骨性連結でつながる．

頸切痕はT2のレベル，胸骨角はT4のレベル，および胸骨剣結合はT9のレベルにそれぞれ位置する．

胸骨の(a)前面と(b)外側面

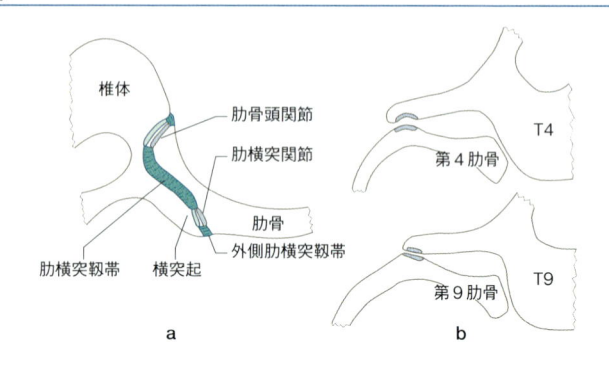

関節

肋骨頭関節 肋骨頭にある凸面状の関節面と，その肋骨と同じ番号の椎体の上端とそのすぐ上方の椎体の下端にある凹面状の関節面との滑膜性関節である．肋骨頭稜は椎体の間に位置する椎間円板と関節をなす．たるみのある線維性の関節包が関節を包み，その前面は厚くなって**放線状肋骨頭靱帯**に移行したり，前縦靱帯に合流する．関節腔は関節内靱帯によって二分される．

肋横突関節 第1～10肋骨の肋骨結節と，肋骨と同じ番号の椎骨の横突起との滑膜性関節である．薄い線維性関節包が関節を包み，その後外側部はそこから離れた位置にある外側肋横突靱帯で補強される．

胸肋関節 第1～7肋軟骨の内側端と，胸骨の肋骨切痕との関節である：第1胸肋関節は一次軟骨性連結であり，他は滑膜性関節である．前・後放線状胸肋靱帯が関節の前後面にそれぞれ存在する．

肋軟骨間関節 第8，9および10肋軟骨の前端と，すぐ上方の肋軟骨との滑膜性関節である．線維性の関節包が個々の関節を包む．

(a)肋骨頭関節；(b)肋横突関節；(c)胸肋関節と肋軟骨間関節

靱帯

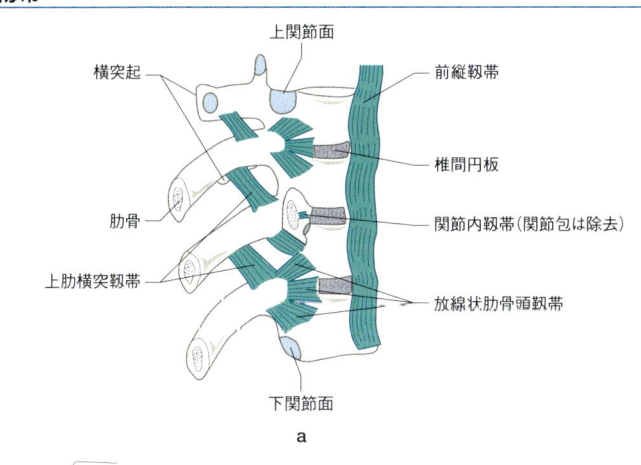

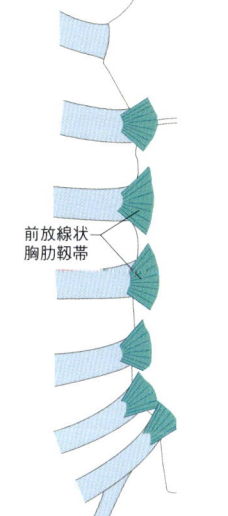

(図: 上関節面、横突起、前縦靱帯、椎間円板、肋骨、関節内靱帯（関節包は除去）、上肋横突靱帯、放線状肋骨頭靱帯、下関節面)

a

(図: 前放線状胸肋靱帯)

b

(a) 肋骨頭関節と肋横突関節の関連靱帯と(b) 胸肋関節の関連靱帯

肋骨頭関節

放線状肋骨頭靱帯　肋骨頭前面から上方へは椎体上部へ，水平方向へは椎間円板前面へ，下方へは椎体下部へそれぞれ張る．

関節内靱帯　肋骨頭稜と椎間円板の間に張る短くて太い線維束．

肋横突関節

外側肋横突靱帯　横突起尖端と肋骨結節のざらついた外側部の間に張る丈夫な靱帯．

肋横突靱帯　肋骨頸の後面と，関節面より内側の横突起前面との間に張る短い靱帯．

上肋横突靱帯　肋骨から上方の椎骨横突起の下面に張る2つの線維束：後線維束は上内側に，前線維束は上外側にそれぞれ走行して内肋間膜と合流する．

胸肋関節

前・後放線状胸肋靱帯　肋軟骨の内側縁から発して上方，水平方向および下方へ走行して胸骨に付着する．上部線維は隣接する胸肋関節や対側の胸肋関節の靱帯線維と絡み合う．

肋軟骨間関節

前・後斜靱帯　隣り合う肋軟骨間に張る靱帯．

肋骨の動き

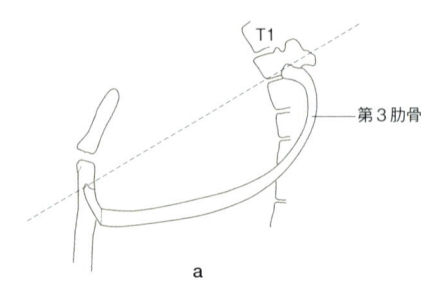

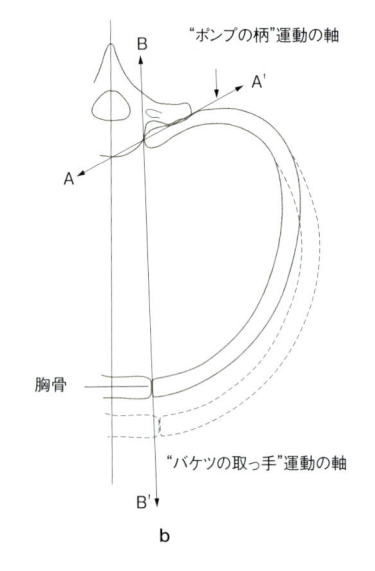

呼吸の際に胸郭の前後径，横径および上下径は変化し，その結果，胸郭容量が変化する．胸郭の上下径の変化は横隔膜の収縮と弛緩による．

吸息時の第2〜5肋骨の動きは肋骨頭関節と肋横突関節を通る肋骨頸に沿った軸で生じ，肋骨の前端が挙上する（"ポンプの柄"運動）．第1肋骨は胸骨柄に固く付着しているのでその前端の動きはわずかである．より長い第2〜5肋骨は胸骨体を前上方へ引き上げることにより，結果として胸骨柄結合は曲がり胸郭の前後径の増大が起こる．

吸息時，第8〜10肋骨の動きは肋骨頭関節と肋肋関節を通る軸で生じることにより肋骨体が外上方に動き（"バケツの取っ手"運動），胸骨下角が広がり胸郭の横径が増大する．第11，12肋骨は胸郭の動きにはほとんど関与しないが，それらは横隔膜の安定した付着部となっている．

呼息時，肋骨と胸骨の吸息時の動きとは逆方向の動きが生じて，胸郭の前後径と横径が減少する．

(a)肋骨の前端と後端の関係；(b)呼吸時の肋骨の運動軸

呼吸筋

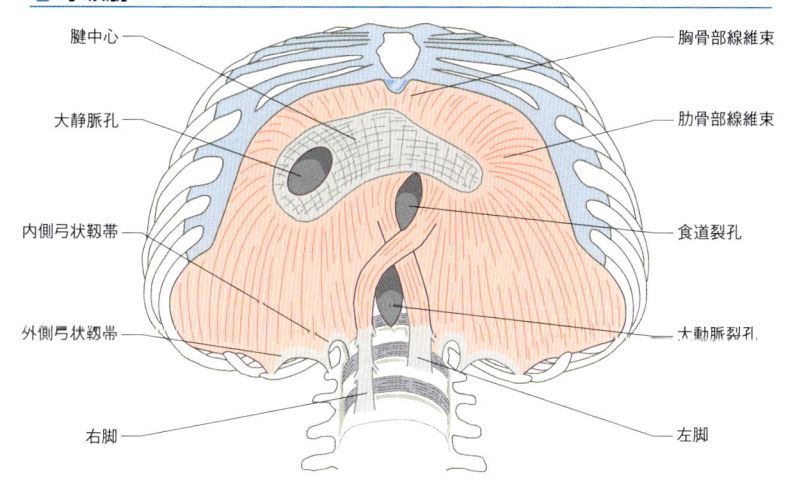

横隔膜の下面

ラベル：腱中心／大静脈孔／内側弓状靱帯／外側弓状靱帯／右脚／胸骨部線維束／肋骨部線維束／食道裂孔／大動脈裂孔／左脚

横隔膜-胸郭下口の周囲に付着する吸息筋．
- **起始**：剣状突起，下位6肋骨の内面，脚や弓状靱帯を介して腰椎；右脚はL1-L3の椎体から，左脚はL1-L2の椎体からそれぞれ起始する筋性柱である；内側弓状靱帯はL2の椎体とL1の横突起の間に張り，外側弓状靱帯はL1の横突起と第12肋骨の前端の間に張る．
- **停止**：三つ葉の形をした大きな腱中心．
- **神経支配**：左右の横隔神経（C3-C5）．

横隔膜円蓋は腱中心の両側に位置する2つの筋性のより小さい円蓋（頂）を支持する．この2つの頂が平坦になり，筋線維束が腱中心をT8レベルからT9レベルに引き下げることで吸息は始まる．その後腱中心は固定されて引き続く筋収縮により肋骨と胸骨を引き上げて（"バケツの取っ手"運動と"ポンプの柄"運動），胸郭の容量を増大させて吸気が起こる．

大動脈（T12レベルで右脚と左脚の間にある大動脈裂孔を通る），食道（T10レベルで右脚内にある食道裂孔を通る）および下大静脈（T8レベルで腱中心内にある大静脈孔を通る）はそれぞれ横隔膜を貫く．

横隔神経根が高いレベルにあることは，横隔膜の吸息機能は第5頸髄レベルまでの高位脊損の場合でも影響を受けずに残存することを意味する．

腹筋が収縮して腹圧が高まった状態での分娩動作の際は，横隔膜は"固定"される；また，例えば咳の時のように，強制呼息の時腹筋が収縮すると，弛緩した横隔膜を上方に押し上げる．

呼吸筋

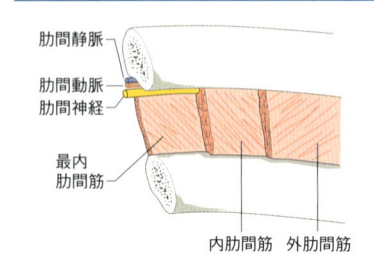

肋間筋の外側面

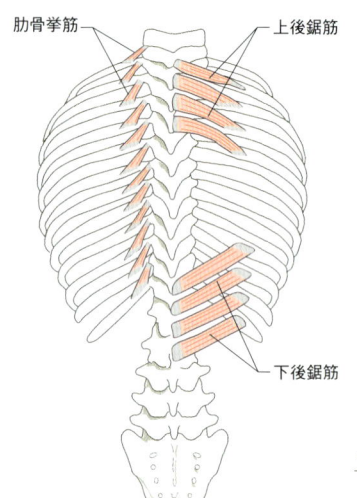

胸郭の後面

胸骨と肋骨の内面

肋間筋 外・内・最内肋間筋がある．外肋間筋は吸息時に肋骨の挙上を補助するが，それらの主要な機能は肋間隙をふさぎ気密性の腔所を作ることである．線維束は肋間隙を斜走し，3つの筋層はそれぞれ異なる角度で走行する．

肋骨挙筋 吸息時に肋骨を挙上する．胸郭の各側に12個の小筋が椎骨の横突起と下方の肋骨の間を走行する．

上後鋸筋 吸息を補助する．菱形筋の深側に位置し，項靱帯とC7-T3の棘突起から起始する．第2～5肋骨の肋骨角のすぐ外側部に停止する．

下後鋸筋 呼息を補助する．広背筋の深側に位置し，T12-L2の棘突起に起始して第9～12肋骨の肋骨角に停止する．

胸横筋 呼息を補助する．胸郭前壁の内面に位置し，剣状突起の後面，胸骨体の下半部，および第4～7肋軟骨に起始する．それらは第2～6肋軟骨の内面に停止する．

▶**神経支配**：上記の筋のすべてはそれらの傍の脊髄神経で支配される．

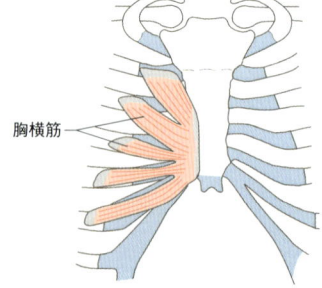

■ 心臓の体表目印と周囲構造

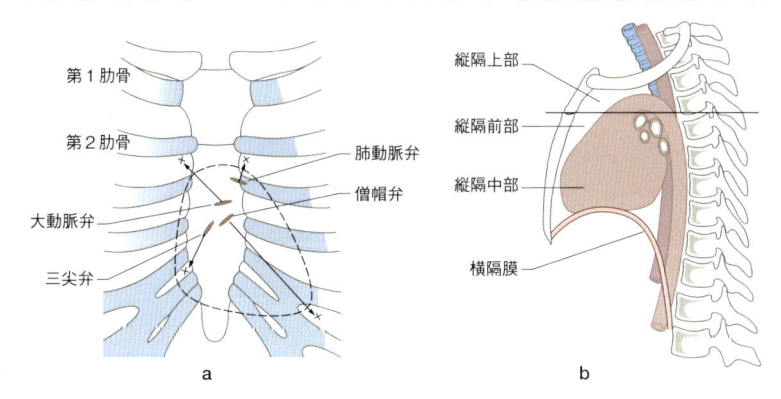

(a) 心臓の体表目印（"X"はそれぞれの心臓弁の弁音を聞くために聴診器を置く位置を示す）; (b) 縦隔中部内の心臓

　心臓の1/3は正中線より右側に位置し，その右縁は第3〜6肋軟骨の胸骨縁より1 cm外側に広がる．心臓の左縁は胸骨縁から1 cm外側の左第2肋間隙から下方に傾斜して心尖に至る．心尖拍動は正中線より9 cm外側の第5肋間で聴診できる．心臓の下縁は横隔膜の腱中心の上方に位置する．心臓の上縁は，右縁と左縁の上端が合流する部位である．

　錐体状の心臓は3面，すなわち胸骨肋骨面（前面），横隔膜面（下面），および底面（後面）を持つ．胸骨肋骨面は右心房と右心室からなり，横隔膜面は右心室と左心室からなり，さらに底面は左心房と，右心房の小部分からなる．

　心臓は，漿膜からなる二重の包み（漿膜性心膜）で包まれて縦隔中部に位置する．漿膜性心膜は密性結合組織からなる心嚢（線維性心膜）に容れられていて，線維性心膜は横隔膜の腱中心に付着している．漿膜性心膜の外葉（壁側葉）は線維性心膜を裏打ちするが，内葉（臓側葉）は心臓壁に癒着する：この2葉が心臓に出入りする大血管の基部で連続することにより，閉じた心膜腔ができる．

　心臓壁は主に心筋（心筋層）であり，その外側は漿膜性心膜の臓側葉と結合組織からなる薄い漿膜下層が作る心外膜であり，心臓の内表面は心内膜で裏打ちされる．

心臓と心臓への血液供給

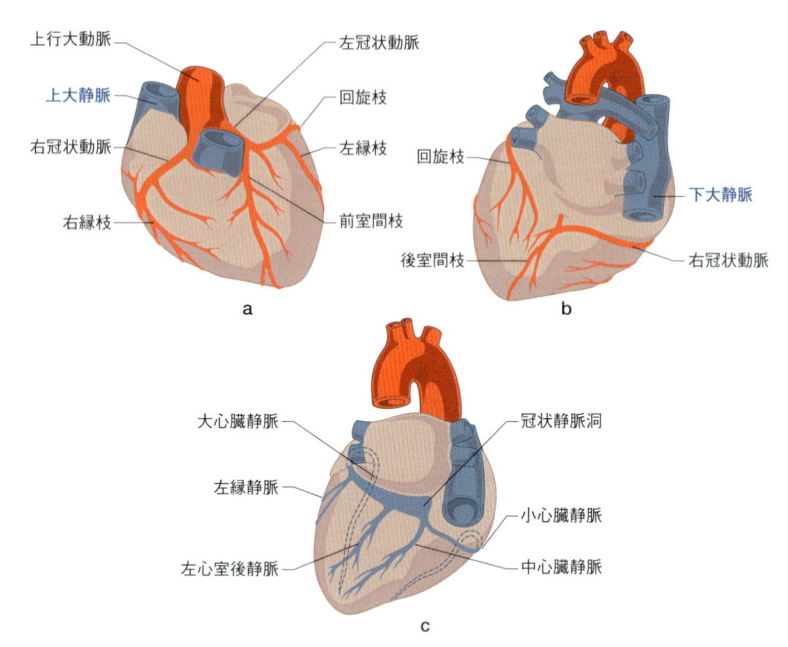

(a) 前面と (b) 後面からみた心臓の動脈；(c) 後面からみた静脈

　上行大動脈の枝が心臓に分布する．**右冠状動脈**は肺動脈幹と右心房の間から前方に走行して，右心房と右心室の間の房室溝（冠状溝）に至る．それはさらに**後室間枝**に続く：右冠状動脈は心臓の下縁で右縁枝を出す．**左冠状動脈**は肺動脈幹と左心房の間から前方に走行して左心房と左心室の間の房室溝（冠状溝）に至り，そこで房室溝をさらに走行する**回旋枝**と，前室間溝を走行する**前室間枝**に分岐する：回旋枝は**左縁枝**を分枝する．

　静脈血の還流は右心房に入る．**大心臓静脈**は前室間溝を走行した後，房室溝に達して**冠状静脈洞**となる．冠状静脈洞は**左心室後静脈**と**左縁静脈**を受ける．**中心臓静脈**は後室間溝を走行し，**小心臓静脈**は右縁枝に伴行する．両静脈は冠状静脈洞に合流する．前心臓静脈は右心房に直接入る：小静脈（細小心臓静脈）も右心房に直接入る．

肺の体表目印

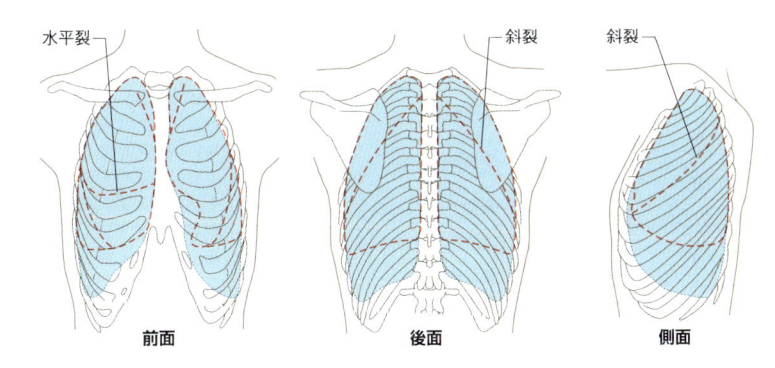

肺と臓側胸膜（点線）と壁側胸膜（影）の体表目印

　各々の肺は，肺根部で連続する二枚の漿膜性の層（内層の臓側胸膜と外層の壁側胸膜）からなる胸膜嚢で取り囲まれている．臓側胸膜は肺組織と癒着して肺の葉間裂まで入り込むが，壁側胸膜は胸郭を裏打ちし（肋骨胸膜），横隔膜の上面（横隔膜胸膜）と縦隔（縦隔胸膜）まで広がる．

　左右両側で，臓側胸膜と肺は鎖骨の内側1/3の上方3cmまで達していて，そこから胸鎖関節の後方を通過して正中線近くの胸骨角に至る．右側では，臓側胸膜と壁側胸膜は第6肋軟骨まで一緒に走行するが，そこで両者は分かれる．左側では，第6肋軟骨に達する手前の第4肋軟骨のレベルの心臓の周囲で両者は離れる．両側の臓側胸膜と肺の下端は外方に走行して第6肋軟骨のレベルで鎖骨中線と交叉するが，壁側胸膜の下端は第8肋骨のレベルで交叉する．中腋窩線と交叉する臓側胸膜と肺の下端は第8肋骨レベルであるが，壁側胸膜の下端は第10肋骨のレベルである．他方，後面では臓側胸膜と肺の下端は第10肋骨レベルで，壁側胸膜は第12肋骨レベルで中腋窩線とそれぞれ交叉する．肺と壁側胸膜の後端は上行して肺尖まで達する．後面では壁側胸膜の下端は肋下縁より下方に位置する．肺は壁側胸膜ほどは下方に広がらないので，潜在的な腔所である肋骨横隔洞ができる．

　肺の斜裂は第3胸椎の棘突起（肩甲棘のレベル）から前方の第6肋軟骨へ走行する．この斜裂は，上腕を90°外転した時の肩甲骨の内側端にほぼ相当する．右肺の水平裂は第4肋骨の下端に沿って外側に走行し，中腋窩線上で斜裂と出会う．

気道

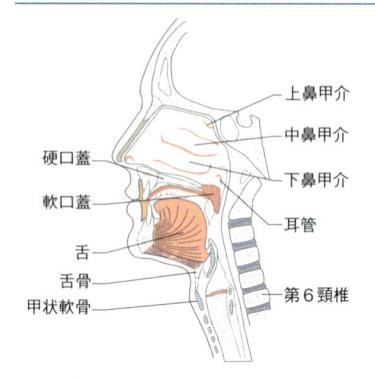

呼吸器系は，肺内の空気と毛細血管内の血液との間のガス交換に関わる．

上部気道 鼻腔，咽頭，喉頭，気管および太い気管支などの壁は剛体かまたは半剛体なので上部気道は常に開いているが，柔らかくて弾力性のある肺は胸郭径の変化に受動的に反応する．上部気道は多列線毛円柱上皮（呼吸上皮）で裏打ちされていて，その深側にはリンパ組織，粘液腺と漿液腺，および豊富な血管網が存在する．ここでは吸息した空気を洗浄し，温めかつ湿らす．

上部気道

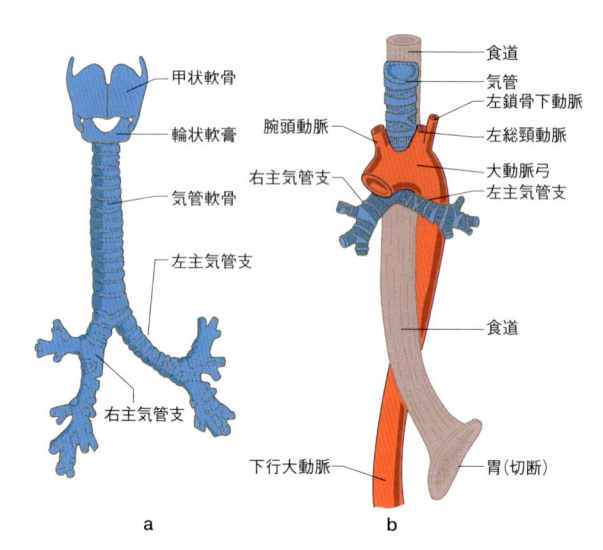

(a) 気管と主気管支；(b) 食道と大動脈の気管との関係

　気管は第6頸椎（輪状軟骨）のレベルから第4，5胸椎のレベルまで下行して左右の主気管支に分かれる．右主気管支は左主気管支よりも短くてより垂直に近い．気管支は食道の前方に位置し，気管支分岐部の直上で大動脈弓が気管支の前方を横切る．下行大動脈は左主気管支の後方を下行する．主気管支はやがて各肺葉に1本ずつ入る葉気管支に分岐し，葉気管支はさらに各気管支肺区域に1本ずつ入る区域気管支に分かれる．

肺

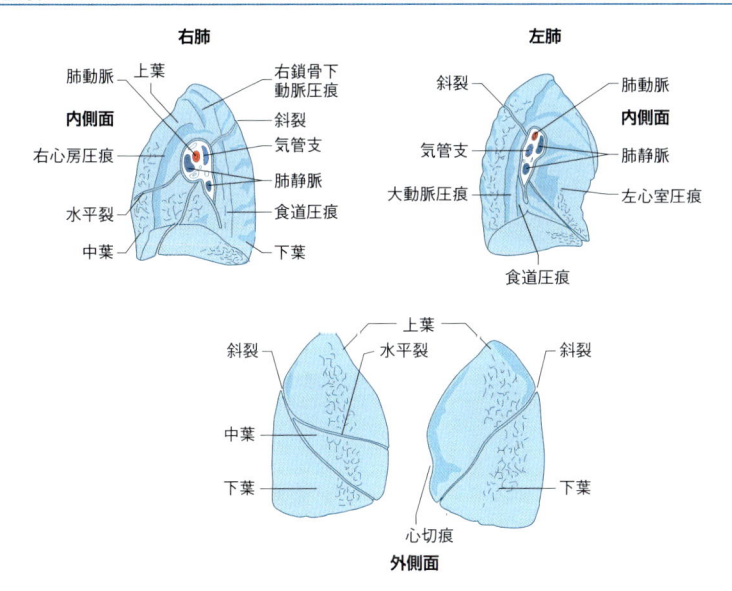

右肺と左肺の内側面と外側面

　肺は胸郭の形に適合していて，それぞれの肺は肺尖面，肺底面，肋骨面および縦隔面を持つ；前縁，下縁および後縁がありそれぞれの肺は肺根（肺門）で縦隔に付着する．肺の前縁は尖り，左肺の前縁には浅い心切痕があり，心切痕の下方が小舌である．後縁は丸みがあり，脊柱傍溝（肺溝）に位置する．高さが短く，幅が広くより大きい右肺は斜裂と水平裂で3つの葉（上葉，中葉，下葉）に分かれる．左肺は斜裂により2つの葉（上葉，下葉）に分かれる．

　肺尖は，鎖骨の内側1/3と中部1/3の連結部の上方で頸部に突き出る：肺底は横隔膜によって右肺では肝臓から，左肺では肝臓，脾臓および胃からそれぞれ分けられている．右肺の内側面は右心房，食道，気管および上大静脈などに面する．左肺の内側面は左心室，食道，大動脈弓および下行大動脈などに面する．

　肺根（肺門）は気管支，肺動脈および肺静脈を含む．気管支動・静脈やリンパ節も存在する．左右の肺門の前方を通るものは左右の横隔神経であり，後方を通るものは左右の迷走神経である．

脊柱

序論

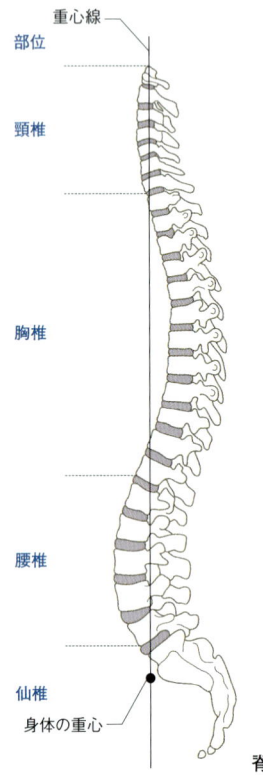

脊柱は可動性のある椎骨が上下に連なったものであり，各椎骨は椎間円板で分けられているが靱帯や筋で支えられている．脊柱は7個の頸椎，12個の胸椎，5個の腰椎，癒合した5個の仙椎，および癒合した4個の尾椎からなる．椎間円板の厚みは合計すると，身長のおよそ40%に相当する脊柱の長さの25%を占める．

側面からみると，成人の脊柱は4つの彎曲がある：頸椎と腰椎が前方に凸状であり，胸椎と仙椎が前方に凹状である．頸椎と腰椎の彎曲は後天性であり，腰椎の前方に凸状の彎曲は立位の発達と関係がある．前方からみると，脊柱は垂直である．

（図の注記：重心線，部位，頸椎，胸椎，腰椎，仙椎，身体の重心，脊柱の側面）

> **側彎症**は脊柱の異常な側方彎曲であり，その場合，頭部を前方に向け，かつ足の上に載せるために反対側への代償性彎曲が発達する．
>
> **円背**は脊柱の異常な前後方向の彎曲であり，通常は胸椎で最も目立つ．

触診

最も目立つ体表の目印は棘突起である．
腰部 L5は仙骨の直上の深い凹み内で触診でき，そこから上方へ向かって棘突起間の小さな間隙を触診すればL4-T12を同定できる．脊柱起立筋の外側に横突起の尖端が深部で触診される．
胸部 棘突起は簡単に触診でき，横突起の後面は棘突起の両側の2cm外側で触診できる．
頸部 後頭部から正中線上を下方へ指を動かすと，C2の棘突起が最初に触診され，C7の棘突起が最も著明である．横突起は棘突起の外側で触診できる．

頸椎

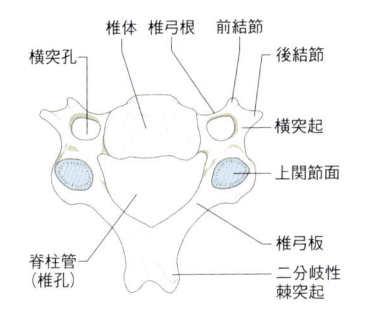

典型的な頸椎

（図の標識：椎体、椎弓根、前結節、横突孔、後結節、横突起、上関節面、椎弓板、脊柱管（椎孔）、二分岐性棘突起）

頸椎は，小さな椎体，両側部で上方に突出する上面とそれに対応して傾斜する下面を持つ．短い椎弓根は後外側に走り，長い椎弓板は後内側に走って三角形状の椎孔を囲む．椎弓の中央から短い二分岐性棘突起が後方に突出する．関節面を有する大きな関節突起が椎弓根と椎弓板の連結部から突き出る．上関節面は後上方に向き，下関節面は前下方に向くが，両面は下位頸椎でより垂直に近くなる．横突起は横突孔を有し，前・後結節で終わる．

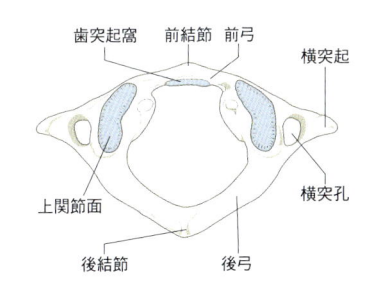

第1頸椎（環椎）

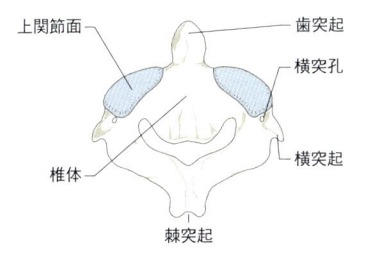

（図の標識：歯突起窩、前結節、前弓、横突起、横突孔、上関節面、後結節、後弓）

第2頸椎（軸椎）

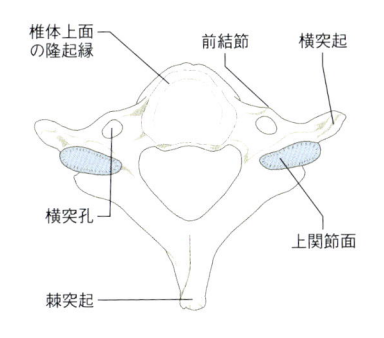

（図の標識：上関節面、歯突起、横突孔、椎体、横突起、棘突起）

第7頸椎（隆椎）

（図の標識：椎体上面の隆起縁、前結節、横突起、横突孔、上関節面、棘突起）

第1頸椎（環椎）には椎体と棘突起がなく，細長い前弓と後弓からなる．凹面状の上関節面は後頭顆と関節を形成する．前弓は歯突起と関節を形成する．下関節面は第2頸椎（軸椎）と関節を形成する．

第2頸椎（軸椎）は上方に垂直方向に突き出る歯突起，小さくて丸い横突起および広い上関節面を有する．

第7頸椎（隆椎）は長い非分岐性棘突起を有し，胸椎に似ている．

胸椎と腰椎

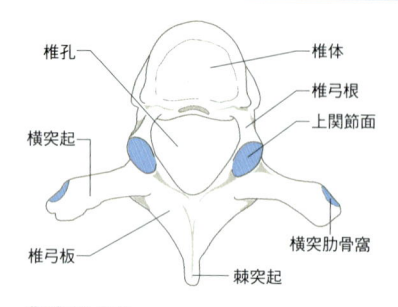

典型的な胸椎

典型的な胸椎はハート形の椎体を有し，その側面には肋骨頭と関節を作る上・下肋骨窩がある．短い椎弓根は椎体上部から後方へ突き出る．分厚い椎弓板は後内方に突出して，下方へ突き出す長い棘突起に続く．丸みのある長い横突起は椎弓根と椎弓板の連結部から後外側に突き出し，肋骨結節との関節面である横突肋骨窩を有する．上・下関節突起はほとんど垂直に突き出し，平坦な関節面を有する．

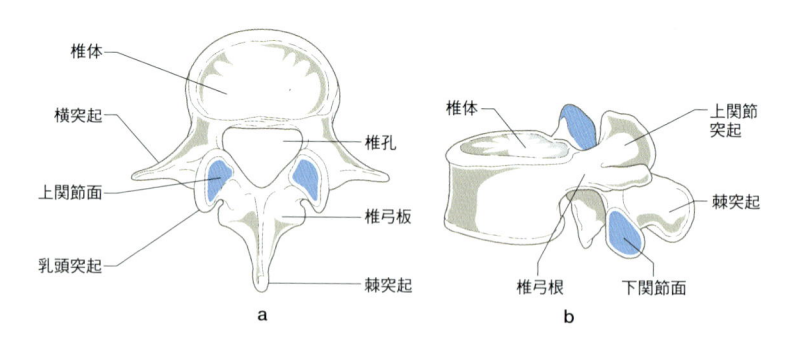

典型的な腰椎：(a) 上面と (b) 側面

腰椎は，前部が厚い第5腰椎を除いて，上面と下面がほとんど平行な大きな椎体を持つ．短くて太い椎弓根は後方に突き出して細い椎弓板と接合する．椎弓板は後内側方に延びて水平方向に突き出す棘突起になる．関節突起は椎弓根と椎弓板の連結部から上方と下方へ突き出す：上関節突起の後端には丸みのある乳頭突起がある．上関節面は水平方向には凹面状，垂直方向には平坦であり，下関節面はそれと相補的な弯曲をなす．横突起は細くて短い．

椎体間の関節

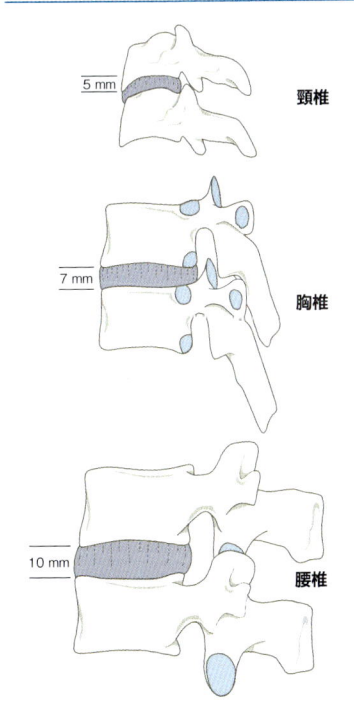

第1頸椎(環椎)と第2頸椎(軸椎)との間の特異的な関節を除いて,上下に隣り合う第2頸椎から第1仙椎までの椎体間の関節は線維軟骨結合である.線維軟骨性の椎間円板は,硝子軟骨の薄い層(軟骨終板)で椎体から分離している.

椎間円板は下方のものほど厚くなっていて,その平均値は頸椎部では5 mm,胸椎部では7 mm,腰椎部では10 mmである.

個々の椎間円板は一様な厚さではなくて,わずかに楔状となり脊柱の弯曲に一致する.椎間円板は3つの複合組織,すなわち髄核,線維輪および軟骨終板からなる.

髄核 親水性のプロテオグリカンからなるゲル内に膠原線維の立体的な格子が存在する構造である.加齢によりこのゲルが変化して,脱水と椎間円板の力学的な動きの変化が起こる.

線維輪 およそ20枚の輪状帯が髄核を取りまき,各々の輪状帯内の線維は互い違いに配列している.このことが大きな強さを生じさせ,動きを制限することになる.

軟骨終板 線維輪が付着する椎間円板の端である.軟骨終板により,液体が椎間円板内に拡散できる

脊柱の各部における椎間円板の厚さ

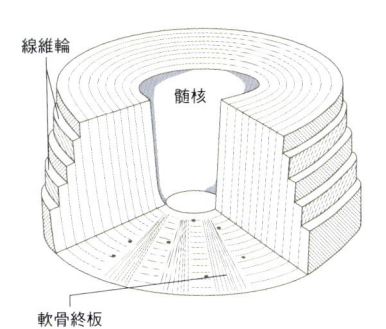

椎間円板の構成要素

椎弓間の関節

椎間関節

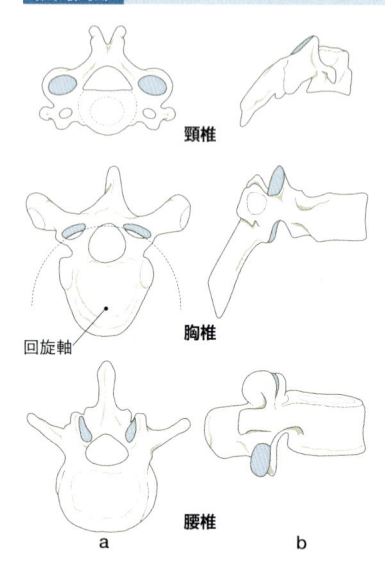

椎間関節の関節面：(a) 上面と (b) 側面

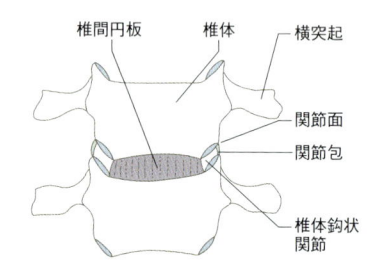

頸椎椎体間に存在する椎体鈎状関節

関節突起上の関節面間の滑膜性平面関節：それらの形や方向は脊柱の部位によって異なる.

頸椎 関節面は卵形で平坦であり傾斜面上に位置する. 上関節面は上後内方に向き, 下関節面は下前外方を向く. この傾斜は下位のものほど増加する.

胸椎 関節面は平坦で垂直面上にある. 上関節面は, 円の円周上に位置するように上外方にわずかに傾斜して後方を向き, 下関節面は下内方にわずかに傾斜して前方を向く.

腰椎 関節面は水平面上で互いに弯曲し, 垂直面上でまっすぐである. 上関節面は凹面状で後内方を向き, 凸面状で前外方を向く下関節面と連結する.

▶ **動き**：屈曲と伸展, 側屈と回旋であり, それらの可動域は脊柱のレベルにより異なる.

椎体鈎状関節 上下に重なる頸椎椎体の外側部間の小さな滑膜性関節である. ルシュカ関節とも呼ばれる.

環椎後頭関節

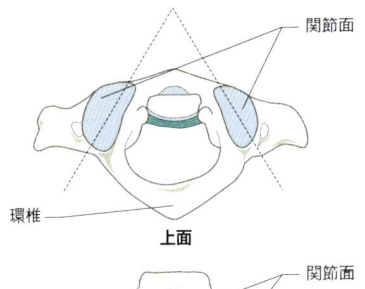

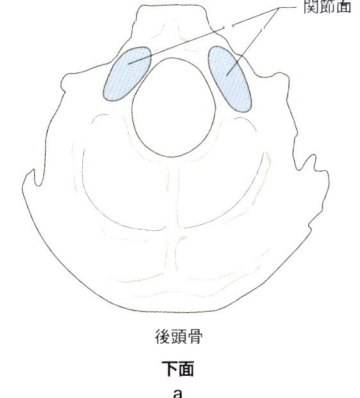

環椎後頭関節 環椎の卵形で凹面状の上関節面と，頭蓋底下面の後頭顆との間の滑膜性関節：この関節の長軸は前方で収斂する．

滑膜で裏打ちされた薄くてたるみのある関節包が各関節の関節縁に付着する．

▶ **動き**：屈曲と伸展（可動域：20°），側屈（可動域：8°），および限定的な回旋．

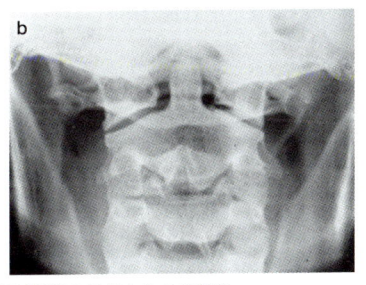

(a) 環椎後頭関節の関節面；(b) 環椎後頭関節と環軸関節の前後方向のX線像

環軸関節

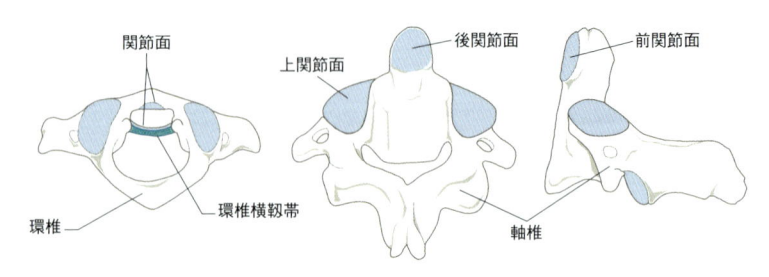

外側環軸関節と正中環軸関節の関節面

外側環軸関節 環椎の外側塊の下面にある平坦で卵形の下関節面と，軸椎の上面にある凸面状で卵形の上関節面の間の滑膜性楕円関節である．滑膜で裏打ちされたたるみのある関節包が各関節の関節縁に付着する．

正中環軸関節 軸椎の歯突起前面にある長方形状の前関節面と，環椎前弓後面にある卵形状の関節面（歯突起窩）の間の滑膜性車軸関節である．歯突起後面は，線維と骨からなる輪を形成している環椎横靱帯の線維軟骨性の前面と関節を形成する．各関節は滑膜で裏打ちされた薄い関節包で包まれている．

▶**動き**：これらの関節の主要な動きは回旋であり，それに限定的な屈曲と伸展が伴う．

靱帯

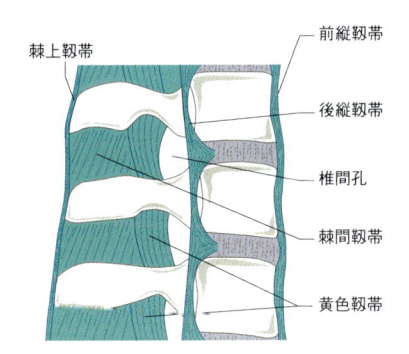

脊柱に関連する靱帯を示す側面図

前縦靱帯 環椎の前弓から仙骨の骨盤面までの椎体と椎間円板前面に付着し，下方ほどその幅が広くなる．膠原線維束の密な3層からなり，その厚さは1〜2 mmの範囲にある．

後縦靱帯 脊柱管内で椎間円板，および椎体の隣接縁に付着し，第2頸椎から仙骨まで伸びている．膠原線維の密な2層からなり，その厚さは1〜1.4 mmの範囲にある．

黄色靱帯 第1頸椎から第5腰椎までの上下に隣り合う椎弓板間に張り，上位の椎弓板の下端前面と下位の椎弓板の上端後面に付着する．左右の黄色靱帯の内側端は棘突起の基部で向き合う．多くの弾性線維を含む．

棘上靱帯 第7頸椎から仙骨までの棘突起の尖端をつないで走行する縦方向の線維束であり，棘間靱帯の後縁と連続する

項靱帯 第7頸椎の棘突起と外後頭隆起との間に張る三角形状の正中線上の中隔．

棘間靱帯 上下に隣り合う棘突起間に張る膜状の線維束．

横突間靱帯 上下に隣り合う横突起間に張る靱帯．頸椎部には存在しない．

環椎後頭関節と環軸関節の靱帯

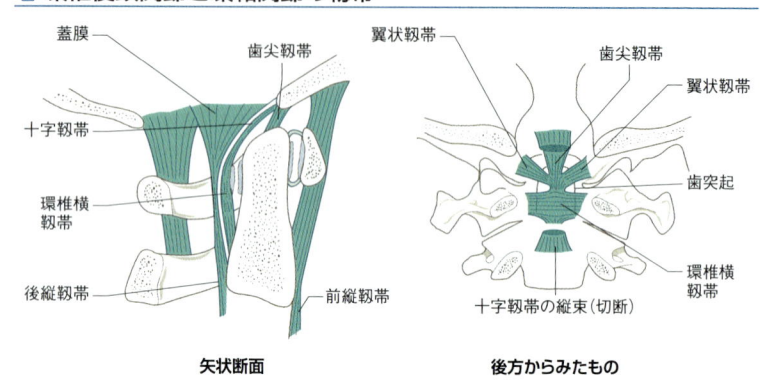

矢状断面

後方からみたもの

環椎後頭関節と環軸関節に関連する靱帯（椎弓を取り除いた縦断面）

前環椎後頭膜　環椎前弓と，外頭蓋底の大孔前縁との間に張り，その中央部は前縦靱帯が加わることにより厚い．

後環椎後頭膜　環椎後弓と，大孔の後縁との間に張る．その外側部は椎骨動脈と第 1 頸神経を通すアーチを作る．

環椎横靱帯　両側の外側塊の内側面に付着し，歯突起の後方を走行する太くて強い線維束である．中央部では線維束が大孔の前縁まで上行する：もう 1 つの線維束が歯突起体部の後面まで下行する．この 2 つの縦束と環椎横靱帯が**十字靱帯**を形成する．

蓋膜　軸椎椎体の後面から大孔の前縁へ走行し，下方の後縦靱帯と連続する幅広い薄板．外方では蓋膜は，環椎の後面と軸椎椎体の間を斜めに走行する副環軸靱帯と合流する．

翼状靱帯　歯突起尖端の両側面から前外方に走行して後頭顆の内側面に付く短くて丸みのある丈夫な線維束．頭部の回旋を制限するので制御靱帯とも呼ばれる．

歯尖靱帯　歯突起尖端と大孔前縁との間に張る細長い線維束．

腰仙連結と関連靱帯

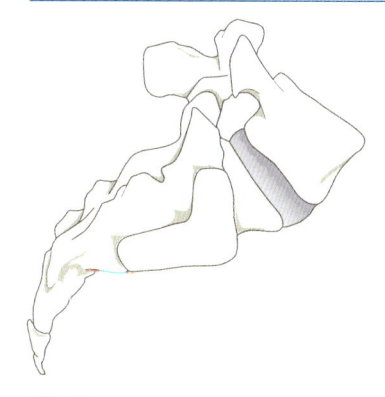

腰仙連結

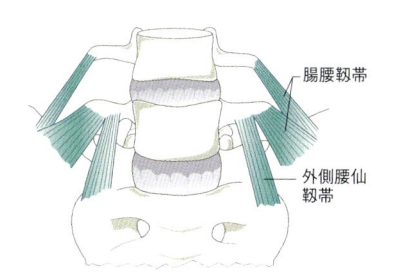

腸腰靱帯と外側腰仙靱帯

　腰仙連結は，第5腰椎と第1仙椎との連結である．仙骨の上面は水平面から前方へ30°傾斜している．

　両者の椎体は楔状の椎間円板で分離されているが，両者の関節突起間の連結は滑膜性である（狭義の関節である）．

　前・後縦靱帯，黄色靱帯，棘間靱帯，および棘上靱帯に加えて，以下の2つの靱帯が腰仙連結を支える．

- **腸腰靱帯**は第5腰椎の横突起尖端から腸骨稜内唇へ張る．第4腰椎の横突起からより細い線維束が腸骨稜へ張る．
- **外側腰仙靱帯**は第5腰椎の横突起下端から仙骨翼へ張る．

▶動き：屈曲，伸展および側屈．

　腰仙連結は，仙骨が前傾しているために第5腰椎が前方へ滑走する傾向があるので，脊柱での弱い連結部である．第5腰椎の前方への滑走は関節突起，関節円板，棘突起に付着する靱帯，および椎骨より後部に存在する筋群で阻止されている．腰椎棘突起の関節間部骨折により，第5腰椎は第1仙椎上を前方にすべり，**脊椎すべり症**の状態となる．

安定性

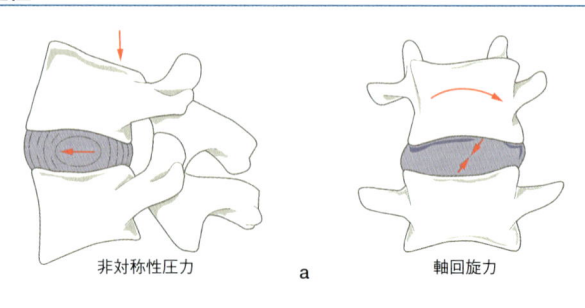

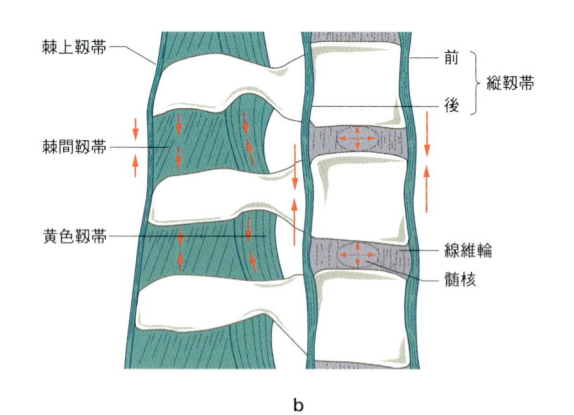

(a) 非対称性圧力と軸回旋力への椎間円板の反応；(b) 椎間円板と靱帯との相互作用により安定化する

　椎体間の線維軟骨結合は，上下に隣り合う椎骨間の可動性を制限する．線維輪線維には，椎間円板の吸水能力によってもたらされる負荷により常に張力がかかっている．
　非対称性圧力が加わると，髄核は力が加えられた部位から遠ざかることになり，線維輪へ加わる圧が増加して上位の椎骨を元の位置に戻すことになる．軸回旋方向に力が加わると，髄核を押しつけている動きの方向とは反対方向に線維輪線維は伸張し，これにより線維輪を"押し返し"て動きを制限する．
　椎間円板の静水圧的な特性により，隣り合う椎体を"押し離し"て椎骨間にあるすべての靱帯を緊張させる．このような靱帯と椎間円板との相互作用により動きへのかなりの抵抗を生み出し，それゆえに安定性を高める．しかしながら，このような機構が効果的に働くためには椎弓が椎体に堅固に結合していなければならない．

脊柱 ■ **185**

脊柱の動き

図中ラベル: 伸展、屈曲、側屈、軸回旋

脊柱の動き

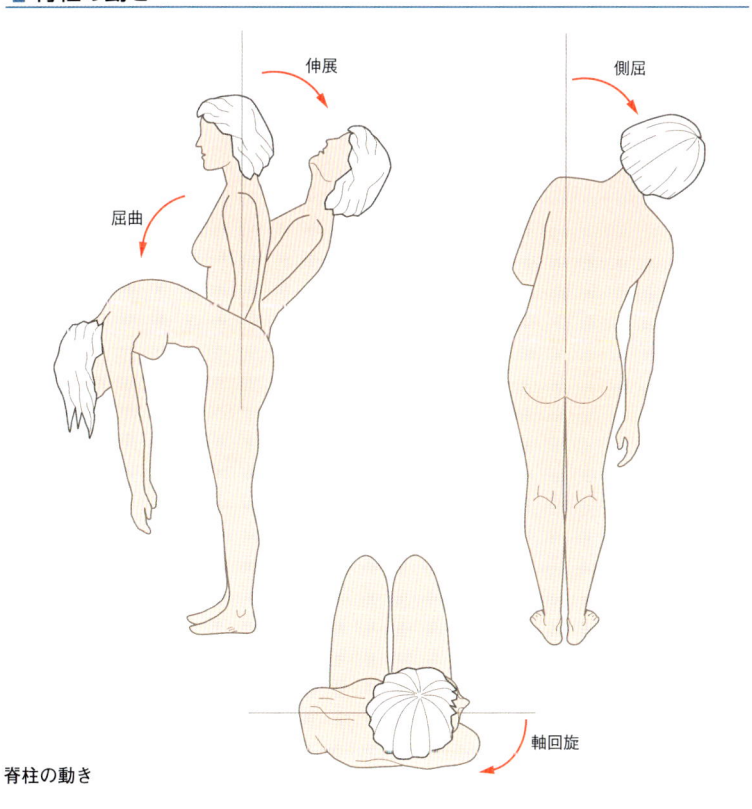

　隣り合う椎骨間の動きは，わずかに順応性がある椎間円板によるものであり，各々の部位で可能な動きのタイプは主として関節突起の形と方向により決定される．頸椎部や腰椎部のように椎体に比べて相対的に椎体円板が厚いところでは，動きが増加する．連続する椎骨間の動きの程度は小さいけれども，脊柱全体での動きを合計すれば可動域はかなり大きくなる．

　基本的な動きは横軸における屈曲（前方への曲げ）と伸展（後方への曲げ），前後軸における側屈（曲げ）および垂直軸における右方向または左方向への軸回旋である．これらのうちで，側屈と軸回旋は連動した動きであり，どちらも他と独立しては起こり得ない．

後頭下部の動き

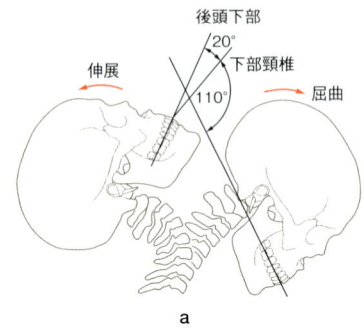

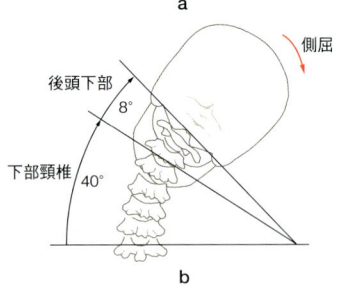

屈曲と**伸展**は主に環椎後頭関節で起こる．屈曲時や伸展時には後頭顆は環椎の上関節面上をそれぞれ後方と前方へ滑走する．

側屈は，環椎に対する後頭骨の動き（およそ5°）と第3頸椎に対する軸椎の動き（およそ3°）からなる．

軸回旋は環椎が歯突起の周囲を回旋することである．一側への回旋は反対側へのわずかな側屈を伴う．

▶ **副次的な動き**：環椎後弓に力を加えると，環椎外側塊は頭蓋骨に対して前方に滑走できる．頭部はまた横方向にも動くことができ，一方の関節面を他方の関節面に対して滑走させる．

この関節の**伸延**は頭部牽引によりなされる．

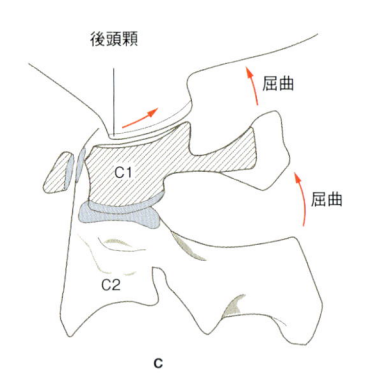

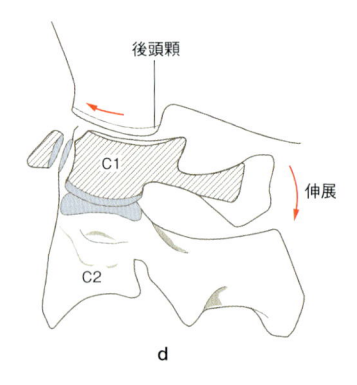

後頭下部の(a)屈曲と伸展および(b)側屈；(c, d)環椎後頭関節と環軸関節における(c)屈曲時と(d)伸展時の環椎の動き

下部頸椎の動き

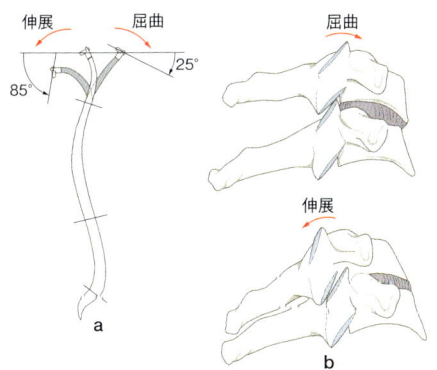

(a) 屈曲と伸展の可動域；(b) 椎骨の動き

屈曲と伸展の可動域は合計でおよそ110°であり，伸展の可動域がはるかに大きい．屈曲時には上位椎骨は前方に傾斜しかつ滑走する．そしてその際，下関節突起は前上方に動いて椎間孔の前部を圧迫し椎間孔の後部を広げる．伸展時にはこの逆の動きが起こる．

下部頸椎における屈曲と伸展は椎体鉤状関節により誘導される．

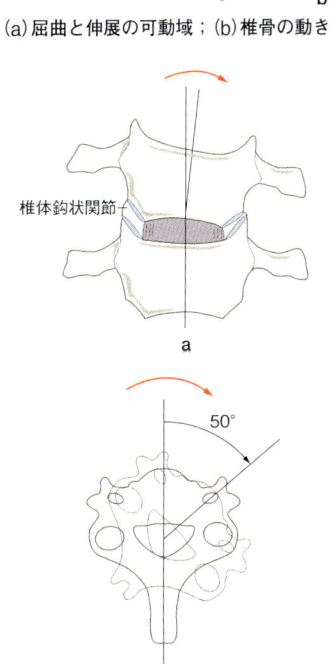

(a) 側屈時の椎体の動き；(b) 軸回旋

関節面の形態により，側屈と回旋は連動した動きとなる．

側屈は片側におよそ40°の可動域であり，同側への回旋を伴う．

回旋は片側におよそ50°の可動域であり，回旋が起こる側で関節突起同士は離れ，椎間孔が狭くなる．反対側では上関節突起に対して下関節突起が動き，椎間孔を広げる．

▶ **副次的な動き**：棘突起，横突起または関節突起へ力を加えることにより，局所の副次的な動きが引き起こされる．頸部の牽引は一般的には神経根を椎間孔のところで脊髄の方向へ引き戻す．

胸椎の動き

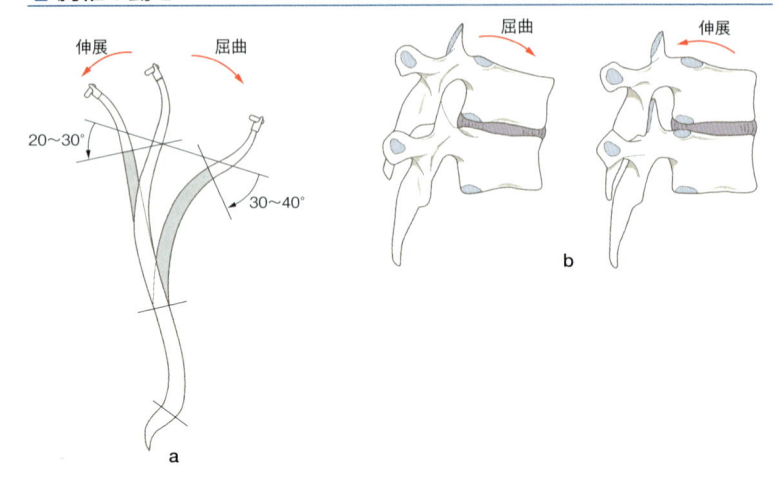

(a) 屈曲と伸展の可動域；(b) 椎骨の動き

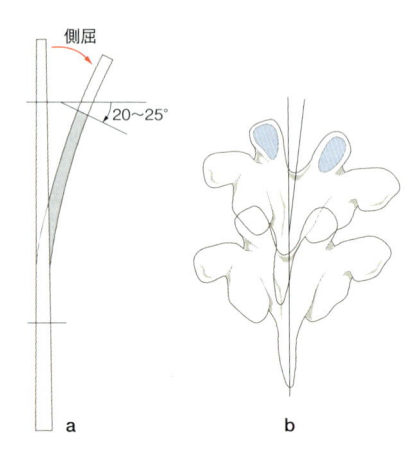

(a) 側屈の可動域；(b) 椎体の動き

　屈曲と伸展の可動域を合計すると50〜70°である；両方の動きは胸郭により制限される．

　屈曲時には，上位椎骨の下関節突起は下位椎骨の上関節突起上を上方に動いて，椎間孔の後部を大きく開き，椎間円板の前部を圧迫する．

　伸展時には，椎骨は後方に動くが，それは関節突起と棘突起の衝突により制限される．

　側屈は回旋と連動した動きであり，完全側屈（片側で20〜25°）の際はおよそ20°の回旋が起こる．

　側屈では，2つの上下に隣り合う椎体の関節突起は互いに関連して滑走するので，胸椎の下半部がより自由となる．

　側屈は胸郭の形を変える．側屈の反対側の肋間隙は広がり，同側の肋間隙は狭くなる．

　回旋は片側でおよそ35°の可動域を有するが，それは肋骨で制限され椎骨関節面の方向で促進される．歩行時には胸腰椎部での回旋が重要である．

腰椎の動き

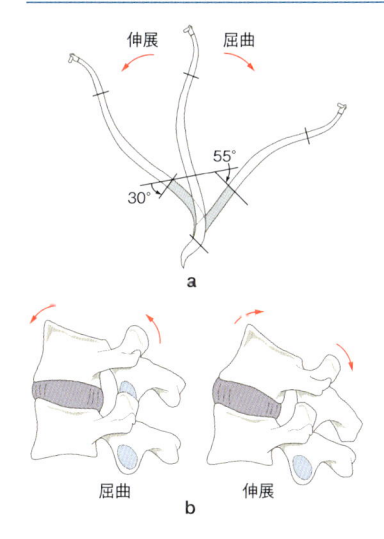

屈曲と伸展は比較的自由にでき，その可動域は合計するとおよそ85°である．胸腰連結部では隣り合う腰椎間よりも動きが小さく，腰仙連結部では動きが最も大きい．屈曲時には関節面の接触面積は減少するが，伸展時にはそれは増加する．椎間孔の大きさと形も変化するが，それらは屈曲時には引き延ばされて狭くなる．

側屈の可動域は小児では片側でおよそ60°と大きいが，成人では20〜30°に減少する．腰仙連結部での側屈は最も小さい．

軸回旋は関節突起の形と方向により制限されるので，わずかな程度しか生じない．

▶ **副次的な動き**：腰椎棘突起の側方に力を加えると，小さな回旋が引き起こされる．乳頭突起あるいは棘突起に力を加えるとその椎骨が前方へ滑走する．

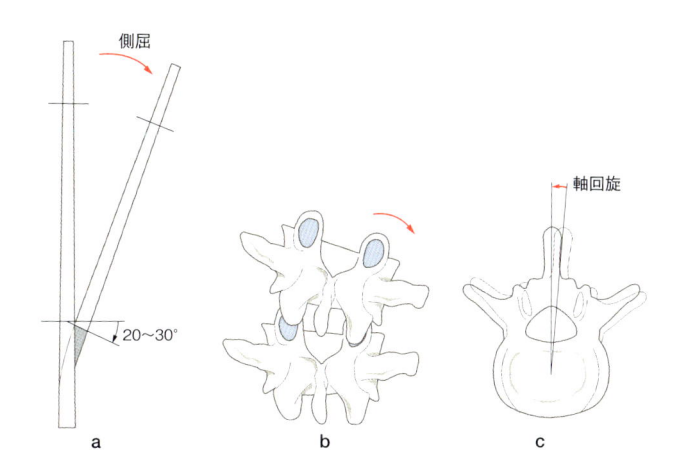

(a) 屈曲と伸展の可動域；(b) 椎骨の動き

(a) 側屈の可動域；(b) 椎骨の動き；(c) 軸回旋

第6頸椎の周囲構造

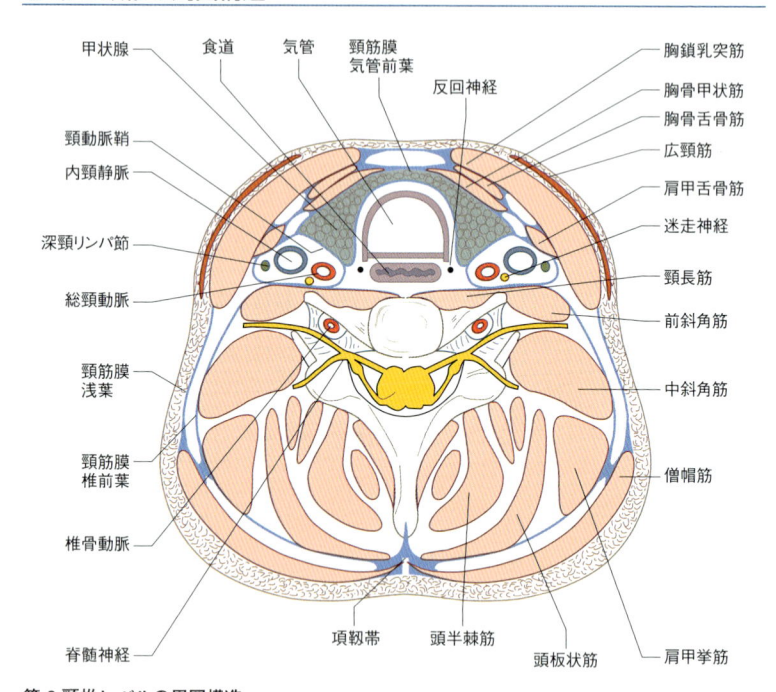

第6頸椎レベルの周囲構造

甲状腺／食道／気管／頸筋膜気管前葉／反回神経／胸鎖乳突筋／胸骨甲状筋／胸骨舌骨筋／広頸筋／肩甲舌骨筋／迷走神経／頸長筋／前斜角筋／中斜角筋／僧帽筋／肩甲挙筋／頭板状筋／頭半棘筋／項靱帯／脊髄神経／椎骨動脈／頸筋膜椎前葉／頸筋膜浅葉／総頸動脈／深頸リンパ節／内頸静脈／頸動脈鞘

　頸部では，輪郭が明確な筋膜が主要な筋群，内臓，主要な神経と血管などを包む．これらの筋膜は連続し骨に付着しているので，頸部のより深部の構造体をその内部に閉じ込める筋膜面や筋膜コンパートメントを形成する．

　椎後筋群は，頸筋膜浅葉に包まれていて，頸椎より後方に位置する．前外側に位置する頸動脈鞘は，総頸動脈/内頸動脈，内頸静脈，迷走神経（第X脳神経），および頸部交感神経幹などを包む．頸部の前部は2つのコンパートメントからなる：浅筋コンパートメントと，咽頭，食道，喉頭，気管，甲状腺および副甲状腺などを包むより深側の内臓コンパートメントである．

頸筋

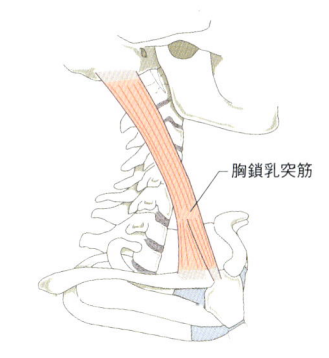

右側の側面

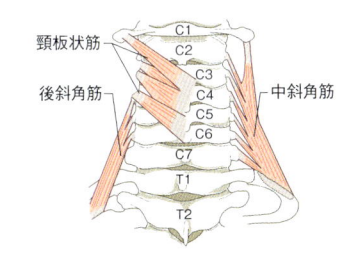

胸鎖乳突筋

後面

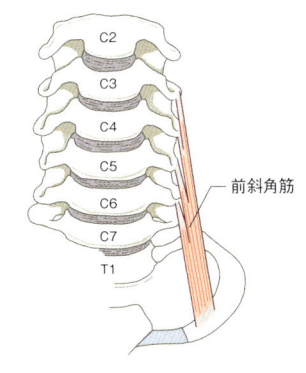

C1 C2 C3 C4 C5 C6 C7 T1 T2
頸板状筋
後斜角筋
中斜角筋

前面

C2 C3 C4 C5 C6 C7 T1
前斜角筋

胸鎖乳突筋 両側が働くと頸部を屈曲；片側が働くと同側への側屈と反対側への回旋．
- **起始**：胸骨頭-胸骨柄の前面；鎖骨頭-鎖骨内側1/3の上面．
- **停止**：乳様突起と上項線の外側1/3．
- **神経支配**：副神経(第XI脳神経)；頸神経前枝(C2, C3)．

> 胸鎖乳突筋は頸部を斜めに走行するので簡単に視診と触診ができる．この筋が攣縮すると，頸部が反対側に回旋し同側に側屈する**斜頸**が起こる．胸鎖乳突筋の起始/停止の逆転作用により，鎖骨と胸骨を挙上して努力吸息を補助する．

頸板状筋 両側が働くと頸部を伸展し，片側が働くと同側への側屈と回旋：第3〜6頸椎の棘突起に起始し第1〜4頸椎の横突起に停止する．
- **神経支配**：頸神経後枝(C5-C7)．

斜角筋群 3つの斜角筋は頸部を同側に側屈する．そして起始/停止の逆転作用により肋骨を挙上して努力吸息を補助する．前方の2筋は頸部の屈曲もする．

前斜角筋
- **起始**：第3〜6頸椎の横突起．
- **停止**：第1肋骨内側縁の前斜角筋結節．
- **神経支配**：頸神経前枝(C4-C6)．

中斜角筋
- **起始**：第1〜7頸椎の横突起．
- **停止**：第1肋骨の上面．
- **神経支配**：頸神経前枝(C3-C8)．

後斜角筋
- **起始**：第4〜6頸椎の横突起．
- **停止**：第2肋骨の外側面．
- **神経支配**：頸神経前枝(C6-C8)．

頸筋

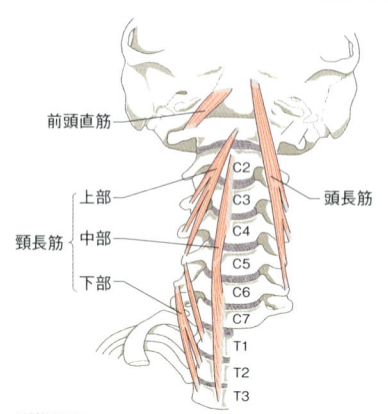

頸椎前面

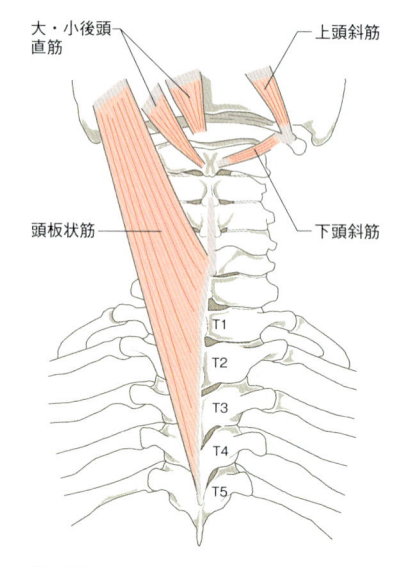

ラベル: 前頭直筋、頸長筋（上部・中部・下部）、頭長筋、C2–C7、T1–T3

頸椎後面

ラベル: 大・小後頭直筋、上頭斜筋、頭板状筋、下頭斜筋、T1–T5

頸長筋　頸部の屈曲．3部からなる：下部-第1～3胸椎体に起始して第5，6頸椎の横突起に停止する；中部-第5頸椎体～第3胸椎体から起始して第2～4頸椎体に停止する；上部-第3～5頸椎の横突起から起始して環椎の前結節に停止する．
▶**神経支配**：頸神経前枝(C3-C6)．

頭長筋　頭頸部の屈曲：第3～6頸椎の横突起に起始して後頭骨の底部に停止する．
▶**神経支配**：頸神経前枝(C1-C3，(4))．

前頭直筋　頭部の屈曲と安定化：環椎外側塊の前部から起始して後頭骨の底部に停止する．
▶**神経支配**：頸神経前枝(C1，C2)．

頭板状筋　両側が働くと頭頸部を伸展し，片側が働くと頭頸部を側屈と回旋して顔面を同側に向ける．項靱帯と第7頸椎～第4胸椎の棘突起から起始して乳様突起と上項線外側部に停止する．
▶**神経支配**：頸神経後枝(C3-C5)．

大・小後頭直筋　両側が働けば頭部の伸展と環椎後頭関節の安定化：大後頭直筋-軸椎の棘突起から起始して下項線外側部に停止する．小後頭直筋-環椎の後結節から起始して下項線内側部に停止する．
▶**神経支配**：頸神経後枝(C1)．

上・下頭斜筋　上頭斜筋は環椎の横突起から起始し下項線外側部に停止して，頭部を伸展する．下頭斜筋は軸椎の棘突起から起始し環椎の横突起に停止して，顔面を同側に回旋する．両筋は環軸関節を安定化させる．
▶**神経支配**：頸神経後枝(C1)．

背筋

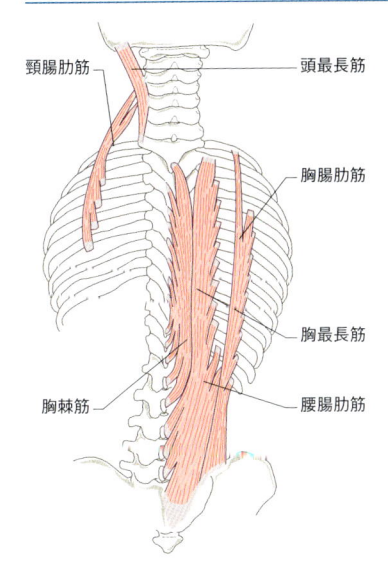

脊柱起立筋の後面

図中のラベル:
- 頸腸肋筋
- 頭最長筋
- 胸腸肋筋
- 胸最長筋
- 腰腸肋筋
- 胸棘筋

脊柱起立筋は，脊柱の全長に沿って走行する数個の部分からなる複雑で大きな筋である．この筋は広い腰仙部の起始を有し，筋が上方に走行中に3つの柱状構造に分かれ，各柱状構造はさらに3つの部位に分かれる．

▶ **起始**：第11胸椎〜第5腰椎の棘突起と棘上靱帯，後仙骨稜，仙結節靱帯，および腸骨稜後部．

腸肋筋 脊柱起立筋の外側部を占め，以下の3つに分かれる：**腰腸肋筋**-下位6肋骨に停止する；**胸腸肋筋**-下位6肋骨から起始して上位6肋骨に停止する；**頸腸肋筋**-上位6肋骨から起始して第4〜7頸椎の横突起に停止する．

最長筋 脊柱起立筋の中間部を占め，以下の3つに分かれる：**胸最長筋**-腰椎の横突起から起始して全胸椎の横突起と下位10肋骨の隣接部に停止する；**頸最長筋**-第1〜6胸椎の横突起に起始して第2〜6頸椎の横突起に停止する；**頭最長筋**-第1〜5胸椎の横突起と第4〜7頸椎の関節突起に起始して乳様突起に停止する．

棘筋 脊柱起立筋の内側部を占める相対的に小さな筋であり，胸棘筋，頸棘筋および頭棘筋に分かれるが，後者の2筋は隣り合う筋と合流する：**胸棘筋**-第11胸椎〜2腰椎の棘突起に起始して第1〜6胸椎の棘突起に停止する．

▶ **神経支配**：近くの脊髄神経後枝．

脊柱起立筋のこれらすべての筋が両側で一緒に働くと，腰椎，胸椎，頸椎および頭部を伸展する．片側だけが働くと同側の側屈と回旋が起こる．

機能的には，脊柱起立筋は人の立位姿勢を保持する働きをする．片脚立ちの際，非荷重側（遊脚側）の脊柱起立筋は働いて骨盤の落下を阻止する．

脊柱起立筋は腰椎の両側で簡単に触診できる．

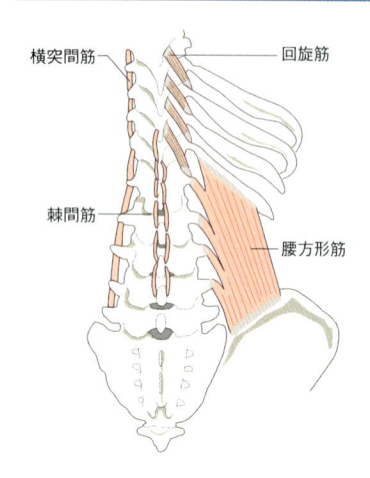

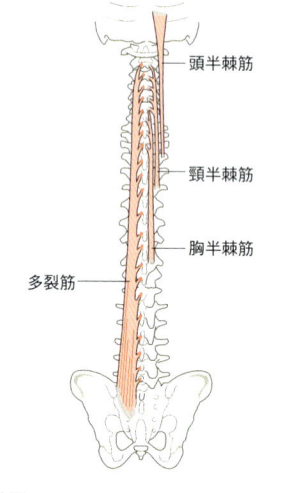

背筋

腰方形筋 両側が働くと腰椎を伸展する．片側が働くと同側へ側屈または片脚立ちの時起始停止の逆転作用により同側の骨盤のレベルを維持する．
- **起始**：腸腰靱帯と腸骨稜内側部．
- **停止**：第12肋骨の内側半と腰椎横突起．
- **神経支配**：脊髄神経前枝（T12-L4）．

多裂筋 脊柱の回旋，伸展および側屈．
- **起始**：仙骨後面，腰椎の乳頭突起，胸椎の横突起および下位5頸椎の関節突起．
- **停止**：筋線維束は3層を形成して上内側に走行して第5腰椎～第1頸椎の棘突起に停止する．
- **神経支配**：近くの脊髄神経後枝．

半棘筋 脊柱の回旋と伸展．
 3部からなる．胸半棘筋-第6～10胸椎の横突起に起始して第6頸椎～第2胸椎の棘突起に停止する；頸半棘筋-第1～6胸椎の横突起から起始して第2～6頸椎の棘突起に停止する．頭半棘筋-第1～6胸椎の横突起と第4～7頸椎の関節突起に起始して頭蓋骨の上・下項線に停止する．
- **神経支配**：近くの脊髄神経後枝．

横突間筋と棘間筋 横突間筋は脊柱を側屈し，棘間筋は脊柱を伸展する．両筋は横突起間または棘突起間をそれぞれ走行する筋の細長い小片である；両筋は隣り合う椎骨を安定化させる．

回旋筋 脊柱を回旋し胸椎部で最も発達している．横突起から起始して上方の椎骨の椎弓板に停止する．
- **神経支配**：横突間筋，棘間筋および回旋筋は近くの脊髄神経後枝．

後面

腹筋

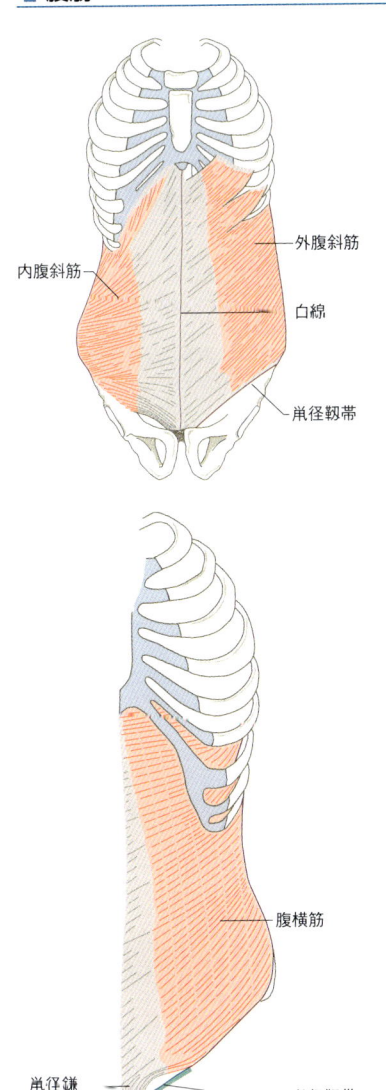

外腹斜筋 筋線維束が内下方に走行する最外層の薄板状の筋.
- **起始**:下位8つの肋骨の外側縁と肋軟骨.
- **停止**:広い腱膜を形成して,剣状突起から恥骨結合へ走行する線維束である**白線**に停止し反対側のものと合流する.腸骨稜の前2/3の外唇;下方の自由縁は,上前腸骨棘と恥骨結節の間に張る**鼡径靭帯**を形成する.

内腹斜筋 筋線維束が上方や内方に走行する中間層の筋
- **起始**:鼡径靭帯の外側2/3,腸骨稜の前2/3と胸腰筋膜(大腰筋,腰方形筋および脊柱起立筋を包む筋膜から形成).
- **停止**:下位4肋骨,白線で反対側のものと合流して腱膜を形成;鼡径靭帯から起始する部分の腱は腹横筋からのものと合流して恥骨稜に付着する**鼡径鎌(結合腱)**を形成する.

腹横筋 筋線維束が横走する最深層の筋.
- **起始**:鼡径靭帯の外側1/3,腸骨稜内唇の前2/3,胸腰筋膜,および下位6肋骨と肋軟骨の内表面.
- **停止**:白線で反対側のものと合流して腱膜を形成;鼡径靭帯から起始する部分の腱は内腹斜筋のものと合流して**鼡径鎌(結合腱)**を形成する.
- **神経支配**:上記の3つの筋のすべては,下位6または7胸神経と第1腰神経の前枝で支配される.

内・外腹斜筋と腹横筋の前面

腹筋

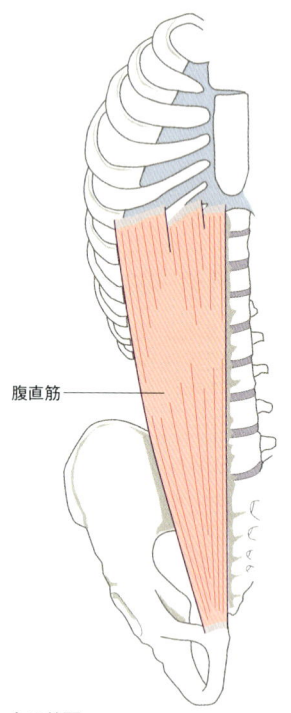

腹直筋 腹直筋鞘に包まれて腹部前面を下行する．3つの腱画(中間腱)が筋を横走して，あたかも"6本入りのケース"のような外観を呈する．
- ▶ **起始**：恥骨結合の前面と恥骨稜．
- ▶ **停止**：剣状突起，第5～7肋骨の肋軟骨．
- ▶ **神経支配**：下位6または7胸神経．

腹筋の作用
- ■ 体幹の屈曲－両側の外・内腹斜筋と腹直筋の作用による．"起始停止の逆転作用"により肋骨を固定し，骨盤を引き上げて"骨盤傾斜"を改める．
- ■ 体幹の側屈－同側の外・内腹斜筋と腹直筋の作用による．"起始停止の逆転作用"により同側の骨盤は挙上される(歩行時のように)．
- ■ 体幹の左への回旋は左の内腹斜筋と右の外腹斜筋の作用による．

> 腹筋はともに働いて腹圧を高める．横隔膜が固定されると，この過程は嘔吐，分娩，排便および排尿などでの"排出行為"を生み出す．咳やくしゃみでは腹筋の収縮でもたらされた内圧の増加により横隔膜を上方に押し上げる．腹筋はまた，体幹の安定性にも貢献する．

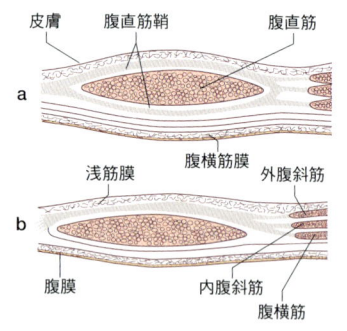

右の前面

腹直筋鞘 2つの腹直筋を包み，正中線上の白線のところで出会う腹筋腱膜で形成される．図に示すように，下腹部では層形成が変わる．

> 妊娠後期では白線は引き延ばされる．もしそれが正常の幅に戻らない場合は**腹直筋離開**と呼ばれる．

腹直筋鞘の構成：(a)上腹部(弓状線より上部)と(b)下腹部(弓状線より下部)

筋膜

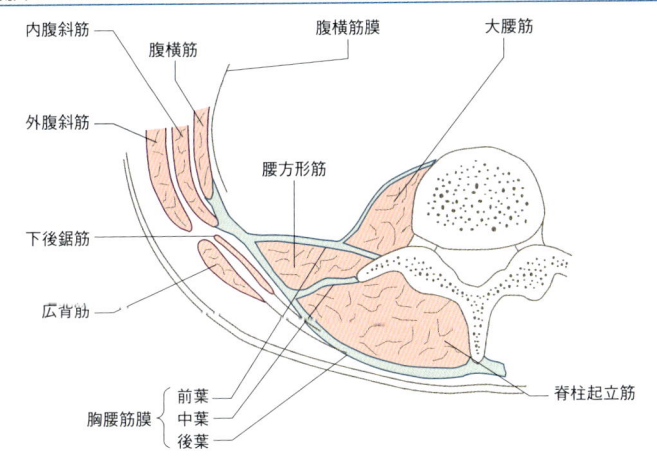

図ラベル（上図）: 内腹斜筋、腹横筋、腹横筋膜、大腰筋、外腹斜筋、腰方形筋、下後鋸筋、広背筋、胸腰筋膜｛前葉／中葉／後葉｝、脊柱起立筋

胸腰筋膜の構成

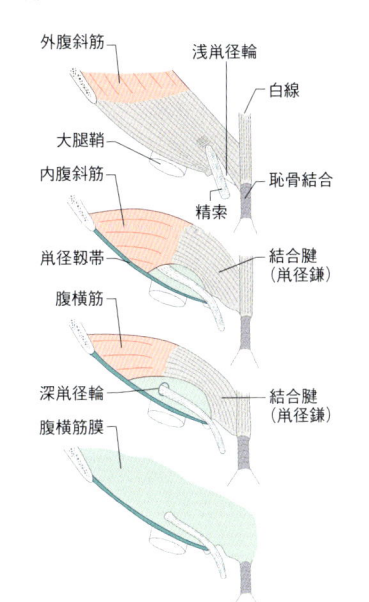

図ラベル: 外腹斜筋、浅鼠径輪、白線、大腿鞘、恥骨結合、内腹斜筋、精索、鼠径靱帯、結合腱（鼠径鎌）、腹横筋、深鼠径輪、結合腱（鼠径鎌）、腹横筋膜

胸腰筋膜は大腰筋、脊柱起立筋および腰方形筋を被い、自由縁となって第12肋骨と腸骨稜の間を走行する。2つの腹筋（腹横筋と内腹斜筋）がこの自由縁に付着する（上図）。鼠径管は腹壁を斜めに貫く4cm長の管である。鼠径管は腹横筋膜内の**深鼠径輪**から始まり、鼠径靱帯の内側端に位置する外腹斜筋の腱膜内の**浅鼠径輪**で終わる。鼠径管の床は鼠径靱帯であり、前壁は外腹斜筋腱膜であり、後壁は結合腱（鼠径鎌）で補強された腹横筋膜であり、さらに天井は内腹斜筋と腹横筋の弓状線維束で形成されている。

鼠径管の中を精索（男性）、子宮円索（女性）、および腸骨鼠径神経が通る。

> 鼠径管は前腹壁における弱い部分である。まれではあるが、腹圧が上昇した時腹部内臓が鼠径管に押し込まれて、**鼠径ヘルニア**になることがある。

鼠径管の構成（男性）：上図が最も浅側を、下図が最も深側を、それぞれ示す

まとめ―筋と動き

体幹
屈曲
腹直筋
外腹斜筋
内腹斜筋
大・小腰筋
伸展
腰方形筋
多裂筋
半棘筋
脊柱起立筋
回旋
内腹斜筋
外腹斜筋
多裂筋
回旋筋
半棘筋
側屈
腰方形筋
横突間筋
外腹斜筋
内腹斜筋
腹直筋
多裂筋

呼吸筋
吸息
横隔膜
肋間筋
肋骨挙筋
上後鋸筋
呼息
胸横筋
肋下筋
下後鋸筋
外腹斜筋
内腹斜筋
腹横筋
広背筋

頭頸部
屈曲
頸長筋
胸鎖乳突筋
前斜角筋
頭長筋
前頭直筋(頭部のみ)
側屈
前・中・後斜角筋
肩甲挙筋
胸鎖乳突筋
頭板状筋
僧帽筋
脊柱起立筋
外側頭直筋(頭部のみ)
伸展
肩甲挙筋
頸板状筋
僧帽筋
頭板状筋
脊柱起立筋
大・小後頭直筋(頭部のみ)
上頭斜筋(頭部のみ)
回旋
頸半棘筋
多裂筋
前斜角筋
頭板状筋
頸板状筋
胸鎖乳突筋
下頭斜筋(頭部のみ)
大後頭直筋(頭部のみ)

神経支配

頸神経叢

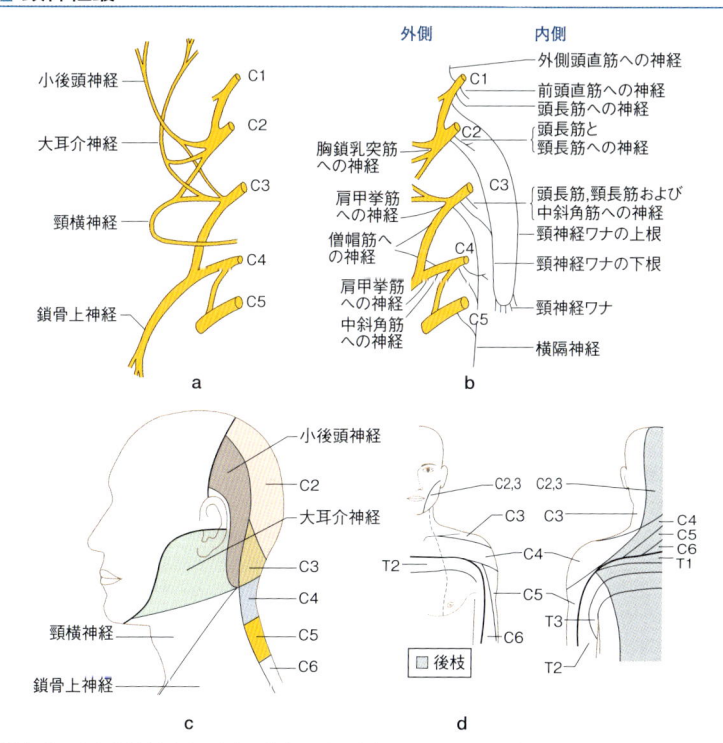

頸神経叢：(a)浅枝(皮枝)；(b)深枝(筋枝)；(c)皮膚分布；(d)デルマトーム(皮節)

上図で頸神経叢(C1-C4)の構成と分布を示し，C5は腕神経叢の一部となる．
頸神経叢の皮枝は(a)に示し，その分布は(c)に示した．(b)では筋枝はそれらが支配する筋の名称で示した．デルマトーム(皮節)は(d)に示した．

横隔神経(C3-C5) 左右の横隔神経は頸部，胸部および横隔膜を通って，横隔膜の下面から横隔膜を支配する．横隔神経の主要な部分はC4由来である．

横隔膜が高位の脊髄根(C3-C5)の支配を受けるので，脊髄損傷がC4とC5の境界部までの高さより下位のレベルであれば神経支配は残存する．横隔膜の片側の活動を残したままで他側の横隔神経を切断することが可能である．

肋間神経

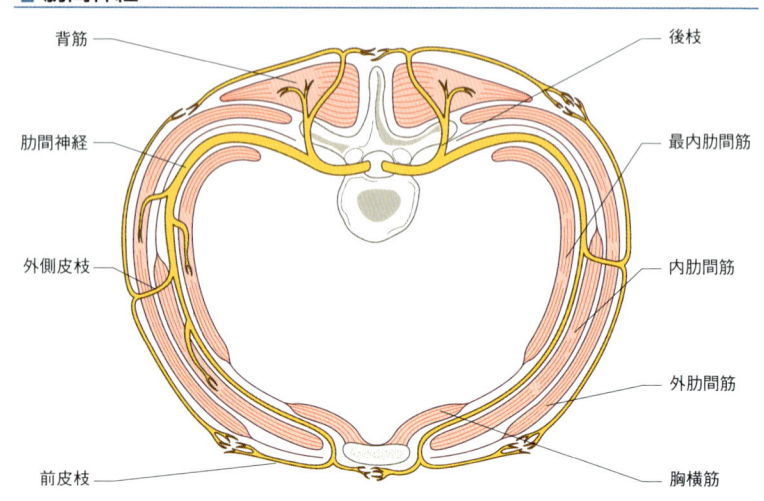

典型的な肋間神経の走行と分布

　典型的な肋間神経は，その肋間神経と同名の肋骨直下の椎間孔を通って外方に走行する．各肋間神経はその部位に存在する肋間筋を支配する．下位6つの肋間神経は前腹壁に達して同側の4つの腹筋を支配する．肋間神経の皮膚支配領域は体幹を取り巻く一連の平行な横走帯となる．

　脊髄神経の後枝は後方に走行して背部の皮膚と固有背筋に分布する．

脊髄節と脊髄神経

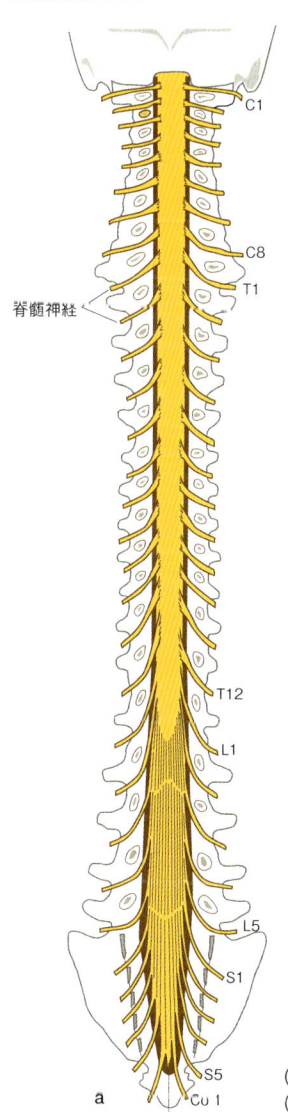

初期発生においては脊髄は骨からなる脊柱と同じ長さであり，各々の脊髄神経は水平方向に走行する．胎児の発達が進むと，成長が異なるために骨からなる脊柱が脊髄よりも長くなる．硬膜からなる嚢はこの変化に適合して第2仙椎レベルまで延びる．他方，脊髄は第1/2腰椎の椎間円板レベルで終わる．

脊髄は連続した構造であるが，脊髄を片側で単一の感覚根が入り，かつ単一の運動根が出る**脊髄節**に分けることは有用である．

成人でも，神経根は依然として発生当初と同じ椎間孔を通る．頸椎での神経根は水平方向に走行するが，腰椎や仙椎では神経根はその脊髄節からある距離下行して椎間孔に至る．第2腰椎より下方の脊柱管では，いわゆる**馬尾**を形成する下行性の神経根しかみられない．

> 脊髄損傷のレベルを診断することは，椎骨のレベルと神経学レベルとの相互関係が場所により異なるために複雑である．
>
> 大脳皮質の錐体細胞の損傷/病変は上位運動ニューロン障害を引き起こす．他方，脊髄内の運動ニューロンの損傷/病変は下位運動ニューロン障害を引き起こす．

(a) 椎弓板を切除して後方からみた脊髄と脊髄神経；
(b) 脊髄は脊髄節に分かれる

脊髄神経と神経叢

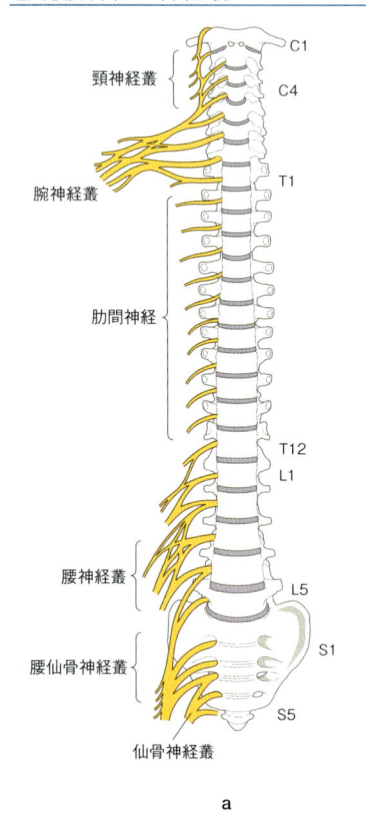

神経叢は，異なる脊髄神経の前枝が合流して末梢神経を形成するものである．

胸部では**肋間神経**は肋間隙を単独で走行し，神経叢を形成しない．

頸神経叢はC1-C4で，**腕神経叢**はC5-T1で，**腰神経叢**はL1-L4で，**腰仙骨神経叢**はL4-S3で，**仙骨神経叢**はS3-S5でそれぞれ構成される．

これらの神経叢の詳細は本書の別のところで記述する．

前根と**後根**は脊柱管内で脊髄とつながり，両根は合体して**脊髄神経**となり椎間孔から出る．その後，脊髄神経は**前枝**と**後枝**に分かれる．

後枝は背部と頸部の筋と皮膚を支配し，前枝は主に神経叢を形成して四肢と体幹の筋と皮膚を支配する．

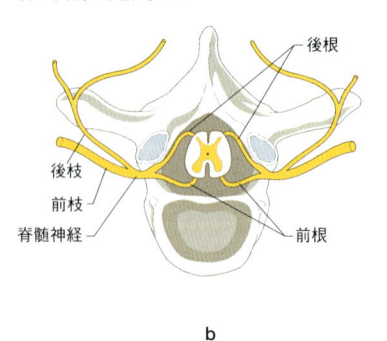

(a) 脊髄神経の前枝からなる主要な神経叢の構成；(b) 脊髄神経，前枝および後枝の構成

脊髄の内部構造と動脈分布

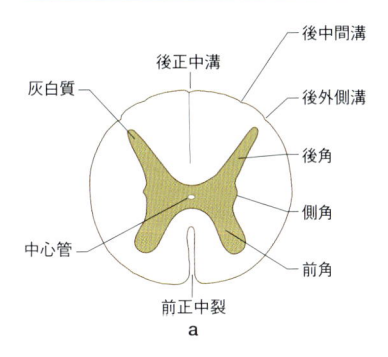

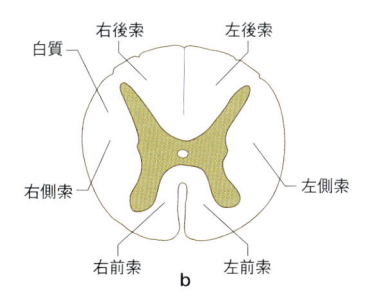

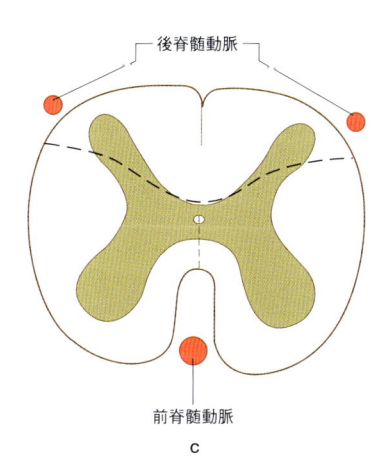

脊髄の中央部は、ニューロンの細胞体が存在する**灰白質**である。**前角**には随意筋を支配するニューロンが存在し、そこから発する軸索は前根を通って脊髄を離れる。**後角**には後根を通って入る感覚情報にかかわるニューロンが存在する。T1-L2の小さな**側角**には、自律神経系の一部を構成するニューロンの細胞体が存在する。

脊髄の周辺部は、神経路を構築して脳幹との間や脊髄節間の神経情報を伝える軸索が存在する**白質**である。白質は、**側索**、**後索**および**前索**の3つに分けられる。

脊髄に分布する動脈は椎骨動脈からの枝であり、脊髄前面に沿って下行する1本の**前脊髄動脈**である。脊髄への血液供給はほとんど前脊髄動脈を介してなされるが、それに加えて、脊髄のさまざまなレベルの肋間動脈や腰動脈から分枝したより細い動脈も脊髄に血液供給する。

より細い**後脊髄動脈**は脊髄の後外側面を下行して狭い隣接領域に血液供給する。

脊髄の横断面：(a)灰白質、裂および溝（名称の付いた）、(b)白質（名称の付いた）および(c)動脈分布をそれぞれ示す

脊髄髄膜

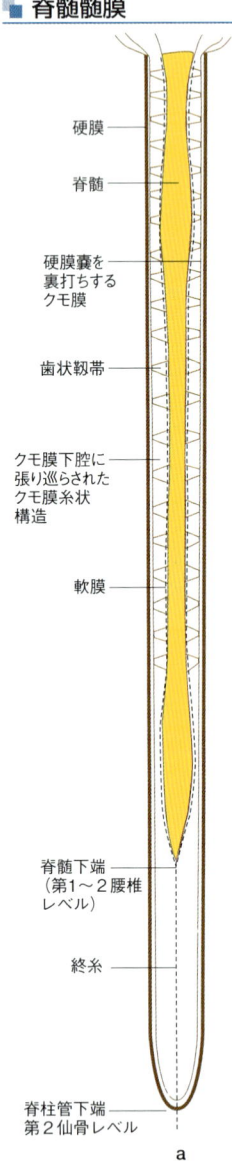

脊髄は髄膜に取り巻かれて保護されており，脳脊髄液(CSF)中に存在する．外層の**硬膜**は丈夫で，線維性(交織密性結合組織)であり，大後頭孔の縁に付着し第2仙骨まで達する．

中間層の**クモ膜**は硬膜を裏打ちし，クモ膜と軟膜との間に**クモ膜下腔**を作る；クモ膜下腔には糸状構造の網目("クモの巣")が張り巡らされている．クモ膜下腔では軟膜は21対の**歯状靱帯**と，脊髄を下方へ固定する**終糸**を形成する．

脳室内の脈絡叢で絶え間なく分泌され，第四脳室を通ってクモ膜下腔に流入するCSFでクモ膜下腔は満たされている．CSFは脳と脊髄の周囲を循環し，クモ膜顆粒を通じて硬膜静脈洞へ再吸収される．CSFは脳と脊髄を保護する．

外側へ飛び出す脊髄根が髄膜を貫く際には，短い距離だけ硬膜を外側に運ぶ．これを**硬膜袖**と呼ぶ．

(a)脊髄の周囲を取り巻く髄膜と(b)断面で脊髄神経の周囲を示す

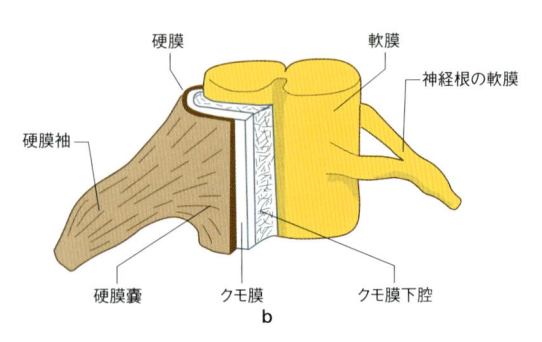

図中ラベル（a）：硬膜／脊髄／硬膜嚢を裏打ちするクモ膜／歯状靱帯／クモ膜下腔に張り巡らされたクモ膜糸状構造／軟膜／脊髄下端（第1〜2腰椎レベル）／終糸／脊柱管下端 第2仙骨レベル

図中ラベル（b）：硬膜／軟膜／神経根の軟膜／硬膜袖／硬膜嚢／クモ膜／クモ膜下腔

自律神経系，交感神経系とその効果

交感神経系は脊髄の胸腰部(T1-L2)から出る．節後線維から放出される主な神経伝達物質はノルアドレナリンである．

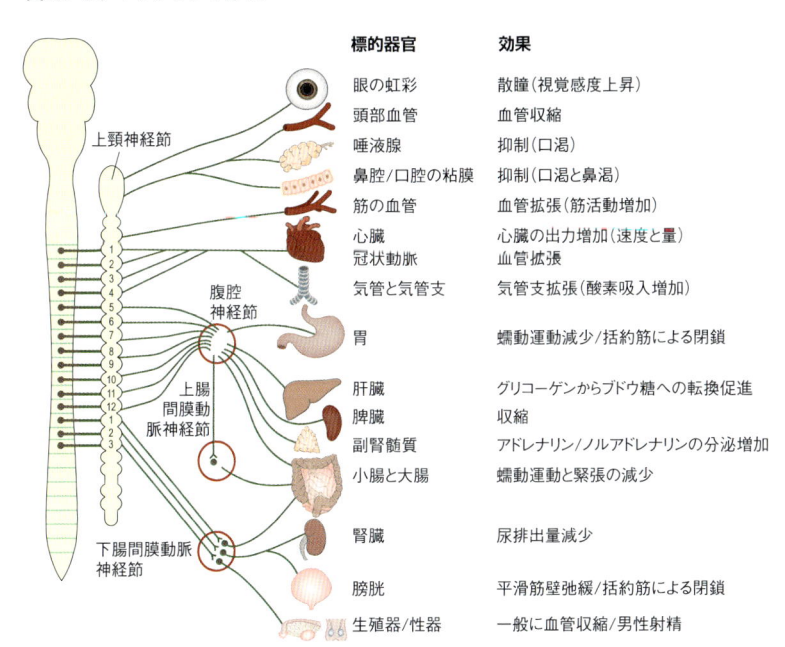

	標的器官	効果
上頸神経節	眼の虹彩	散瞳（視覚感度上昇）
	頭部血管	血管収縮
	唾液腺	抑制（口渇）
	鼻腔/口腔の粘膜	抑制（口渇と鼻渇）
	筋の血管	血管拡張（筋活動増加）
	心臓	心臓の出力増加（速度と量）
	冠状動脈	血管拡張
	気管と気管支	気管支拡張（酸素吸入増加）
腹腔神経節	胃	蠕動運動減少/括約筋による閉鎖
	肝臓	グリコーゲンからブドウ糖への転換促進
上腸間膜動脈神経節	脾臓	収縮
	副腎髄質	アドレナリン/ノルアドレナリンの分泌増加
	小腸と大腸	蠕動運動と緊張の減少
下腸間膜動脈神経節	腎臓	尿排出量減少
	膀胱	平滑筋壁弛緩/括約筋による閉鎖
	生殖器/性器	一般に血管収縮/男性射精

自律神経系，副交感神経系とその効果

副交感神経系は脳神経（Ⅲ，Ⅶ，Ⅸ，Ⅹ）を通って脳幹から出るものと，第2～4仙骨神経を通って脊髄から出るもの（頭仙系）がある．主な神経伝達物質はアセチルコリンである．

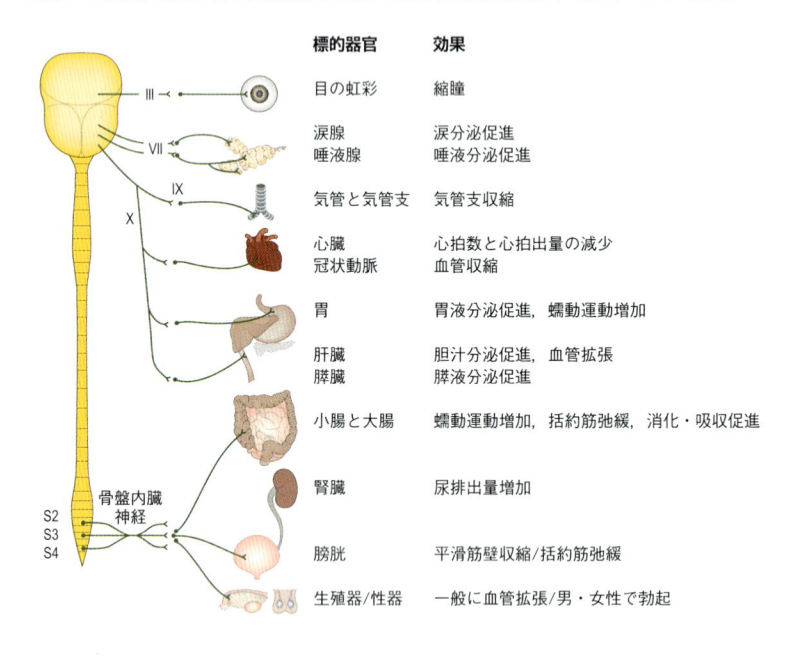

標的器官	効果
目の虹彩	縮瞳
涙腺	涙分泌促進
唾液腺	唾液分泌促進
気管と気管支	気管支収縮
心臓	心拍数と心拍出量の減少
冠状動脈	血管収縮
胃	胃液分泌促進，蠕動運動増加
肝臓	胆汁分泌促進，血管拡張
膵臓	膵液分泌促進
小腸と大腸	蠕動運動増加，括約筋弛緩，消化・吸収促進
腎臓	尿排出量増加
膀胱	平滑筋壁収縮/括約筋弛緩
生殖器/性器	一般に血管拡張/男・女性で勃起

血管

脊柱の動脈分布

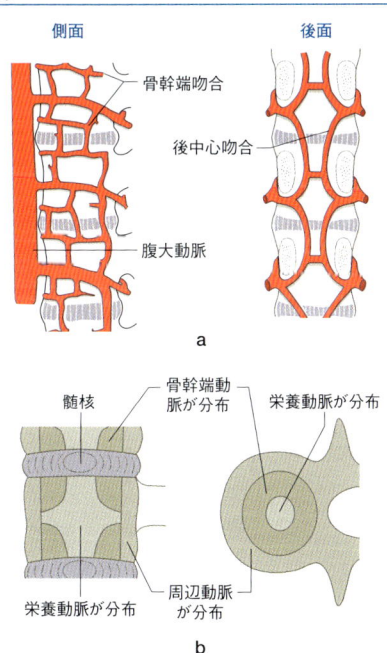

側面　　　　　後面

骨幹端吻合
後中心吻合
腹大動脈

a

髄核　　骨幹端動脈が分布　　栄養動脈が分布
周辺動脈が分布
栄養動脈が分布

b

(a)腰動脈とその枝との吻合；(b)椎体への血液供給は部位により異なる．
〔Radcliffe JF（1980）The arterial anatomy of the adult human lumbar vertebral body：a microarteriographic study. Journal of Anatomy, 131, 57-79. を改変〕

　脊柱には，その傍を走行する動脈の枝が分節性に分布する．頸椎部には椎骨動脈と上行頸動脈の枝が，胸椎部には後肋間動脈の枝が，腰椎部には腰動脈と腸腰動脈の枝が，さらに骨盤部には外側仙骨動脈の枝がそれぞれ分布する．これらのすべての分節性動脈は脊髄に分布する前・後脊髄動脈と吻合する．

脊柱の静脈分布

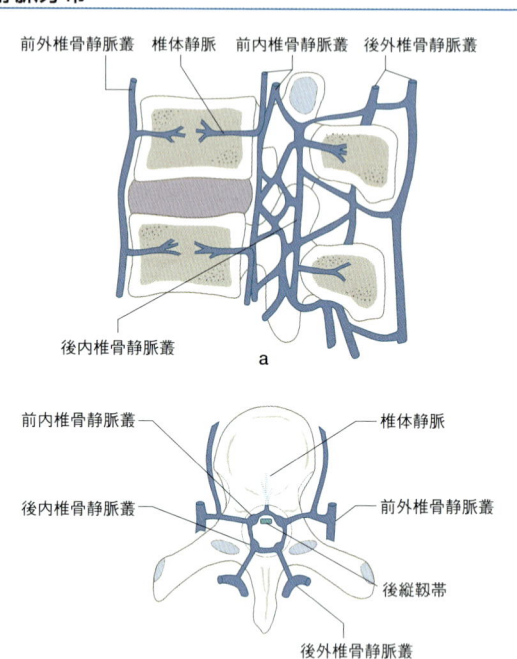

脊柱の静脈分布：(a)矢状断面；(b)横断面

脊柱の静脈は，脊柱の全長にわたってその内面と外面に広がる複雑な吻合静脈叢を形成する．これらの静脈叢は，椎間静脈を介して頸部の椎骨静脈，胸部の肋間静脈，背部の腰静脈および骨盤部の仙骨静脈へそれぞれ静脈血を送る．

腹部と骨盤

序論

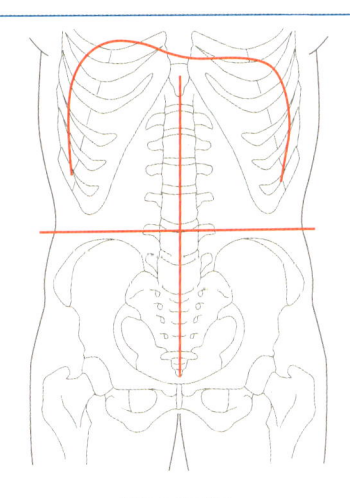

腹部の4区分法

右上腹部	左上腹部
肝臓 胆嚢 結腸（右結腸曲と横行結腸） 腎臓と副腎 十二指腸と膵頭 小腸	胃 脾臓 膵臓 腎臓と副腎 結腸（左結腸曲と横行結腸） 小腸（空腸）
右下腹部	**左下腹部**
上行結腸 盲腸 虫垂 小腸	下行結腸 S状結腸 小腸

腹部の4区分法

　腹部と骨盤は，主要な血管や神経とともに消化器系や泌尿生殖器系の主要な器官を含む．腹部と骨盤は上方の胸郭とは横隔膜で，また下方の会陰とは肛門挙筋で分けられている．

　腹部は上記のように臍を中心にして4つに区分される．臍の位置は個人差があるにもかかわらず，腹部のこの4区分法は臨床の場面で非常に多く使われる．

　腹部を区分するもう1つの方法は，2本の垂直方向の鎖骨中線と，水平方向の幽門横断面と腸骨稜結節平面を用いて腹部を9区分する，より詳しいものである．

消化器系

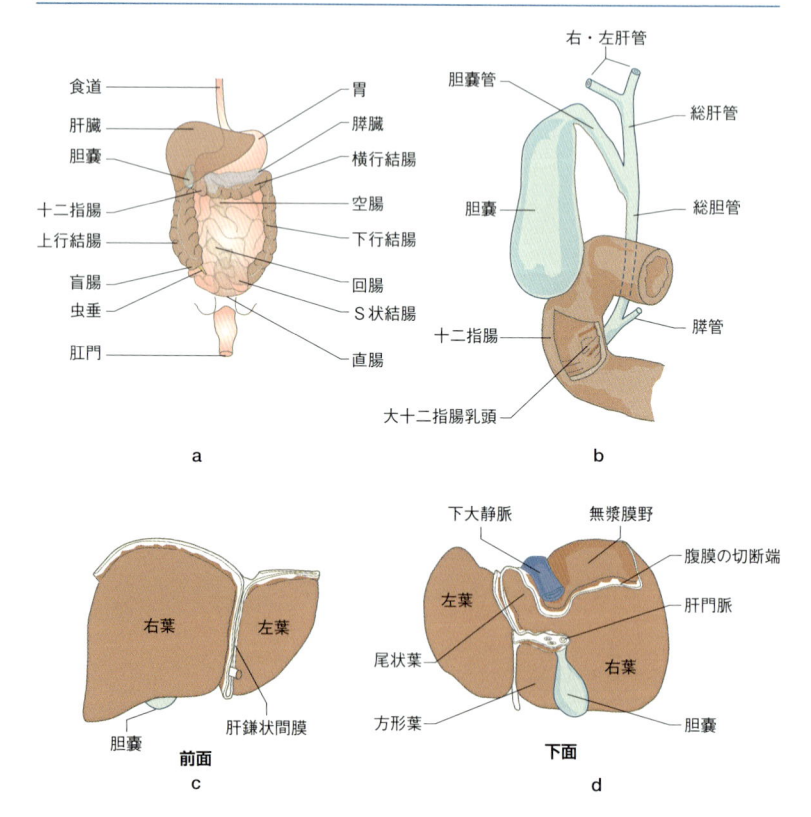

(a) 腹部内の消化器系器官；(b) 胆管系；(c) 肝臓の前面；(d) 肝臓の下面

　消化管は口腔から肛門まで達する実に長い管であり，口，咽頭，食道，小・大腸から構成されている．消化管は，多数の腺を含む湿潤な上皮で裏打ちされていて，さらにその周囲を内側の輪走筋層と外側の縦走筋層で取り巻かれている．これらの平滑筋層は摂取した食塊や分泌された酵素を消化管に沿って移動させる(蠕動運動)．

　肝臓は大きな実質器官であり，肝臓機能の1つは胆汁産生である．胆汁は胆嚢に貯蔵され，そして総胆管を通って十二指腸に放出される．膵臓は外分泌腺でありかつ内分泌線でもあるが，外分泌腺の分泌物は膵管を通って十二指腸に流入する．肝臓と膵臓は消化過程に貢献する．

ヘルニア

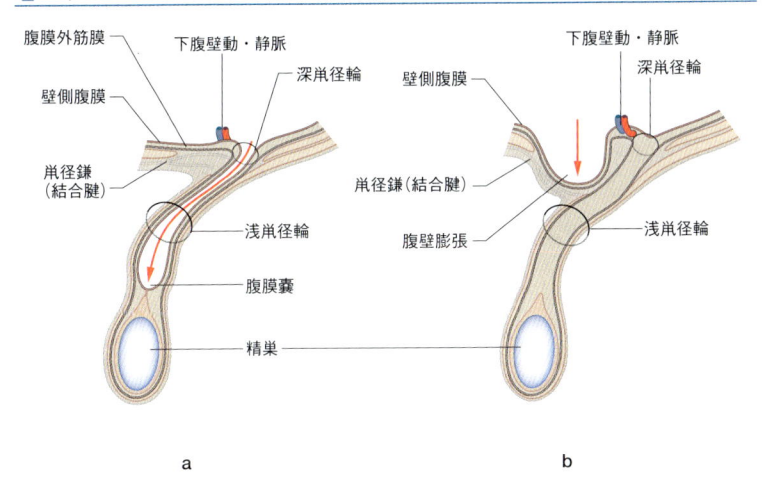

図の各部ラベル（左図 a）:
- 腹膜外筋膜
- 壁側腹膜
- 鼠径鎌（結合腱）
- 下腹壁動・静脈
- 深鼠径輪
- 浅鼠径輪
- 腹膜嚢
- 精巣

図の各部ラベル（右図 b）:
- 壁側腹膜
- 鼠径鎌（結合腱）
- 下腹壁動・静脈
- 深鼠径輪
- 腹壁膨張
- 浅鼠径輪

(a)間接ヘルニアと(b)直接ヘルニア

> ヘルニアは正常ではみられない場所に消化管の一部が突出することであり，内ヘルニアと外ヘルニアに分かれる．**裂孔ヘルニア**は最も一般的な内ヘルニアであり，その場合，胃食道接合部や胃上部あるいは胃の一部が横隔膜を貫く．
>
> 最も高頻度の外ヘルニアは**鼠径ヘルニア**（75%）であり，**大腿ヘルニア**がそれに続く．ほとんどの鼠径ヘルニアは間接ヘルニア（大部分は男性）であり，その場合，小腸の輪が前腹壁を通り鼠径管内に入り込む．ひとたび浅鼠径輪を抜けるとヘルニアは陰嚢/大陰唇に入る．直接ヘルニアでは突き出た消化管が鼠径管の後壁を押す．
>
> 大腿ヘルニアは女性でより一般的にみられ，その場合，突き出た消化管の輪は大腿輪を大腿鞘へ押し動かして，恥骨結節より外方の鼠径靱帯の下方に現れる：そのヘルニアは伏在裂孔の部位を除いて大腿筋膜で制限されているが，伏在裂孔では突出する場合もある．
>
> すべての外ヘルニアでは，腸管がねじれてそこへの血液供給が遮断される**嵌頓**の危険性がある．

泌尿器系

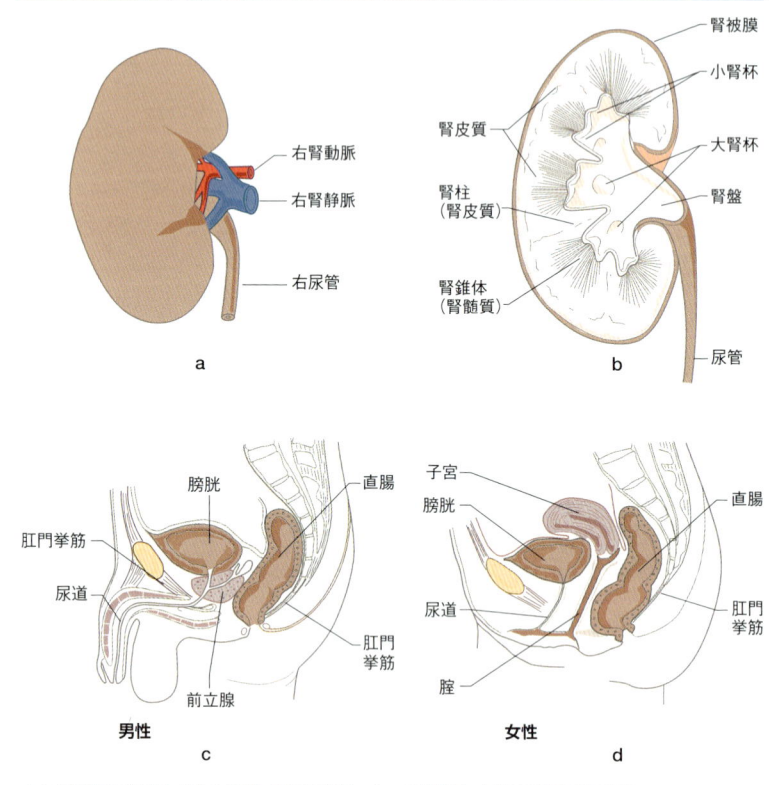

(a) 右腎臓の前面と (b) 右腎臓の内部構造；(c, d) 男性と女性の膀胱周囲構造

　泌尿器系の一部（腎臓，尿管）は腹部内にあり，また一部（膀胱）は骨盤内にあり，残り（尿道）は会陰を貫く．腎臓は上位3腰椎のそばの傍脊椎溝内の後腹壁直前に位置し，その上方には横隔膜がある．尿管は大・小腰筋の前方と，総腸骨動脈の分岐部より前方の骨盤上口の前方を下行し，膀胱三角の上外側角から斜めに膀胱に進入する．尿管には3つの生理的狭窄部（腎盤との接合部，骨盤上口と交叉するところ，膀胱に進入するところ）があり，狭窄部には尿管結石が貯留しやすい．膀胱は恥骨結合のすぐ後ろに位置する中空性器官である：幼児では腹部に位置する．尿道は膀胱三角の下角から膀胱を出る．男性では尿道は前立腺（尿道前立腺部），会陰膜（尿道膜性部），および陰茎（尿道海綿体部）を通る．女性では尿道は骨盤底と会陰膜を貫き，腟壁前部に強く付着する．

女性の生殖器系

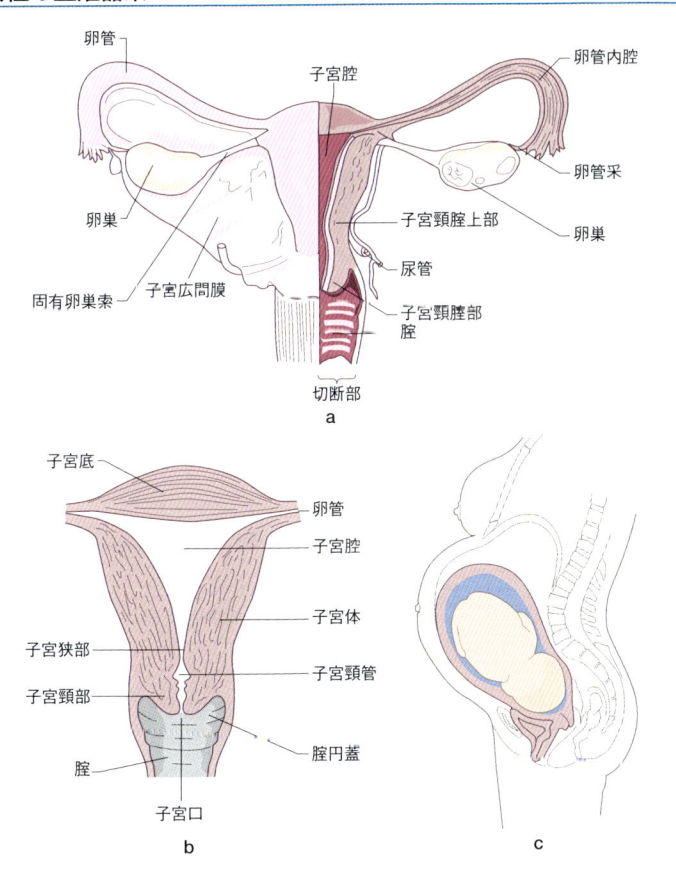

(a) 子宮と卵巣；(b) 子宮（冠状断面）；(c) 臨月に近い時期の拡大した子宮

　女性の生殖器系に属する卵巣，卵管，子宮および腟の上部は骨盤内に位置し，腟の下部は会陰に位置する．

　妊娠期間中に胎児と子宮は大きくなりますます腹腔を占拠するようになる．骨盤内の器官である子宮は胎生12週までに恥骨結合に達し，胎生24週までに臍に達し，さらに胎生36週までに剣状突起に達する．最終の4週間では胎児頭は骨盤まで下降し（頭部の進入機序），子宮底も下降する．出産後，子宮は正常であれば6週間以内に元の大きさに戻る．

骨盤底

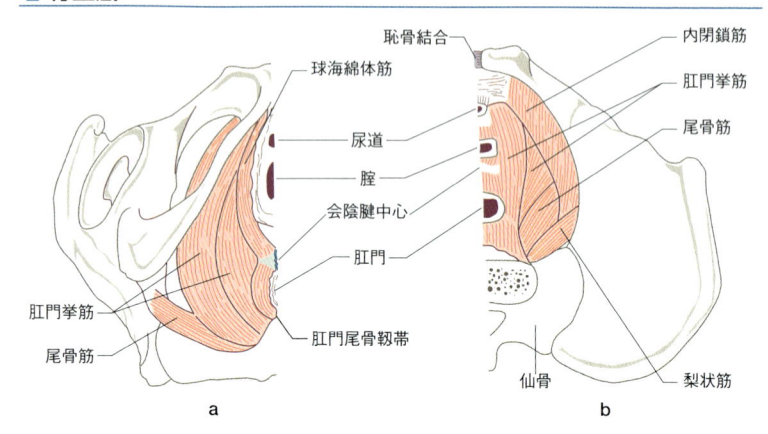

女性の骨盤底：(a)下面と(b)上面

肛門挙筋
- ▶起始：各筋線維束は連続して恥骨体内面と閉鎖膜内面，および坐骨棘の骨盤面から起始する．
- ▶停止：２つの部分がある：**腸骨尾骨筋**と**恥骨尾骨筋**は正中線方向に走行して会陰腱中心，肛門管，肛門尾骨靱帯および尾骨の側面に停止する．前部線維束は前立腺(男性)，腟(女性)および肛門の周囲を走行する．
- ▶神経支配：陰部神経(S4)，脊髄神経前枝(S3, S4)

尾骨筋－肛門挙筋と同じ面で，その後方に位置する．
- ▶起始：坐骨棘．
- ▶停止：尾骨縁と下位２仙椎縁．
- ▶神経支配：脊髄神経前枝(S4)．

　肛門挙筋と尾骨筋は骨盤内臓を支持し，絶えず働いている．尾骨筋は排便が始まると尾骨を前方に引く．

　咳の時のように増加した圧力に反射的に抗する場合でも，都合の悪い排尿や排便を阻止する括約筋を随意的に補助する時でも肛門挙筋が収縮して骨盤底の開口部を括約する．女性では肛門挙筋は腟と子宮を支持する．

　骨盤底は出産の際に引き延ばされ，筋は引き裂かれたり産道を広げるために外科的に切開(会陰切開)されることもある．出産後，骨盤底は正常な張力と機能を回復するために訓練しなければならない；もしこれがうまく成就できなければ**ストレス失禁**を引き起こすことがある．男性でも前立腺手術後に同様な問題が起こることがある．

第 5 章
頭部と脳

頭蓋 216
- 序論
- 下顎骨
- 顎関節
- 顎関節の関節包と靱帯
- 下顎骨の動き（顎運動）
- 咀嚼筋
- 顔面筋
- 舌骨筋
- 大脳半球と小脳
- 髄膜
- 脳神経
- 血液供給：動脈
- 血液供給：静脈

耳 229

目 230

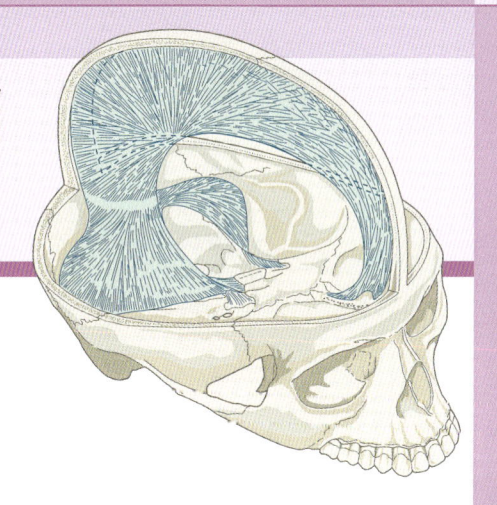

頭蓋

序論

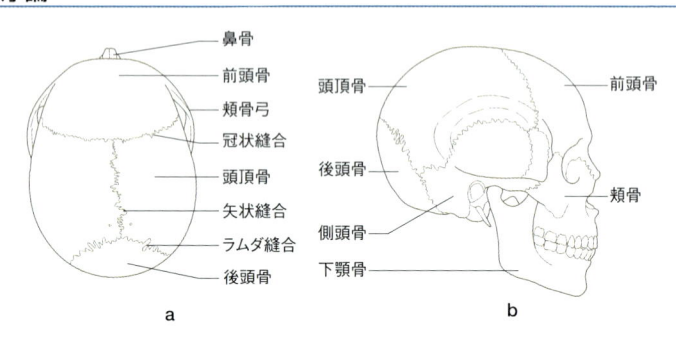

成人頭蓋の(a)上面と(b)側面

頭蓋は，頭部と顔面を形成する骨の複雑な連結からなる．大きな頭蓋腔は脳を容れ，顔面頭蓋は眼窩壁，鼻腔，および口蓋を作る．下顎骨は滑膜性関節を形成する単独の骨である．

誕生の際，個々の骨は線維性組織で連結している．矢状縫合と冠状縫合は大泉門で出会い，大泉門は生後18か月までに閉じる．矢状縫合とラムダ縫合は小泉門で出会い，小泉門は生後6か月までに閉じる；頭頂骨，前頭骨，側頭骨および蝶形骨の大翼は外側のプテリオンで出会うが，プテリオンは生後3か月までに閉じる．

生後，頭蓋は7歳までは急速に成長するが，その後は成長は減速する．

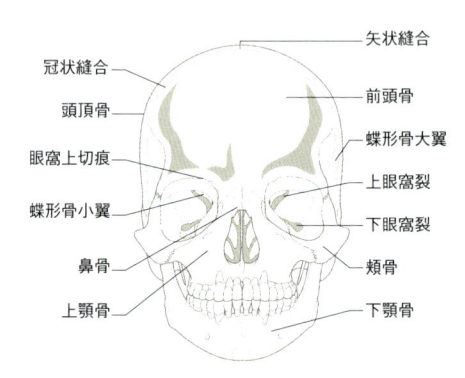

成人頭蓋の前面

触診

頭蓋を構成するほとんどの骨は容易に触診できる．後方では外後頭隆起とそこから外側に走行する上項線が触診できる．外方では外耳道が視診され，その後方で乳様突起が触診できる．外耳道の上で頬骨弓の後部が触診でき，それが前方へ走行して頬骨と連結するのが触診できる．眼窩縁もまた容易に触診できる．

下顎骨

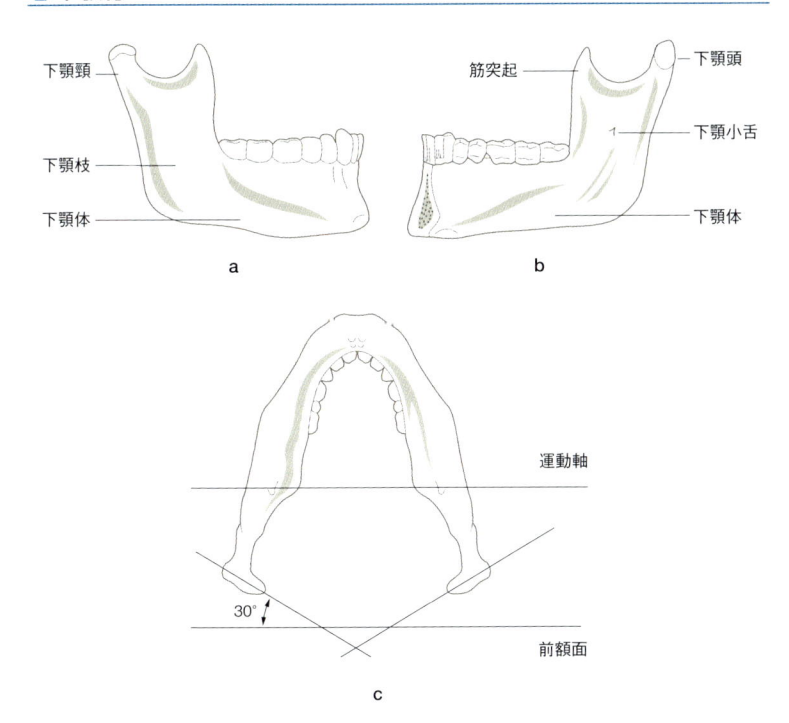

下顎頸
下顎枝
下顎体

a

筋突起
下顎頭
下顎小舌
下顎体

b

運動軸
30°
前額面

c

下顎骨の(a)外側面，(b)内側面および(c)下面

　水平方向に凸面状の下顎体と上方に突き出す下顎枝は外表面と内表面を有する．下顎体は上縁と下縁を持ち，下顎枝は前縁と後縁を持つ．下顎体と下顎枝の連結部が下顎角である．下顎体の内表面には顎舌骨筋線とその前方に位置するオトガイ棘がある．上縁には歯を容れる．下顎枝の凹面状の上縁は後方の関節突起（下顎頭）と前方の筋突起との間である．各関節頭の長軸は後内側で交わる．

　下顎骨の全長と底は触診できるが，特に男性では下顎角が目立つようになる．顎関節の関節裂隙線は，指先を耳珠の直前に置くことにより同定できる．その状態で開口すると，関節突起は前方に動き，大きな凹みが触診できる．これが関節腔である．

顎関節

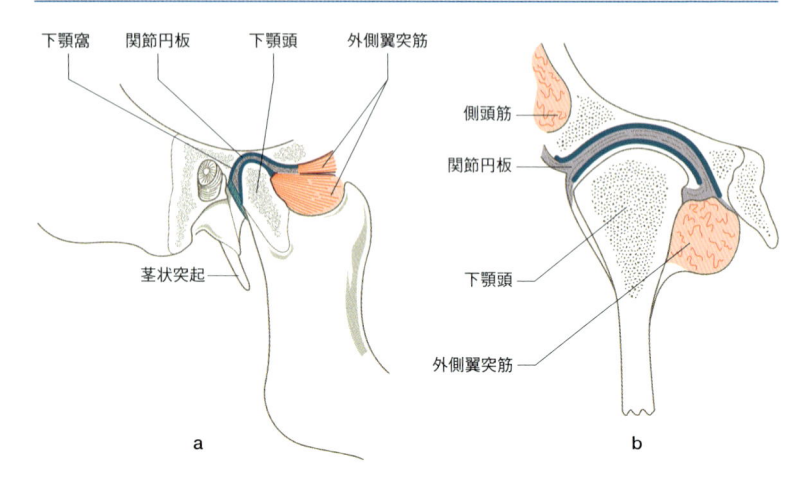

顎関節：(a)矢状断面と(b)冠状断面

　顎関節は，下顎頭と頭蓋底に位置する側頭骨の下顎窩との滑膜性顆状関節である．両関節面は線維軟骨で被われている．紡錘形をした下顎頭は下顎枝と直交する位置にあり，下顎窩より小さい．卵形状の下顎窩は後方から前方へ向かって凹凸状であり前後方向よりも内外方向が広くなっている．

　関節円板は不適合な関節面を完全に分離し，関節の動きの際に関節面の形に合わせて円板の形を変える．

顎関節の関節包と靭帯

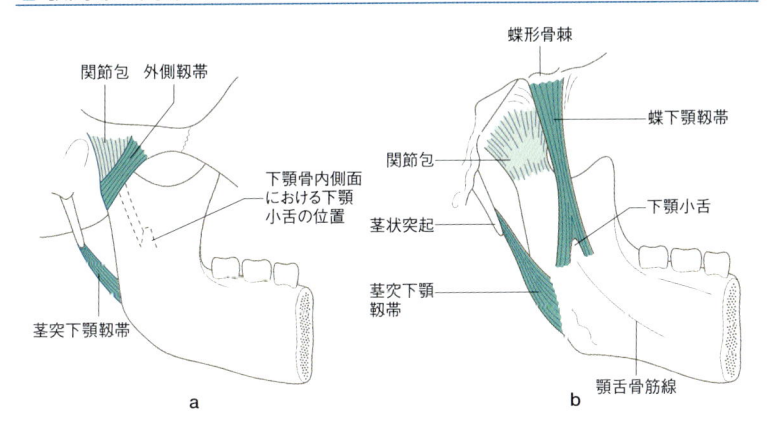

顎関節の関節包と靭帯：(a)外側面と(b)内側面

　強い線維性関節包は下顎窩と下顎頸の縁に付着する．関節円板は関節包の内面に付着する．外側翼突筋腱の一部は関節包の前面に停止することにより間接的に関節円板にも停止することになる．関節包へ付着することによって，下顎窩に対して関節円板と関節頭が一緒に前後への滑り運動が可能になると同様に，関節頭と関節円板との間で転がり運動が可能になる．

　以下の3つの靭帯が顎関節に関連している．

外側靭帯　頬骨弓の下縁と関節結節から後下方に走行して下顎頸の外側面と後面に付着し，関節包と合流して関節包を補強する．

蝶下顎靭帯　強くて薄い扁平な帯状を成し，顎関節の内側に位置する．蝶形骨棘から前下方に走行して下顎骨の下顎小舌に付着する．

茎突下顎靭帯　側頭骨の茎状突起尖端から走行して下顎角の近くの下顎枝後縁下部に付着する．

　蝶下顎靭帯と茎突下顎靭帯は下顎骨の頭蓋底に対する動きを誘導する．

下顎骨の動き（顎運動）

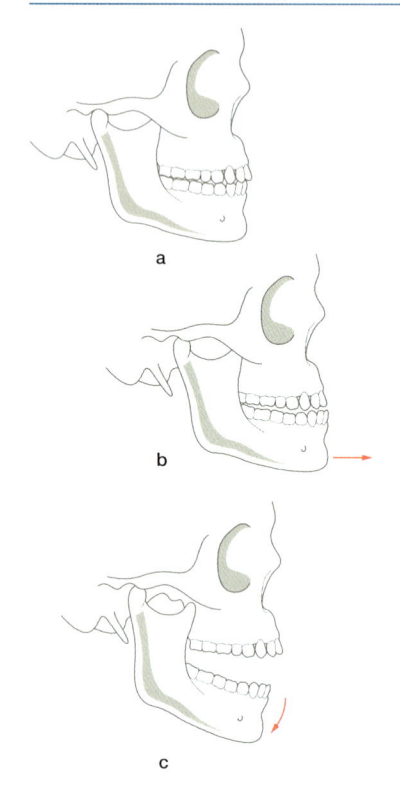

下顎骨の動きは**下制**，**挙上**，**前突**，**後退**である．これらのすべての動きは咀嚼に使われる．

関節円板があることと関節面の形によって，顎関節の上部と下部で異なる動きができる．下部では下顎頭と関節円板の下面との間で蝶番運動が起こり，それに対し上部では関節頭と関節円板が下顎窩と関節結節に対して前方へかつわずかに下方へ滑走する．

咀嚼や臼磨運動の際には，両側が反対方向に動くことで交互に前突と後退が起こる．これらの動きは下顎骨の挙上と下制と連動しており，その結果，下顎歯が上顎歯を横切って対角線上を動くことになり，上・下顎歯の間にある食塊は粉砕または臼磨される．

▶**副次的な動き**：被検者が仰向けになり頭部を 90°回旋した時，関節頭へ母指で下方への圧力を加えると下顎頭は下顎窩を横方向へ動く．頭部が同じ位置にある時，耳介の後方から関節頭へ前方への圧力を加えると，下顎頭は前方へ動く．

下顎骨の動き：(a) 後退と挙上，すなわち歯を交合して閉口；(b) 前突；(c) 下制

咀嚼筋

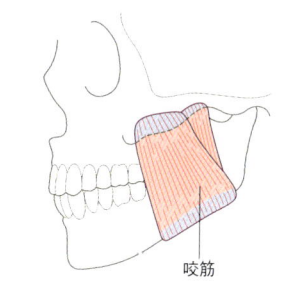

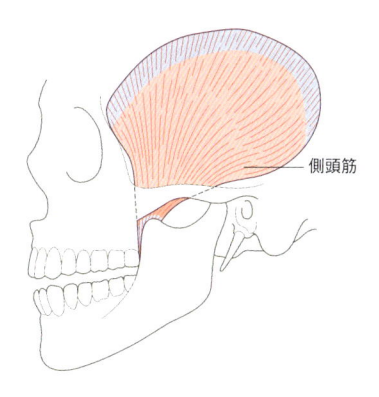

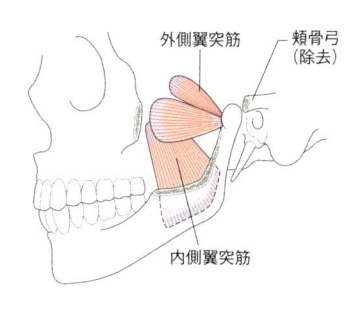

咬筋 下顎骨の挙上と前突.
- ▶起始：側頭骨の頬骨突起と，頬骨弓の前2/3.
- ▶停止：下顎角の外側面.

側頭筋 下顎骨の挙上と後退.
- ▶起始：側頭骨の側頭窩.
- ▶停止：下顎骨の筋突起と下顎枝の内側面.

外側翼突筋 両側が働いて下顎骨を前突する．同側の内側翼突筋とともに働くと下顎骨が回旋する.
- ▶起始：蝶形骨大翼の下面と翼状突起外側板の外側面から起始する2頭を持つ.
- ▶停止：下顎頸の前面と関節包.

内側翼突筋 下顎骨の挙上と前突．同側の外側翼突筋とともに働くと下顎骨が回旋する.
- ▶起始：蝶形骨の翼状突起外側板の内側面，口蓋骨および上顎結節.
- ▶停止：下顎角の内側面.

- ▶神経支配：上記の4筋はすべて三叉神経（第Ⅴ脳神経）の枝である下顎神経で支配される.

咬筋

側頭筋

外側翼突筋　頬骨弓（除去）

内側翼突筋

　機能的には，これらの筋は下顎骨を挙上して歯をかみ合わせる；これらの筋はまた，下顎骨を前突，後退および回旋させて食塊を臼磨する．これらの筋の中には重力に抗して閉口を維持する作用を持つものがある（咬筋，側頭筋，内側翼突筋）.

顔面筋

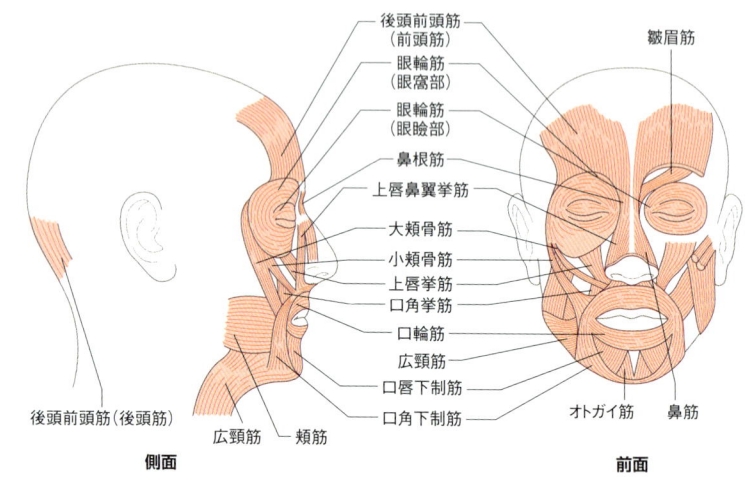

図中ラベル（側面）：後頭前頭筋（後頭筋）、広頸筋、頰筋

図中ラベル（前面）：後頭前頭筋（前頭筋）、眼輪筋（眼窩部）、眼輪筋（眼瞼部）、鼻根筋、上唇鼻翼挙筋、大頰骨筋、小頰骨筋、上唇挙筋、口角挙筋、口輪筋、広頸筋、口唇下制筋、口角下制筋、オトガイ筋、鼻筋、皺眉筋

上図に示した筋群は顔面の表情形成に重要であり，咀嚼や発声の際に頰や口唇を動かすのにも重要である．骨と皮膚に付着する筋もあれば皮膚と筋膜だけに付着する筋もある．

以下に示すように，これらの筋の名称はしばしばそれらが作用する顔面部位に関連している．

- 後頭前頭筋 occipitofrontalis の *occipito*：後頭
- 眼輪筋 orbiculais oculi の *oculi*：目
- 上唇鼻翼挙筋 levator labii superioris alaeque nasi の *nasi*：鼻
- 上唇挙筋 levator labii superioris の *labii*：口唇
- 口輪筋 orbicularis oris の *oris*：口

以下に示すように筋の名称が筋線維の方向，つまり作用方向を示すものもある．

- 口輪筋 orbicularis oris の *orbicularis*：取り巻く（口や目の周囲を）
- 口角挙筋 levator anguli oris の *levator*：挙上する
- 口唇下制筋 depressor labii inferioris の *depressor*：下制する

これらの命名法に従わない筋は以下のものである．

- 頰筋 buccinator の *buccinator*：頰に位置する
- 大・小頰骨筋 zygomaticus major and minor の *zygomaticus major and minor*：上唇を挙上する
- 広頸筋 platysma の *platysma*：頸部に位置する
- オトガイ筋と笑筋 mentalis and risorius *mentalis and risorius*：下唇に付着する
- 皺眉筋 corrugator supercilii の *corrugator*：前頭に位置する

▶**神経支配**：これらのすべての筋は顔面神経（第Ⅶ脳神経）で支配される．

> 顔面片側の筋群が麻痺すると，ベル麻痺（顔面麻痺）となる．ベル麻痺では，目を完全には閉じることができず，頰と口唇の間に食塊をためることができなくなり，口角が垂れ下がるためによだれを垂らす．笑うと，口は健常側に引かれるが，ベル麻痺は発声にも影響を与える．

舌骨筋

舌骨は2つの筋群，すなわち上部の舌骨上筋群と下部の舌骨下筋群の間に吊り下げられている．

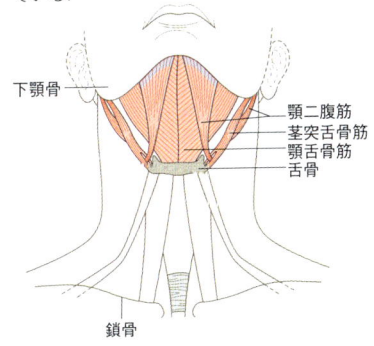

舌骨上筋群

顎二腹筋 2つの筋腹と中央の中間腱を有する吊りひも状の筋である．下顎骨を下制し舌骨を挙上する．筋腹は乳様突起と下顎骨下縁に付着し，中央部は茎突舌骨筋を貫く．そこを通して牽引の作用をする（訳注：中間腱は舌骨と結合組織性の滑車で舌骨とつながっているので，顎二腹筋は滑車を介しても作用する）．
▶ 神経支配：第Ⅴ，Ⅶ脳神経．

顎舌骨筋 下顎骨を下制し，舌骨と口腔底を挙上する．下顎体の下面に付着し，筋線維束は内下方に走行して正中線上でその反対側のものと舌骨（口腔底を形成する）に停止する．
▶ 神経支配：第Ⅴ脳神経．

茎突舌骨筋 舌骨を挙上し後方へ引く．側頭骨の茎状突起に起始して舌骨に停止する．
▶ 神経支配：第Ⅶ脳神経．

> 舌骨の挙上は，喉頭が挙上して喉頭口を閉じ食塊が気管へ入ることを阻止する嚥下の一部である．

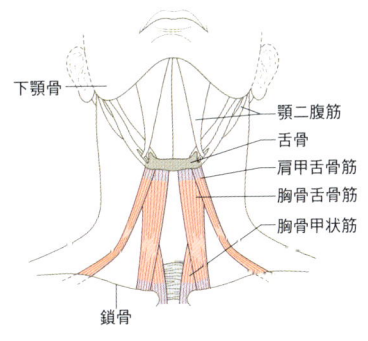

舌骨下筋群

これらの筋群は嚥下の際，挙上した舌骨を下方へ引く．

胸骨舌骨筋 鎖骨の内側端と胸骨柄の後部に起始して舌骨に停止する．

胸骨甲状筋 胸骨柄と第1肋軟骨の後面に起始して舌骨より下方の甲状軟骨に停止する．

甲状舌骨筋 胸骨甲状筋の上方への延長部として，甲状軟骨に起始して舌骨に停止する．

肩甲舌骨筋 顎二腹筋と同様に，中間腱で結合した2つの筋腹からなる；肩甲骨の肩甲切痕に起始して舌骨に停止する．

▶ 神経支配：上記の4筋はすべて脊髄神経前枝（C1-C3）で支配される．

大脳半球と小脳

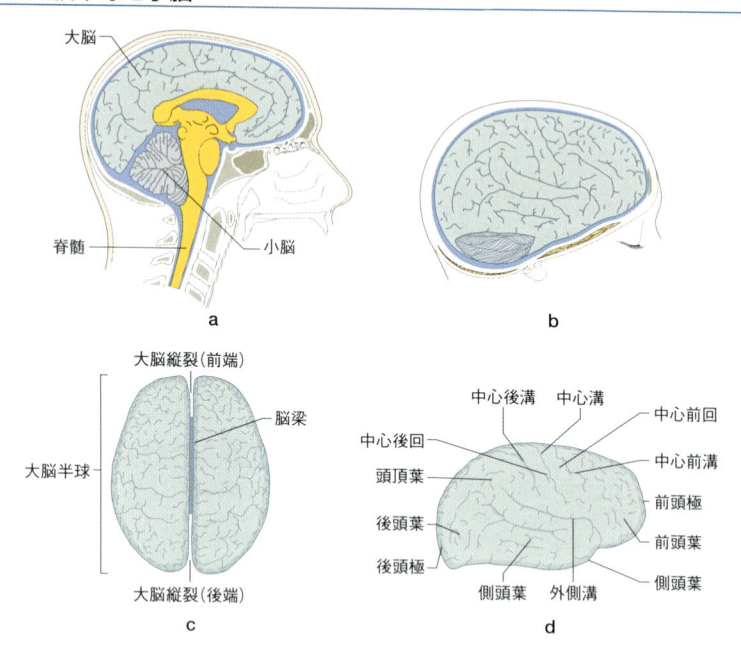

(a)頭蓋腔内の脳と脊柱管内の脊髄を示す矢状断面；(b)頭蓋腔内の脳；(c)脳の上面と(d)外側面

　脳は頭蓋腔内にある：脳の表層部は神経線維と細胞体(灰白質)からなり，内部は主に有髄線維(白質)からなる(訳注これは大脳や小脳には当てはまるが脳幹には当てはまらない)．ニューロン(神経細胞)の間に散在するのが，ニューロンを支持する**グリア**(星状膠細胞，稀突起膠細胞，小膠細胞，上衣細胞)である．グリアはニューロンより数が多い．
　大脳半球は大脳縦裂で分けられているが脳梁でつながっている．表面には凹み(**大脳溝**)で分けられた隆起(**大脳回**)がある．中心前回(運動野)は随意運動に関与し，中心後回(感覚野)は脳幹や視床から感覚情報を受ける．**後頭葉**は視覚に関与する．**頭頂葉**は感覚機能(触・圧覚)，体幹や四肢の位置覚，立体感覚，視覚像の分析，言語，幾何学的感覚および計算などに関与する．**前頭葉**は運動機能にかかわり，知性と個性を司る；**側頭葉**の上部は音の認知に関与し，残りの部位は記憶とさまざまな情動機能に関与する．
　小脳は姿勢，反復運動および随意運動の正確さをコントロールする．

髄膜

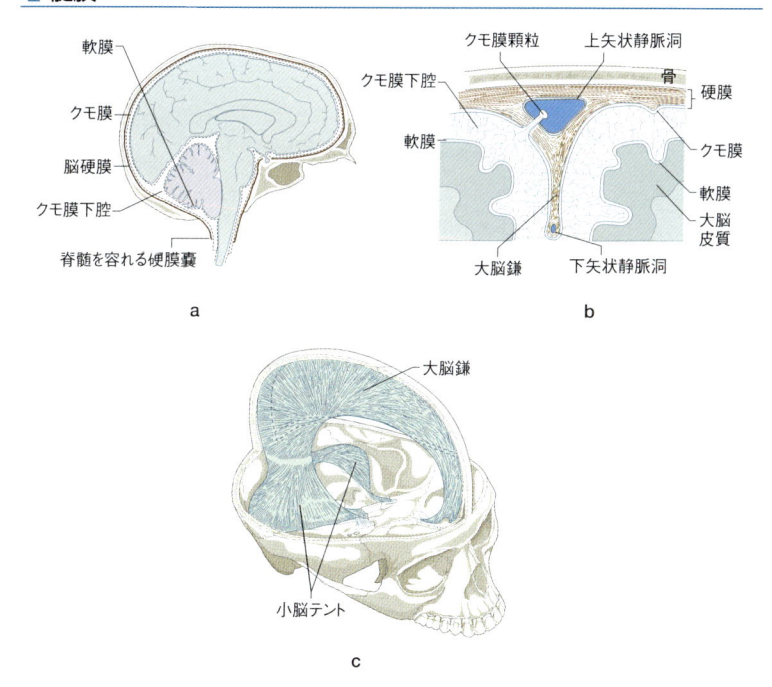

髄膜の構成と配置：(a, b) 頭蓋腔内；(b) 大脳鎌の部位

　脳は髄膜に包まれ保護されている．柔らかい**軟膜**（内層）は大脳溝や大脳裂に入り込み，そのすぐ深側にある神経組織と癒着する．**クモ膜**（中層）は硬膜の深側面を裏打ちして，軟膜と硬膜を橋渡しする細い糸の網目構造を形成する．**硬膜**（外層）は頭蓋内表面に付着して骨膜と合流する：硬膜が隣接する骨から分離する部位では，大きなひだ（**大脳鎌**，**小脳テント**）となり頭蓋腔内に突出する．各ひだは2層からなっていて遊離縁を持つ．鎌状の大脳鎌は頭蓋腔の天井から正中面上の大脳縦裂内へ突出する．小脳テントは水平面上に位置し，後頭葉と側頭葉を下方の小脳から分けている．後方では大脳鎌は小脳テントの上面とつながる．

　クモ膜下腔（クモ膜と軟膜の間）は脳脊髄液を含み，脳脊髄液は大脳鎌を形成している部分の硬膜を貫くクモ膜顆粒を通って上矢状静脈洞に再吸収される．

脳神経

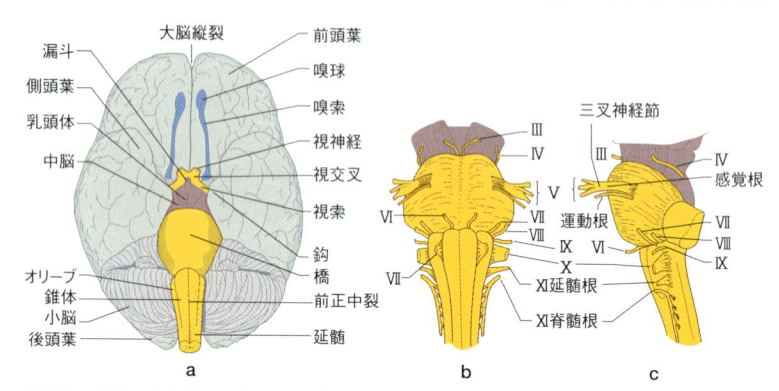

脳神経の位置：(a)脳の下面，(b)脳幹の前面と(c)脳幹の側面

　脳神経は脳幹と間脳を頭部，頸部，胸部および腹部に存在する組織とをつなぐ．脳神経は以下に記すように，ローマ数字あるいは固有の名称で呼ばれる12対が存在する．

- **嗅神経(Ⅰ)**　嗅覚
- **視神経(Ⅱ)**　網膜からの視覚情報を視交叉まで伝導
- **動眼神経(Ⅲ)**　上直筋，下直筋，内側直筋，下斜筋および上眼瞼挙筋を支配：副交感神経線維は瞳孔括約筋と毛様体筋を支配
- **滑車神経(Ⅳ)**　上斜筋を支配
- **三叉神経(Ⅴ)**　3つの主枝(眼神経，上顎神経，下顎神経)に分かれる：下顎神経は咀嚼筋を支配；3つの主枝はすべて顔面の皮膚感覚を支配
- **外転神経(Ⅵ)**　外側直筋を支配
- **顔面神経(Ⅶ)**　表情筋(顔面筋)を支配：副交感神経線維は涙腺，鼻腺，口蓋腺，顎下腺および舌下腺の分泌を促進
- **内耳神経(Ⅷ)**　聴覚と平衡覚
- **舌咽神経(Ⅸ)**　咽頭と舌の後1/3の体性感覚と味覚：頸動脈小体(化学感覚)と頸動脈洞(血圧)の感覚：副交感神経線維は耳下腺の分泌を促進
- **迷走神経(Ⅹ)**　咽頭筋と喉頭筋を支配：副交感神経線維は胸部と腹部の内臓を支配
- **副神経(Ⅺ)**　延髄根に含まれる神経線維は迷走神経に合流し，脊髄根に含まれる神経線維は僧帽筋と胸鎖乳突筋を支配
- **舌下神経(Ⅻ)**　舌筋を支配

血液供給：動脈

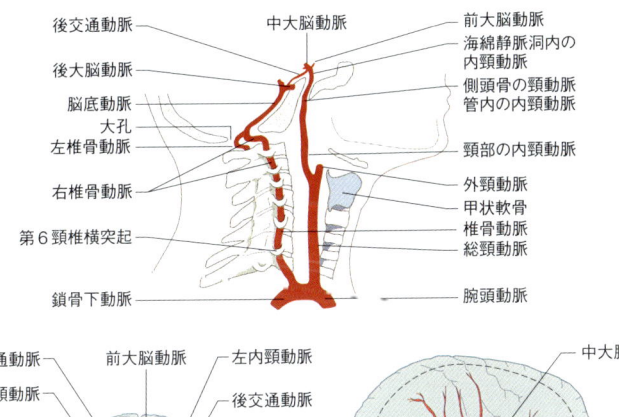

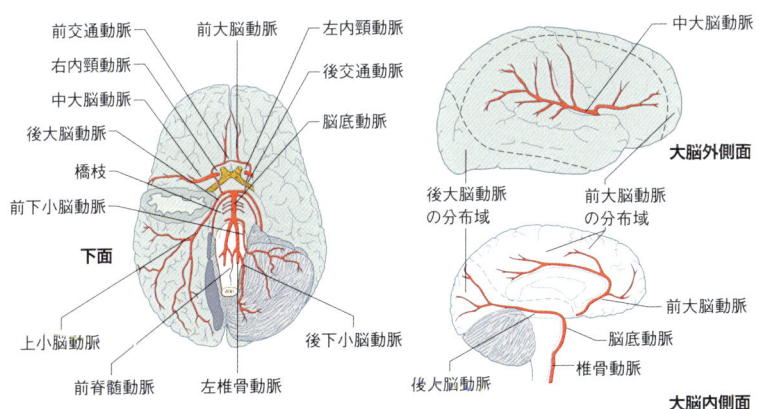

脳の動脈

　脳に分布する動脈は有対性の**内頸動脈**と**椎骨動脈**に由来する．内頸動脈は頸動脈管を通り，破裂孔を上行し，海綿静脈洞を貫走した後に硬膜とクモ膜を貫いてクモ膜下腔に達する．クモ膜下腔で内頸動脈は**前大脳動脈**と**中大脳動脈**に分かれる．前大脳動脈は大脳半球の内側面に血液を供給する．中大脳動脈は大脳基底核や，運動野や感覚野を含む大脳皮質の外側面に血液を供給する．

　椎骨動脈は第6頸椎〜第1頸椎の横突孔を通って上行し，第1頸椎の上方で硬膜を貫く．そして，大孔を通って上行した後，正中線上で左右の椎骨動脈が吻合して**脳底動脈**となり，延髄，橋および小脳に血液を供給する．椎骨動脈の終枝である**後大脳動脈**は中脳と視床に血液を送る．

　左右の後大脳動脈は**後交通動脈**を介して左右の内頸動脈とそれぞれ吻合する．脳底で形成される動脈輪はウィリス輪である．

血液供給:静脈

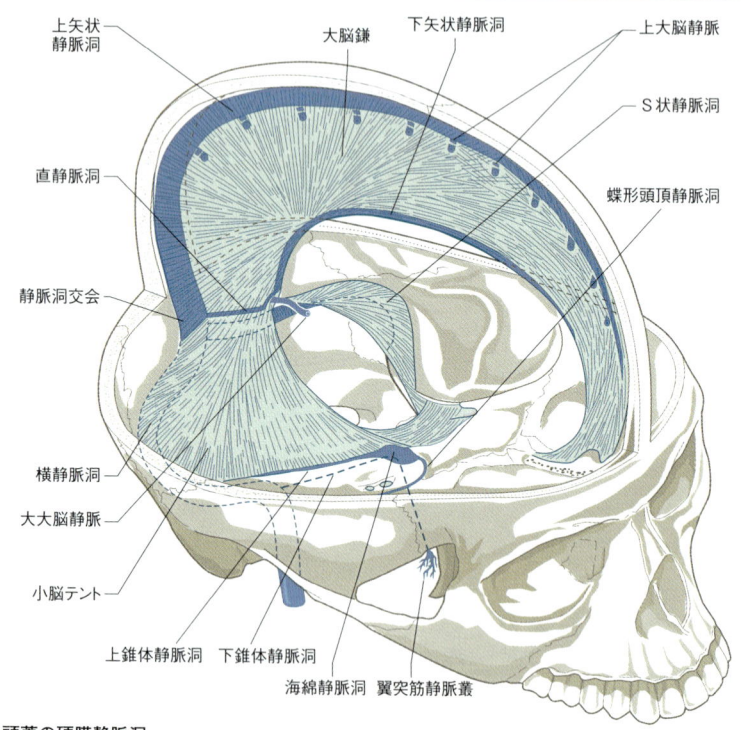

頭蓋の硬膜静脈洞

図中ラベル:
- 上矢状静脈洞
- 大脳鎌
- 下矢状静脈洞
- 上大脳静脈
- S状静脈洞
- 蝶形頭頂静脈洞
- 直静脈洞
- 静脈洞交会
- 横静脈洞
- 大大脳静脈
- 小脳テント
- 上錐体静脈洞
- 下錐体静脈洞
- 海綿静脈洞
- 翼突筋静脈叢

硬膜静脈洞は頭蓋の内表面に沿って存在していて,その多くは外面を骨で,内面を硬膜で囲まれている:その他のものは硬膜からなる特別なひだの中に存在する.主な硬膜静脈洞は単一の**上・下矢状静脈洞**と**直静脈洞**,および有対の**海綿静脈洞**,**横静脈洞**と**S状静脈洞**である.

大脳半球の内部,大脳基底核および視床からの静脈血は**大大脳静脈**を通って直静脈洞に注ぐ:外表面からの静脈血は上・下矢状静脈洞に注ぐ.上矢状静脈洞と直静脈洞を流れる静脈血は横静脈洞,次いでS状静脈洞を経て後者が頸静脈孔に達するところで**内頸静脈**に注ぐ.上・下錐体静脈洞は海綿静脈洞の静脈血をS状静脈洞と内頸静脈にそれぞれ注ぐ.

耳

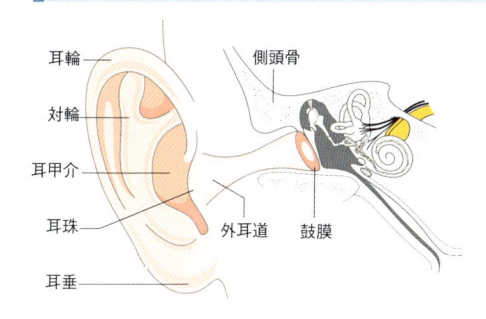

外耳，中耳および内耳

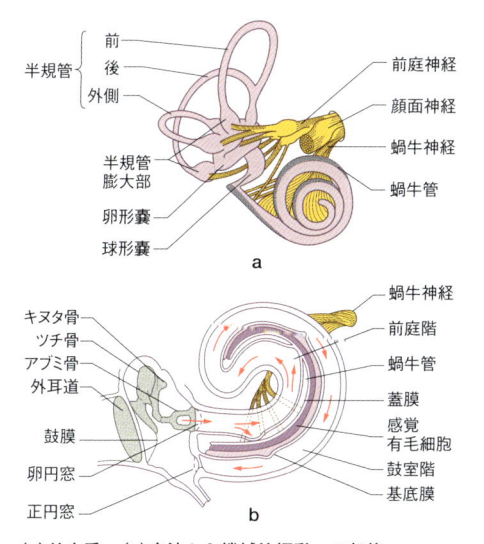

(a)前庭系；(b)音波から機械的振動への転換

外耳は音を集めて，外耳と中耳の境にある鼓膜に伝える．

中耳には耳小骨(ツチ骨，キヌタ骨，アブミ骨)があり，それらは鼓膜の振動を卵円窓を経て内耳に伝える．耳小骨の振動は鼓膜張筋とアブミ骨筋により弱くなる．中耳は耳管(エウスターキオ管)で鼻咽頭と交通していて，外界と中耳の圧の均等化が可能になっている．

内耳は，側頭骨錐体内(骨迷路)に存在し，液体で満たされた複雑な一続きの管(膜迷路)である．内耳での液体の変位は感覚有毛細胞を介して感覚神経線維終末を刺激する．骨迷路は以下の3つの部分からなる：前庭(卵形嚢，球形嚢)，半規管(前，後，外側)および蝸牛である．

半規管は頭部の回転運動や角運動の情報を伝え，卵形嚢と球形嚢は頭部の直線運動と傾斜運動の情報を伝える．

らせん状の蝸牛は骨性の蝸牛軸で上方の前庭階と下方の鼓室階に部分的に分けられる．卵円窓内でアブミ骨の動きが起こると，鼓室階内に波動が起こり，それが前庭階へ伝わる．これが基底膜の振動を引き起こし，ラセン器(コルチ器)の感覚有毛細胞を刺激することにより聴覚受容がなされる．低周波数の音(低音)は基底膜の最大活動を引き起こし，それに対し高周波数の音(高音)は蝸牛底の基底膜だけを動かす．

目

強膜
脈絡膜
網膜
中心窩
視神経
網膜中心動脈
視神経円板
(盲点)

結膜
角膜
虹彩
眼房
瞳孔
水晶体
毛様小帯
硝子体眼房

a

近視　遠視

b

硝子体管
視軸
眼軸
視神経

c

内方　外方

内側直筋　外側直筋

上直筋　下斜筋

上斜筋　下直筋

d

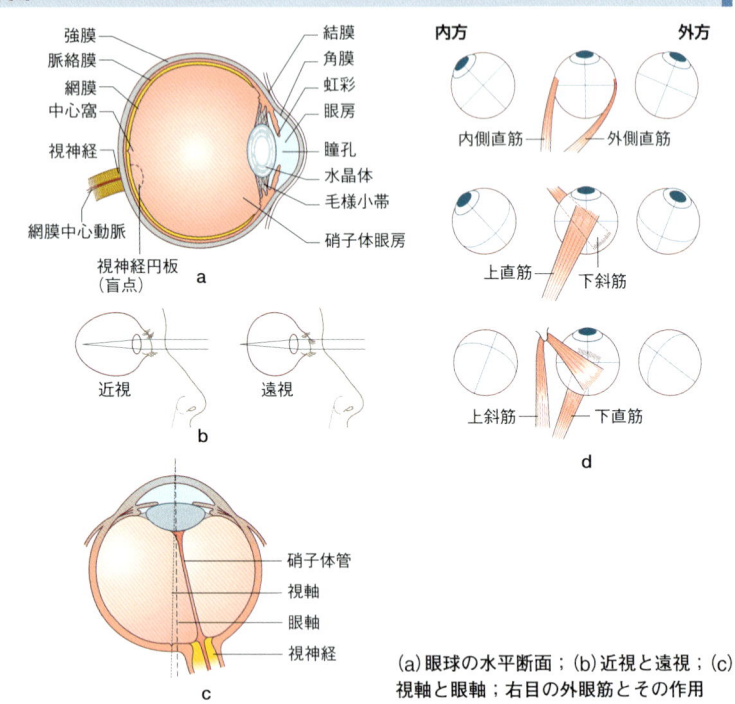

(a)眼球の水平断面；(b)近視と遠視；(c)視軸と眼軸；右目の外眼筋とその作用

　眼球は外側の線維性支持層（**強膜**，**角膜**），中間の色素のある血管層（**脈絡膜**，**毛様体**，**虹彩**）および内側の神経層（**網膜**）から構成され，下方は眼球懸架靱帯で支持され，眼球外脂肪で保護されている．

　眼軸は，角膜弯曲の中心（前極）と強膜弯曲の中心（後極）をつなぐ想像上の線である．視軸は角膜中心と網膜の中心窩を結び，視覚の中心点からの光が投射するコースを表す．遠方の対象をみる時は両眼球の視軸は平行である．

　外眼筋（上直筋，内側直筋，下直筋，外側直筋，上斜筋，下斜筋）は注視の方向をコントロールする．内側直筋と外側直筋は眼球をそれぞれ内方と外方に向ける．上直筋と下直筋は眼球をそれぞれ上方と下方に向けることに加えて内方に引く．上斜筋と下斜筋は眼球をそれぞれ下方と上方に向けることに加えて外方に引く．外眼筋のうち，外側直筋は外転神経（第Ⅵ脳神経）で，上斜筋は滑車神経（第Ⅳ脳神経）で，残りの4つは動眼神経（第Ⅲ脳神経）で支配される．

索引

和文索引

あ

アキレス腱　Achilles tendon　141
アセチルコリン　Acetylcholine　8, 206
アブミ骨　Stapes　229
足　Foot　90, 133
　──の動き　140
　──の関節　135
　──の筋　144～148
鞍関節　Saddle joint　6

い

胃　Stomach　172, 210
異所性骨化　Ectopic ossification　43
一次軟骨性関節　Primary cartilaginous joint　6
咽頭　Pharynx　210
陰部神経　Pudendal nerve　110, 152
陰部大腿神経　Genitofemoral nerve　152, 157

う

ウイベルク角　Angle of Wiberg　99
ウォード三角　Ward's triangle　111
「右-」→「みぎ-」の項も見よ
右尿管　Right ureter　212
右肺　Right lung　173
右葉《肝臓の》　Right lobe　210
羽状筋　Bipennate muscle　7
羽状筋群　Pennate muscles　7

烏口肩峰靱帯　Coraco-acromial ligament　18, 26, **27**
烏口鎖骨靱帯　Coracoclavicular ligament　17, 18, **27**
烏口上腕靱帯　Coracohumeral ligament　26, **27**
烏口突起　Coracoid process　**16**, 18, 24
烏口腕筋　Coracobrachialis　**31**, 33
動き　Movement　3
　──《足の》　140
　──《下顎骨の》　219
　──《下肢帯の》　97
　──《下部頸椎の》　187
　──《胸椎の》　188
　──《肩関節の》　28
　──《股関節の》　104
　──《後頭下部の》　186
　──《手関節の》　55
　──《上肢帯の》　20
　──《脊柱の》　185
　──《前腕の》　49
　──《足関節の》　128, 132
　──《肘関節の》　39
　──《母指の》　63
　──《指の》　67, 68
　──《腰椎の》　189
　──《肋骨の》　166
内返し　Inversion　4
　──《足の》　140
運動根　Motor root　226

運動線維　Motor nerve fiver　8
運命線(母指球皮線)　Fate line　60

え

S状結腸　Sigmoid colon　210
S状静脈洞　Sigmoid sinus　228
エルブ麻痺　Erb's palsy　82
会陰腱中心　Perineal body　214
会陰神経　Perineal nerve　152
栄養孔　Nutrient foramen　113
腋窩　Axilla　33
腋窩鞘　Axillary sheath　33
腋窩静脈　Axillary vein　33, **88**
腋窩神経　Axillary nerve　82, **83**, 87
腋窩動脈　Axillary artery　33, **88**
円回内筋　Pronator teres　42, **50**
円錐靱帯　Conoid ligament　18, 19
円錐靱帯結節　Conoid tubercle　16
円背　Kyphosis　174
円板握り　Span grip　80
延髄　Medulla oblongata　226
遠位　Distal　2
遠位指節間(DIP)関節　Distal interphalangeal (DIP) joint　65
遠位趾節間(DIP)関節　Distal interphalangeal (DIP) joint　135
遠位橈尺関節　Inferior radioulnar joint　53
遠視　Hypermetropia　230
遠心性収縮　Eccentric contraction　7
遠心性線維　Efferent nerve fiver　8

お

オズグッド−シュラッター病　Osgood-Schlatter's disease　124
オトガイ筋　Mentalis　222
オリーブ　Olive　226
黄色靱帯　Ligamentum flavum　**181**, 184
横隔神経　Phrenic nerve　199
横隔膜　Diaphragm　167, 169
横距腓靱帯　Transverse talofibular ligament　130
横行結腸　Transverse colon　210
横静脈洞　Transverse sinus　228

横線　Transverse ridges　93
横足弓　Transverse arch of foot　150
横足根関節　Midtarsal joint　135, 136
横断面　Transverse plane　2
横突間筋　Intertransversarii　194
横突間靱帯　Intertransverse ligaments　181
横突起　Transverse process　175, 176
横突孔　Foramen transversarium　175
横突肋骨窩　Transverse costal facet　176
横稜　Transverse ridges　114
凹足　Pes cavus　150

か

下外側角《仙骨の》　Inferior lateral angle　93
下角　Inferior angle
　——《肩甲骨の》　16, 24
下顎窩　Mandibular fossa　218
下顎頚　Neck of mandible　217
下顎骨　Mandible　216, 217
　——の動き　220
下顎頭　Head of mandible　217, 218
下顎枝　Ramus of mandible　217
下顎小舌　Lingula　217, 219
下顎体　Body of mandible　217
下関節上腕靱帯　Inferior glenohumeral ligament　27
下眼窩裂　Inferior orbital fissure　216
下脛腓関節　Inferior tibiofibular joint　90
下肩鎖靱帯　Inferior acromioclavicular ligament　17
下後鋸筋　Serratus posterior inferior　**168**, 197
下行結腸　Descending colon　210
下行大動脈　Descending aorta　172
下後腸骨棘　Posterior inferior iliac spine　92, 98
下三角隙　Inferior triangular space　85
下肢　Lower limb
　——の静脈　160
　——の神経支配　152
　——の動脈　159

下矢状静脈洞　Inferior sagittal sinus　225, 228
下肢帯　Pelvic girdle　91
──の動き　96
──の関節面　94
下斜筋　Inferior oblique　230
下錐体静脈洞　Inferior petrosal sinus　228
下制　Depression
──《下顎骨の》　220
──《胸鎖関節の》　19
──《肩甲骨の》　20
下前腸骨棘　Anterior inferior iliac spine　92, 98
下双子筋　Gemellus inferior　105, **108**, 110
下伸筋支帯　Inferior extensor retinaculum　144, 149
下垂手　Drop wrist　85
下腿　Leg　90
下腿骨間膜　Interosseous membrane of leg　125
下大静脈　Inferior vena cava　170, 210
下腸間膜動脈神経節　Inferior mesenteric ganglion　205
下直筋　Inferior rectus　230
下殿筋線　Inferior gluteal line　92, 98
下殿神経　Inferior gluteal nerve　152, 154
下頭斜筋　Obliquus capitis inferior　192
下橈尺関節　Inferior radioulnar joint　14, 49
下橈尺関節関節包　Inferior radioulnar joint capsule　48
下腓骨筋支帯　Inferior peroneal retinaculum　144
下鼻甲介　Inferior concha　172
下腹壁動・静脈　Inferior epigastric vessels　211
下部頸椎　Lower cervical region　186
──の動き　187
下方　Inferior　2
下方回旋《肩甲骨の》　Downward rotation　20
下葉《肺の》　Inferior lobe　173
荷重距離　Force arm　9

荷重軸　Mechanical axis
──《脛骨の》　112
──《上腕骨の》　25
──《大腿骨の》　99, 112
過伸展《膝関節の》　Hyperextension　119
過大骨頭　Coxa magna　111
蝸牛　Cochlea　229
蝸牛管　Cochlear duct　229
蝸牛神経　Cochlear nerve　229
顆間窩　Intercondylar fossa　113
顆間線　Intercondylar line　113
顆間隆起　Intercondylar eminence　113, 114
顆状関節　Condyloid joint　6
顆上骨折　Supracondylar fracture　43
灰白質　Grey matter　203
回外　Supination　4
──《足の》　140
──《前腕の》　49
回外位　Supinated position　4
──《前腕の》　49
回外筋　Supinator　50
回外筋稜　Supinator crest　50
回旋　Rotation
──《下部頸椎の》　187
──《胸椎の》　188
──《肩甲骨の》　23
回旋筋　Rotatores　194
回旋筋腱板　Rotator cuff muscle（Musculotendinous cuff）　33
回旋枝　Circumflex branch　170
回旋軸《椎弓間の》　Axis of rotation　178
回腸　Ileum　210
回内　Pronation　4
──《足の》　140
──《尺骨の》　49
──《前腕の》　49
回内位　Pronated position　4
海綿骨　Cancellous bone　5
海綿静脈洞　Cavernous sinus　228
解剖学的位置　Anatomical position　2
解剖学的嗅ぎタバコ窩　Anatomical snuffbox　59, 76
解剖頸　Anatomical neck　24

解剖軸　Anatomical axis
　——《脛骨の》　112
　——《上腕骨の》　25
　——《大腿骨の》　99, 112
外果　Lateral malleolus　125, 129
　——の触診　128
外果窩　Malleolar fossa　129
外果関節面　Lateral malleolar surface　130
外眼筋　Extraocular muscles　230
外頸動脈　External carotid artery　227
外後頭隆起　External occipital protuberance　21
外耳　External ear　229
外耳道　External auditory meatus　229
外旋　Lateral rotation　3
　——《肩関節の》　28
　——《股関節の》　104
　——《膝関節の》　120
外側　Lateral　2
外側顆　Lateral condyle
　——《大腿骨の》　113
　——《腓骨の》　113
外側塊《仙骨の》　Lateral mass of sacrum　93
外側顆上稜　Lateral supracondylar ridge　35
外側下腿皮神経　Lateral cutaneous nerve of leg　123
外側環軸関節　Lateral atlantoaxial joints　180
外側弓状靱帯　Lateral arcuate ligament　167
外側胸筋神経　Lateral pectoral nerve　82
外側距踵靱帯　Lateral talocalcaneal ligament　131, **137**, 138
外側溝　Lateral sulcus　224
外側広筋　Vastus lateralis　115, **121**, 123
外側膝蓋支帯　Lateral patellar retinaculum　115
外側縦足弓　Lateral longitudinal arch　150
外側手根側副靱帯　Radial collateral carpal ligament　54

外側手根中手靱帯　Radial carpometacarpal ligament　62
外側上顆　Lateral epicondyle
　——《上腕骨の》　35, 50
　——《大腿骨の》　113
外側神経束　Lateral cord　82, 86
外側靱帯《顎関節の》　Lateral ligament　219
外側仙骨稜　Lateral sacral crest　93
外側前腕皮神経　Lateral cutaneous nerve of forearm　42, 83
外側足縁静脈　Lateral marginal vein　160
外側足底神経　Lateral plantar nerve　**155**, 157
外側足底動脈　Lateral plantar artery　159
外側側副靱帯　Lateral(fibular)collateral ligament
　——《膝関節の》　115, **116**, 118
　——《足関節の》　131
　——《肘関節の》　37, **38**
外側大腿回旋動脈　Lateral circumflex femoral artery　159
外側大腿皮神経　Lateral cutaneous nerve of thigh　152, 157
外側直筋　Lateral rectus　230
外側半月　Lateral meniscus　117, 118
外側腓腹皮神経　Lateral cutaneous nerve of calf　156, 157
外側副伏在静脈　Lateral accessory vein　160
外側腰仙靱帯　Lateral lumbosacral ligament　183
外側翼突筋　Lateral pterygoid　218, **221**
外側リンパ節　Lateral lymph nodes　33
外側肋横突靱帯　Lateral costotransverse ligament　164
外腸骨動脈　External iliac artery　159
外転　Abduction　3
　——《足の》　140
　——《肩関節の》　28
　——《股関節の》　104
　——《指の》　67
　——《尺骨の》　49
　——《手関節，手根の》　55

外転神経　Abducens nerve　226
外反股　Coxa valga　111
外反膝　Genu valgus　112
外反変形　Valgus deformities　124
外腹斜筋　External oblique　**195**, 197
外閉鎖筋　Obturator externus　**108**, 110
外肋間筋　External intercostal muscle　**168**, 200
蓋膜　Tectorial membrane
―《蝸牛管の》　229
―《環軸関節の》　182
角膜　Cornea　230
拡張蛇行静脈　Varicose veins　160
顎関節　Temporomandibular joint　218
――の関節包　219
――の靱帯　219
顎舌骨筋　Mylohyoid　223
顎舌骨筋線　Mylohyoid line　219
顎二腹筋　Digastric　223
滑液鞘《手の》　Synovial sheaths　76
滑液包　Bursa　6
滑液包炎　Bursitis　124
滑車《上腕骨の》　Trochlea　36
滑車神経　Trochlear nerve　226
滑車切痕　Trochlear notch　35, **36**
滑車面　Trochlear surface　130
滑膜　Synovial membrane
―《肩関節の》　26
―《股関節の》　101
―《膝関節の》　115
―《手関節，手根の》　53
―《前腕の》　47
滑膜ヒダ　Synovial fold　130
滑膜性関節　Synovial joint　6
硝子軟骨　Hyaline cartilage　6
汗腺　Sweat gland　10
肝鎌状間膜　Falciform ligament　210
肝管　Hepatic ducts　210
肝臓　Liver　210
肝門脈　Porta hepatis　210
冠状静脈洞　Coronary sinus　170
冠状縫合　Coronal suture　216
冠状面　Coronal plane　2
貫通枝　Perforating branches　152

寛骨　Innominate　90
寛骨臼　Acetabulum　92, 98, **100**
寛骨臼横靱帯　Transverse acetabular ligament　102
寛骨臼窩　Acetabular fossa　100
寛骨臼切痕　Acetabular notch　100
感覚根　Sensory root　226
感覚線維　Sensory nerve fiver　8
感覚有毛細胞　Hair cells　229
感情線(遠位手掌皮線)　Heart line　60
関節　Joint　6
―《足の》　135
―《胸郭の》　164
―《椎弓間の》　178
―《椎体間の》　177
関節円板　Articular disc
―《顎関節の》　218
―《下橈尺関節の》　46, 47
―《胸鎖関節の》　17
―《橈骨手根関節の》　52
関節窩　Glenoid fossa　24, **25**, 26
関節下結節　Infraglenoid tubercle　16, 24
関節腔　Joint space　6
―《肩関節の》　26
関節形成術　Arthroplasty　111
関節上結節　Supraglenoid tubercle　24
関節上腕靱帯　Glenohumeral ligament　27
関節唇　Glenoid / Acetabular labrum
―《肩関節の》　26
―《股関節の》　99, **102**
関節突起　Condylar process　217
関節内靱帯　Intra-articular ligament　165
関節軟骨　Articular cartilage　47
関節半月　Menisci　118
関節半月損傷　Lesion of menisci　124
関節包　Joint capsule
―《顎関節の》　219
―《肩関節の》　26, 27
―《股関節の》　101
―《膝関節の》　115
―《手関節，手根の》　53
―《上肢帯の》　18
―《前腕の》　47
―《肘関節の》　37

関節包線維《膝関節の》 Capsular fibres 115
関節面　Articular surfaces
　──《下肢帯の》 94
　──《胸骨と肋軟骨との》 16
　──《脛腓関節の》 126
　──《肩関節の》 26
　──《肩甲骨の》 25
　──《股関節の》 100
　──《膝関節の》 114
　──《手関節と手根の》 52
　──《仙腸関節の》 94
　──《前腕の》 46
　──《足関節の》 126, 130
　──《足根間関節の》 136
　──《肘関節の》 36
　──《母指の》 61
　──《指の》 65
関節リウマチ　Rheumatoid arthritis 124
関節裂隙線　Joint line 35
　──《手根の》 52
環軸関節　Atlantoaxial joints 180
環椎　Atlas 179, 180
環椎横靱帯　Transverse ligament of atlas 180, **182**
環椎後頭関節　Atlanto-occipital joints 179
眼窩上切痕　Supraorbital notch 216
眼軸　Optic axis 230
眼房　Aqueous chamber 230
眼輪筋　Orbicularis oculi（orbital part） 222

顔面筋　Facial muscles 222
顔面神経　Facial nerve 226, 229
顔面頭蓋　Facial skeleton 216

き

キヌタ骨　Incus 229
気管　Trachea **172**, 190
気管支　Bronchi **172**, 173
気管軟骨　Tracheal cartilages 172
気道　Respiratory tree 172
基節骨　Proximal phalanx 60, 65
基節骨底　Base of proximal phalanx 61

基底膜　Basilar membrane 229
弓状膝窩靱帯　Arcuate popliteal ligament 115
弓状線　Arcuate line 92
弓状線維　Arcuate fibres 101
臼状関節　Ball and socket joint 6
求心性収縮　Concentric contraction 7
求心性線維　Afferent nerve fiver 8
球海綿体筋　Sphincter vagina 214
球形嚢　Saccule 229
嗅球　Olfactory bulb 226
嗅索　Olfactory tract 226
嗅神経　Olfactory nerve 226
挙上　Elevation
　──《下顎骨の》 220
　──《肩甲骨の》 20
　──《胸鎖関節の》 19
虚血性壊死　Avascular necrosis 111
距骨　Talus 134, 135
距骨下関節　Subtalar joint **135**, 137
距踵舟関節　Talocalcaneonavicular joint 135, **138**
距踵靱帯　Talocalcaneal ligament 137
胸横筋　Transversus thoracis **168**, 200
胸郭　Thoracic cage 162
　──の関節 164
　──の靱帯 165
胸郭下口　Thoracic outlet 162
胸郭上口　Thoracic inlet 162
胸棘筋　Spinalis thoracis 193
胸筋リンパ節　Pectoral lymph nodes 33
胸骨　Sternum 162, **163**, 166
胸骨角　Sternal angle 163
胸骨甲状筋　Sternothyroid 190, **223**
胸骨舌骨筋　Sternohyoid 190, **223**
胸骨体　Body of sternum 163
胸骨部線維束《横隔膜の》　Sternal fibres 167
胸骨柄　Manubrium of sternum 163
胸骨柄結合　Manubriosternal joint 18
胸最長筋　Longissimus thoracis 193
胸鎖関節　Sternoclavicular joint 15, 17
胸鎖乳突筋　Sternocleidomastoid 190, **191**

胸腸肋筋　Iliocostalis thoracis　193
胸椎　Thoracic vertebrae　174, **176**
　——の動き　188
胸背神経　Thoracodorsal nerve　82
胸半棘筋　Semispinalis thoracis　194
胸膜　Pleura　171
胸膜嚢　Pleural sac　171
胸腰筋膜　Thoracolumbar fascia　197
胸肋関節　Sternocostal joints　164
強膜　Sclera　230
頬筋　Buccinator　222
頬骨　Zygomatic bone　216
頬骨弓　Zygomatic arch　216
橋　Pons　226
橋枝　Pontine branches　227
棘下窩　Infraspinous fossa　16
棘下筋　Infraspinatus　**29**, 33
棘間筋　Interspinalis　194
棘間靱帯　Interspinous ligament
　　181, 184
棘関節窩切痕　Spinoglenoid notch　16
棘筋　Spinalis　193
棘上窩　Supraspinous fossa　16
棘上筋　Supraspinatus　**29**, 33
棘上靱帯　Supraspinous ligament　**181**, 184
棘突起　Spinous process　175, 176
近位　Proximal　2
近位趾節間（PIP）関節　Proximal interphalangeal（PIP）joint　135
近視　Myopia　230
筋　Muscle　7
　——《足の》　144〜148
　——《顔面の》　222
　——《頸部の》　191
　——《肩関節の》　29〜33
　——《股関節の》　105〜109
　——《膝関節の》　121, 122
　——《手関節，手根の》　56, 57
　——《上肢帯の》　21, 22
　——《前腕の》　50
　——《足関節の》　141〜143
　——《肘関節の》　40, 41
　——《背部の》　193
　——《腹部の》　195, 196

筋形質　Sarcoplasm　8
筋原線維　Myofibril　8
筋細胞膜　Sarcolemma　6
筋周膜　Perimysium　7
筋上膜　Epimysium　7
筋線維束　Fasciculus　7
筋突起　Coronoid process　217
筋内膜　Endomysium　7
筋薄板　Sheet of muscle　7
筋皮神経　Musculocutaneous nerve
　　82, **83**, 87

く

クモ膜　Arachnoid mater　204, 225
クモ膜下腔　Subarachnoid space　204, 225
クモ膜顆粒　Arachnoid granulation　225
クラウゼ終末小体　Krause's end bulb　10
クルンプケ麻痺　Klumpke's palsy　82
グリア　Glial cell　224
空腸　Jejunum　210
屈曲　Flexion　3
　——《下部頸椎の》　187
　——《胸椎の》　188
　——《肩関節の》　28
　——《後頭下部の》　186
　——《股関節の》　104
　——《膝関節の》　119
　——《手関節，手根の》　55
　——《脊柱の》　185
　——《肘関節の》　39
　——《指の》　67, 68
　——《腰椎の》　189
屈筋腱の線維鞘　Fibrous flexor sheaths
　　66
屈筋支帯　Flexor retinaculum
　　58, 71, 72, 76

け

外科頸　Surgical neck　24
茎状突起　Styloid process　218, 219
茎突下顎靱帯　Stylomandibular ligament
　　219
茎突舌骨筋　Stylohyoid　223
脛骨　Tibia　90, **125**

脛骨　Tibia
　——の触診　125
脛骨骨間縁　Interosseous border of tibia　113
脛骨神経　Tibial nerve　123, 149, 154, **155**
脛骨粗面　Tibial tuberosity　113
脛舟靱帯　Tibionavicular ligament　131
脛踵靱帯　Tibiocalcaneal ligament　131
脛腓関節　Tibiofibular joint　90, 125
　——の関節面　126
　——の靱帯　127
傾斜角(頸体角)　Angle of inclination
　——《上腕骨の》　25
　——《大腿骨の》　99
頸横神経　Transverse cutaneous nerve of neck　199
頸筋　Neck muscles　191, 192
頸最長筋　Longissimus cervicis　193
頸神経叢　The cervical plexus　199, 202
頸神経ワナ　Ansa cervicalis　199
頸長筋　Longus cervicis　190, **192**
頸腸肋筋　Iliocostalis cervicis　193
頸椎　Cervical vertebrae　174, **175**
　——の動き　187
頸動脈鞘　Carotid sheath　190
頸半棘筋　Semispinalis cervicis　194
頸板状筋　Splenius cervicis　191
結合腱(鼡径鎌)　Conjoint tendon　195
結節間溝　Intertubercular groove　24, 25
結膜　Conjunctiva　230
楔間関節　Intercuneiform joint　135
楔舟関節　Cuneonavicular joint　135
楔状骨　Cuneiform　129, 134, 150
楔立方関節　Cuneocuboid joint　135
月状骨　Lunate　51
月状面　Lunate surface　100
肩関節　Shoulder joint　24
　——の動き　28
　——の関節面　26
肩甲下窩　Subscapular fossa　16, 24
肩甲下筋　Subscapularis　**29**, 33
肩甲下神経　Subscapular nerves　82
肩甲下包の開口部　Opening of subscapular bursa　26

肩甲下リンパ節　Subscapular lymph nodes　33
肩甲挙筋　Levator scapulae　**21**, 190
肩甲棘　Spine of scapula　16
肩甲骨　Scapula　15, **16**, 30
　——の動き　20
　——の関節面　25
肩甲骨外側縁　Lateral border　16, 24
肩甲上神経　Suprascapular nerve　82
肩甲舌骨筋　Omohyoid　190, **223**
肩甲切痕　Suprascapular notch　16
肩甲背神経　Dorsal scapular nerve　82
肩鎖関節　Acromioclavicular joint　14, 15
　——の関節面　17
肩鎖靱帯　Acromioclavicular ligament　18
肩峰　Acromion　16, 25
肩峰角　Acromial angle　16, 24
肩峰下包　Subacromial bursa　26
肩峰関節面　Acromial facet　16
剣状突起　Xiphoid process　163
腱　Tendon　7
腱炎　Tendinitis　77
腱滑膜炎　Tenosynovitis　77
腱中心　Central tendon　167
腱傍組織　Paratenon　141
腱膜　Aponeurosis　7

こ

ゴルファー肘　Golfer's elbow　43
呼吸筋　Respiratory muscles　167, 168
固有卵巣索　Round ligament of ovary　213
股関節　Hip joint　90, 98
　——の動き　104
　——の関節面　100
　——の筋　105〜109
　——の形成異常　111
　——の骨　98
股関節中心　Hip joint centre　112
鼓室階　Scala tympani　229
鼓膜　Tympanic membrane　229
口角下制筋　Depressor anguli oris　222

口角挙筋　Levator anguli oris　222
口唇下制筋　Depressor labii inferioris　222
口輪筋　Orbicularis oris　222
広頚筋　Platysma　190, 222
広背筋　Latissimus dorsi　**32**, 197
甲状舌骨筋　Thyrohyoid　223
甲状腺　Thyroid gland　190
甲状軟骨　Thyroid cartilage　172, 227
交感神経系　Sympathetic nervous system　205
肛門　Anus　210, 214
肛門挙筋　Levator ani　212, **214**
肛門尾骨靱帯　Anococcygeal ligament　214
虹彩　Iris　230
咬筋　Masseter　221
後外側溝《脊髄の》　Posterior lateral sulcus　203
後外椎骨静脈叢　Posterior external plexus　208
後角《脊髄の》　Dorsal horn　203
後下小脳動脈　Posterior inferior cerebellar artery　227
後環椎後頭膜　Posterior atlanto-occipital membrane　182
後弓《頚椎の》　Posterior arch　175
後胸鎖靱帯　Posterior sternoclavicular ligament　18
後距踵靱帯　Posterior talocalcaneal ligament　131, **137**
後距腓靱帯　Posterior talofibular ligament　126
後脛距靱帯　Posterior tibiotalar ligament　131
後脛骨筋　Tibialis posterior　**142**, 149, 150
後脛骨筋腱　Tendon of tibialis posterior　138
後脛骨動脈　Posterior tibial artery　149, 159
後脛腓靱帯　Posterior tibiofibular ligament　126, 127
後交通動脈　Posterior communicating artery　227

後骨間神経　Posterior interosseous nerve　42, 85
後根《脊髄神経の》　Dorsal roots　202
後索《脊髄の》　Posterior funiculus　203
後枝《脊髄神経の》　Dorsal ramus　202
後室間枝　Posterior interventricular artery　170
後斜角筋　Scalenus posterior　191
後斜靱帯　Posterior oblique ligament　62
後十字靱帯　Posterior cruciate ligament　**117**, 118
後縦靱帯　Posterior longitudinal ligament　**181**, 182
後神経束　Posterior cord　82, 85
後靱帯　Posterior ligament　131
後正中溝《脊髄の》　Posterior median sulcus　203
後脊髄動脈　Posterior spinal arteries　203
後仙骨孔　Posterior sacral foramen　93
後仙腸靱帯　Posterior sacroiliac ligament　95
後退　Retraction
――《下顎骨の》　220
――《胸鎖関節の》　19
――《肩甲骨の》　20
後大腿皮神経　Posterior cutaneous nerve of thigh　110, 152, 154
後大脳動脈　Posterior cerebral artery　227
後中間溝《脊髄の》　Posterior intermediate sulcus　203
後中心吻合　Postcentral anastomosis　207
後殿筋線　Posterior gluteal line　92, 98
後頭顆　Occipital condyle　186
後頭下部　Suboccipital region　186
――の動き　186
後頭極　Occipital pole　224
後頭骨　Occipital bone　179, 216
後頭前頭筋　Occipitofrontalis　222
後頭葉　Occipital lobe　224, 226
後内椎骨静脈叢　Posterior internal plexus　208
後捻角《上腕骨の》　Angle of retroversion　25

後腓骨頭靱帯　Posterior ligament of head of fibula　126, 127
後部線維束《三角筋の》　Posterior fibres of deltoid　30
後方　Posterior　2
後放線状胸肋靱帯　Posterior radiate ligament　165
鉤　Uncus　226
鉤状突起《尺骨の》　Coronoid process　35, 36
鉤突窩　Coronoid fossa　35, 36
硬口蓋　Hard palate　172
硬膜　Dura mater　204, 225
硬膜袖　Dural sleeve　204
硬膜静脈洞　Dural venous sinuses　228
硬膜嚢　Dural sac　204
項靱帯　Ligamentum nuchae　21, **181**, 190
骨　Bone　5
——《足の》　134
——《下肢帯の》　91
——《肩関節の》　24
——《股関節の》　98
——《骨盤の》　92
——《膝関節の》　113
——《手関節と手根の》　51
——《上肢帯の》　16
——《前腕の》　44
——《足関節の》　129
——《肘関節の》　35
——《手の》　60
——《肘の》　35
骨格筋　Skeletal muscle　7
骨芽細胞　Osteoblast　5
骨化性筋炎(異所性骨化)　Myositis ossificans(Ectopic ossification)　43
骨化中心　Ossification center　5
骨幹　Diaphysis　5
骨間距靱帯　Interosseous talocalcaneal ligament　137, 138
骨間筋　Interossei　79
骨間脛腓靱帯　Interosseous tibiofibular ligaments　127
骨間仙腸靱帯　Interosseous sacroiliac ligament　95

骨間足根中足靱帯　Interosseous tarsometatarsal ligaments　139
骨間膜　Interosseous membrane　6
骨間立方舟靱帯　Interosseous cuboideonavicular ligament　138
骨折　Fracture　43
骨端　Epiphysis　5
骨端成長板　Epiphyseal growth plate　5
骨端線《上腕骨の》　Epiphyseal line　26
骨盤底　Pelvic floor　214
骨盤内臓神経　Splanchnic nerve　206
骨膜　Periosteum　6
骨迷路　Bony labyrinth　229

さ

「左-」→「ひだり-」の項も見よ
左縁枝　Left marginal artery　170
左縁静脈　Left marginal vein　170
左肺　Left lung　173
左葉《肝臓の》　Left lobe　210
作用点距離　Load arm　9
鎖骨　Clavicle　15, **16**
鎖骨下筋　Subclavius　22
鎖骨下筋溝　Subclavian groove　16
鎖骨下静脈溝　Groove for subclavian vein　163
鎖骨下動脈　Subclavian artery　**88**, 227
鎖骨下動脈溝　Groove for subclavian artery　163
鎖骨下面　Inferior surface of clavicle　18
鎖骨間靱帯　Interclavicular ligament　18
鎖骨関節面　Clavicular facet　16
鎖骨上神経　Supraclavicular nerve　199
鎖骨切痕　Clavicular notch　163
坐骨　Ischium　92, 98
坐骨棘　Ischial spine　92, 98
坐骨結節　Ischial tuberosity　92, 98
坐骨神経　Sciatic nerve　110, 152, **154**
坐骨大腿靱帯　Ischiofemoral ligament　103
最長筋　Longissimus　193
最内肋間筋　Innermost intercostal muscle　**168**, 200
三角筋　Deltoid　26, **30**

さんかくきん—しつがいぜ　和文索引

三角筋結節　Deltoid tubercle　16
三角筋粗面　Deltoid tuberosity　24
三角形状の皮下領域　Triangular subcutaneous area　129
三角骨　Triquetral　51
三角靱帯　Deltoid ligament　131, 138
三叉神経　Trigeminal nerve　226
三叉神経節　Trigeminal ganglion　226
三尖弁　Tricuspid valve　169

し

シェントン線　Shenton's line　98
シュワン細胞　Schwann cell　8
子宮　Uterus　212
子宮狭部　Isthmus　213
子宮腔　Uterine cavity　213
子宮頸管　Cervical canal　213
子宮頸腟上部　Supravaginal cervix　213
子宮頸腟部　Vaginal cervix　213
子宮頸部　Cervix of uterus　213
子宮口　External os of uterus　213
子宮広間膜　Broad ligament of uterus　213
子宮体　Body of uterus　213
子宮底　Fundus of uterus　213
矢状縫合　Sagittal suture　216
矢状面　Sagittal plane　2
指骨/指節骨　Phalanges　51, 66
指神経　Digital nerves　86
指節間（IP）関節　Interphalangeal（IP）joint　66
指尖対立　Terminal opposition　80
指尖つまみ　Pincer grip　80
指背腱膜　Extensor hood　69
指腹対立　Subterminal opposition　80
指腹つまみ　Pinch grip　80
視交叉　Optic chiasma　226
視索　Optic tract　226
視軸　Visual axis　230
視神経　Optic nerve　226
視神経円板（盲点）　Optic disc（blind spot）　230
趾骨/趾節骨　Phalanges　90, 129, 134
歯根膜　Periodontal membrane　6

歯状靱帯　Denticulate ligament　204
歯尖靱帯　Apical ligament of the dens　182
歯突起　Odontoid process（Dens）　175
歯突起窩　Facet for dens　175
示指伸筋　Extensor indicis　**70**, 76
示指伸筋腱　Tendon of extensor indicis　59

耳管　Auditory tube　172
耳甲介　Concha　229
耳珠　Tragus　229
耳小骨　Auditory ossicles　229
耳状面《仙骨の》　Auricular surface of sacrum　93, 94
耳垂　Lobule　229
耳輪　Helix　229
自由神経終末　Free nerve ending　10
自律神経系　Autonomic nervous system　205, 206
軸回旋　Axial rotation
――《胸鎖関節の》　19
――《脊柱の》　185
――《腰椎の》　189
軸索　Axon　8
軸椎関節面　Articular surfaces of axis　180
膝　Knee　112
膝横靱帯　Transverse ligament of knee　117, 118
膝窩　Popliteal fossa　123
膝窩筋　Popliteus　115, 118, **122**, 123
膝窩筋腱　Tendon of popliteus　117
膝窩静脈　Popliteal vein　123, 160
膝窩動脈　Popliteal artery　123, 159
膝窩嚢胞　Popliteal cyst　124
膝窩面　Popliteal surface　113
膝蓋下滑液包炎　Infrapatellar bursitis　124
膝蓋下脂肪体　Infrapatellar fat pad　117
膝蓋骨　Patella　90, 118
膝蓋骨尖　Apex of patella　113
膝蓋上包　Suprapatellar bursa　115
膝蓋靱帯　Ligamentum patellae　115, **121**
膝蓋前滑液包炎　Prepatellar bursitis　124

膝蓋大腿疾患　Patellofemoral disorders　124
膝蓋軟骨軟化症　Chondromalacia patella　124
膝蓋面　Patellar surface　113
膝関節　Knee joint　90, 112
　——の関節面　114
　——の筋　121, 122
膝関節中心　Knee joint centre　112
車軸関節　Pivot joint　6
斜頸　Torticolis　191
斜索　Oblique cord　48
斜膝窩靱帯　Oblique popliteal ligament　115, 122
斜走線維　Oblique fibres　101
斜裂《肺の》　Oblique fissure of lung　171, 173
尺骨　Ulna　35, **44**, 47
尺骨頸　Neck of ulna　44
尺骨茎状突起　Ulnar styloid process　44, 51
尺骨神経　Ulnar nerve　42, **84**, 87
尺骨神経溝　Ulnar groove　35
尺骨神経絞扼　Ulnar nerve entrapment　43
尺骨切痕　Ulnar notch　46
尺骨粗面　Brachialis impression　35, 44
尺骨頭　Head of ulna　44, 46
尺骨動脈　Ulnar artery　42, **88**
尺側手根屈筋　Flexor carpi ulnaris　56
尺側手根屈筋腱　Tendon of flexor carpi ulnaris　54
尺側手根伸筋　Extensor carpi ulnaris　**57**, 58, 76
尺側皮静脈　Basilic vein　42, 58, **88**
手関節　Wrist　51
　——の動き　55
　——の皮線（しわ）　60
手根　Carpus　51
　——の動き　55
手根管　Carpal tunnel　58
手根間関節　Intercarpal joints　53
手根管症候群　Carpal tunnel syndrome　86

手根間靱帯　Intercarpal ligaments　54
手根骨　Carpal bones　14
手根中央関節　Midcarpal joint　52, 53
手根中手（CM）関節　Carpometacarpal (CM) joint　51, 53
手掌　Palm　2, 14
手掌腱膜　Palmar aponeurosis　77
手背　Dorsum of hand　2, 14
手背静脈弓　Dorsal venous arch　88
種子骨　Sesamoid bone　60, 129
舟状骨《足の》　Navicular　129, 134
舟状骨《手の》　Scaphoid　51, 54
終糸　Filum terminale　204
十字靱帯《膝関節の》　Cruciate ligaments　117
十字靱帯《脊柱の》　Cruciform ligament　182
十二指腸　Duodenum　210
縦隔上部　Superior mediastinum　169
縦隔前部　Anterior mediastinum　169
縦隔中部　Middle mediastinum　169
縦走線維《股関節の》　Longitudinal fibres　101
小円筋　Teres minor　**29**, 33
小胸筋　Pectoralis minor　**22**, 33
小頬骨筋　Zygomaticus minor　222
小結節　Lesser tubercle　24, 25
小後頭神経　Lesser occipital nerve　199
小後頭直筋　Rectus capitis posterior minor　192
小坐骨孔　Lesser sciatic foramen　95
小坐骨切痕　Lesser sciatic notch　92
小指外転筋　Abductor digiti minimi　59, **74**, 76
小指球筋　Hypothenar muscles　58
小指伸筋　Extensor digiti minimi　58, **70**, 76
小指対立筋　Opponens digiti minimi　75
小趾外転筋　Abductor digiti minimi　**148**, 150
小心臓静脈　Small cardiac vein　170
小腎杯　Minor calyces　212
小泉門　Posterior fontanelle　216
小腸　Small intestine　210

小殿筋　Gluteus minimus　**105**, 110
小転子　Lesser trochanter　98, 100
小脳　Cerebellum　224, 226
小脳テント　Tentorium cerebelli　225, 228
小伏在静脈　Short (lesser) saphenous vein　149, 160
小菱形筋　Rhomboid minor　21
小菱形骨　Trapezoid　51
消化器系　Digestive system　210
掌側骨間筋　Palmar interossei　75
掌側指神経　Palmar digital nerve　79
掌側指動脈　Palmar digital artery　79
掌側尺骨手根靱帯　Palmar ulnocarpal ligament　54
掌側手根間靱帯　Palmar intercarpal ligament　54
掌側手根中手靱帯　Palmar carpometacarpal ligament　54
掌側靱帯　Palmar ligament　62, 66
掌側橈骨手根靱帯　Palmar radiocarpal ligament　54
掌側握り　Palmar grip　80
掌側面　Palmar surfaces　52
硝子体管　Hyaloid canal　230
硝子体眼房　Vitreous chamber　230
踵骨　Calcaneus　129, 134, 138
踵骨腱（アキレス腱）　Tendocalcaneus　141, 149
踵舟靱帯　Calcaneonavicular ligament　135
踵腓靱帯　Calcaneofibular ligament　130, 131
踵立方関節　Calcaneocuboid joint　135, 137
上縁《肩甲骨の》　Superior border　16
上外側上腕皮神経　Upper lateral cutaneous nerve of the arm　83
上顆間軸《上腕骨の》　Axis through the epicondyles　25
上角《肩甲骨の》　Superior angle　16
上顎骨　Maxilla　216
上眼窩裂　Superior orbital fissure　216
上関節上腕靱帯　Superior glenohumeral ligament　27
上関節突起《仙骨の》　Superior articular process　93, 176
上関節面　Superior articular facet　175
上頸神経節　Superior cervical ganglion　205
上脛腓関節　Superior tibiofibular ligament　126
上肩鎖靱帯　Superior acromioclavicular ligament　17
上後鋸筋　Serratus posterior superior　168
上行結腸　Ascending colon　210
上項線　Superior nuchal line　21
上行大動脈　Ascending aorta　170
上後腸骨棘　Posterior superior iliac spine　92, 98
上肢　Upper limb
――の血管　88
――の静脈　88
――の動脈　88
上矢状静脈洞　Superior sagittal sinus　225, 228
上肢帯　Pectoral girdle　15
――の動き　20
上斜筋　Superior oblique　230
上小脳動脈　Superior cerebellar artery　227
上唇挙筋　Levator labii superioris　222
上伸筋支帯　Superior extensor retinaculum　144
上唇鼻翼挙筋　Levator labii superioris alaeque nasi　222
上錐体静脈洞　Superior petrosal sinus　228
上前腸骨棘　Anterior superior iliac spine　92, 98
上双子筋　Gemellus superior　105, **108**, 110
上大静脈　Superior vena cava　170
上大脳静脈　Superior cerebral veins　228
上恥骨靱帯　Superior pubic ligament　94, 96
上腸間膜動脈神経節　Superior mesenteric ganglion　205
上直筋　Superior rectus　230

上殿神経　Superior gluteal nerve　152, 154
上頭斜筋　Obliquus capitis superior　192
上橈尺関節　Superior radioulnar joint　14, 49
上鼻甲介　Superior concha　172
上腓骨筋支帯　Superior peroneal retinaculum　144, 149
上方　Superior　2
上方回旋《肩甲骨の》　Upward rotation　20
上葉《肺の》　Superior lobe of lung　173
上肋横突靱帯　Superior costotransverse ligament　165
上腕　Arm　14
上腕横靱帯　Transverse humeral ligament　27
上腕筋　Brachialis　**40**, 42
上腕骨　Humerus　14
上腕骨滑車　Humeral trochlea　35, 36
上腕骨小頭　Capitulum of humerus　35, 36
上腕骨頭　Head of humerus　**25**, 26
上腕三頭筋　Triceps brachii　41
上腕三頭筋外側頭　Lateral head of triceps brachii　41
上腕三頭筋長頭　Long head of triceps brachii　41
上腕三頭筋内側頭　Medial head of triceps brachii　41
上腕深動脈　Profunda brachii artery　88
上腕動脈　Brachial artery　42, 88
上腕二頭筋　Biceps brachii　33, **40**, 42
上腕二頭筋腱滑液鞘　Synovial sheath for tendon of biceps　26
上腕二頭筋腱膜　Bicipital aponeurosis　40, 42
上腕二頭筋短頭　Short head of Biceps brachii　40
上腕二頭筋長頭　Long head of biceps brachii　33, 40
上腕二頭筋長頭腱　Tendon of long head of biceps brachii　26
静脈　Vein
──《下肢の》　160
──《上肢の》　88
──《脳の》　228
静脈洞交会　Confluence of sinuses　228
食道　Oesophagus　190, 210
食道圧痕　Oesophageal impression　173
食道裂孔　Oesophageal opening　167
触覚小体　Tactile corpuscle　10
触診　Palpation
──《尺骨の》　45, 51
──《手根骨の》　51
──《仙尾結合の》　94
──《恥骨結合の》　96
──《橈骨の》　45, 51
心筋　Cardiac muscle　7
心筋層　Myocardium　169
心切痕　Cardiac notch　173
心臓　Heart
──，血液供給　170
──，体表目印　169
心内膜　Endocardium　169
伸延《後頭下部の》　Distraction　186
伸筋腱　Extensor tendon　66
伸筋腱膜　Extensor expansion　66, 79
伸筋支帯　Extensor retinaculum
──《足の》　149
──《手の》　59, 70, 73, 76
伸展　Extension　3
──《胸椎の》　188
──《頸椎の》　187
──《肩関節の》　28
──《後頭下部の》　186
──《股関節の》　104
──《膝関節の》　119
──《尺骨の》　49
──《手関節，手根の》　55
──《脊柱の》　185
──《肘関節の》　39
──《指の》　67, 68
──《腰椎の》　189
神経筋接合部　Neuromuscular junction　8
神経筋接合部後膜　Postjunctional membrane　8
神経筋接合部前膜　Prejunctional membrane　8
神経支配　Nerve supply

——《下肢の》 152
——《下肢の皮膚の》 157
——《上肢の》 82
神経周膜　Perineurium　8
神経上膜　Epineurium　8
神経線維束　Fascicle　8
神経内膜　Endoneurium　8
真皮　Dermis　10
真皮乳頭　Dermal papilla　10
深横中手靱帯　Deep transverse metacarpal ligament　66, 79
深横中足靱帯　Deep transverse metatarsal ligament　139
深筋膜　Deep fascia　42, 149
深頸リンパ節　Deep cervical lymph chain　190
深指屈筋　Flexor digitorum profundus　58, **72**, 78
深指屈筋腱　Tendon of flexor digitorum profundus　**71**, 72, 79
深掌動脈弓　Deep palmar arch　88
深静脈血栓症　Deep vein thrombosis（DVT）　160
深側　Deep　2
深鼠径輪　Deep inguinal ring　197, 211
深腓骨神経　Deep peroneal nerve　149, **156**, 157
靱帯　Ligament
——《顎関節の》 219
——《胸郭の》 165
——《脛腓関節の》 127
——《肩関節の》 27
——《股関節の》 103
——《手関節，手根の》 54
——《上肢帯の》 18
——《脊柱の》 181, 182
——《前腕の》 48
——《足根間関節の》 137, 138
——《足根中足関節の》 139
——《中足趾関節の》 139
靱帯結合　Syndesmosis　6
靱帯損傷　Ligament disorders　124
腎錐体（腎髄質）　Pyramid（medulla）　212
腎臓　Kidney　212

腎柱（腎皮質）　Renal column（cortex）　212
腎盤　Renal pelvis　212
腎皮質　Renal cortex　212
腎被膜　Renal fascia　212

す

ストレス失禁　Stress incontinence　214
豆状骨　Pisiform　51
頭脳線（近位手掌横線）　Head line　60
水晶体　Lens　230
水平面　Horizontal plane　2
水平裂《肺の》　Horizontal fissure　171, 173
垂線《大腿骨の》　Vertical line　99
膵管　Pancreatic duct　210
膵臓　Pancreas　210
錐体　Pyramid　226
錐体筋　Pyramidalis　96
髄核　Nucleus pulposus　177, 184
髄鞘　Myelin sheath　8
髄膜　Meninges　225
皺眉筋　Corrugator supercilii　222
滑り《膝関節の》　Gliding　119

せ

正円窓　Round window　229
正中環軸関節　Median atlantoaxial joint　180
正中神経　Median nerve　42, 82, **86**
正中仙骨稜　Median sacral crest　93
正中面　Median plane　2
生殖器系　Reproductive system　213
生命線　Life line　60
精索　Spermatic cord　197
精巣　Testis　211
脊髄　Spinal cord　204, 224
——の内部構造　Spinal cord, internal structure　203
脊髄神経　Spinal nerve　190, **201**, 202
脊髄髄膜　Spinal meninges　204
脊髄節　Spinal segments　201
脊柱　Vertebral column　174
——の動き　185
——の静脈分布　208

脊柱　Vertebral column
　——の触診　174
　——の靱帯　181, 182
　——の動脈分布　207
脊柱管(椎孔)　Neural canal(vertebral foramen)　175
脊柱起立筋　Erector spinae　**193**, 197
脊椎すべり症　Spondylolisthesis　183
舌　Tongue　172
舌咽神経　Glossopharyngeal nerve　226
舌下神経　Hypoglossal nerve　226
舌骨　Hyoid bone　172, 223
舌骨下筋群　Infrahyoid muscles　223
舌骨筋　Hyoid muscles　223
舌骨上筋群　Suprahyoid muscles　223
仙棘靱帯　Sacrospinous ligament　95
仙結節靱帯　Sacrotuberous ligament　95, 105
仙骨　Sacrum　90, **93**, 214
仙骨角　Sacral cornua　93
仙骨管　Sacral canal　93
仙骨岬角　Sacral promontory　93
仙骨神経叢　Sacral plexus　202
仙骨翼　Ala of sacrum　93
仙骨裂孔　Sacral hiatus　93
仙腸関節　Sacroiliac joint　90, **94**
　——の関節面　94
仙腸靱帯　Sacroiliac ligament　95
仙椎　Sacral vertebrae　174
仙尾連結　Sacrococcygeal joint　94
　——の触診　94
浅外陰部静脈　Superficial external pudendal vein　160
浅下腹静脈　Superficial epigastric vein　160
浅指屈筋　Flexor digitorum superficialis　58, **71**, 78
浅指屈筋腱　Tendon of flexor digitorum superficialis　71, 79
浅掌動脈弓　Superficial palmar arch　88
浅鼠径輪　Superficial inguinal ring　197, 211
浅腸骨回旋静脈　Superficial circumflex iliac vein　160

浅腓骨神経　Superficial peroneal nerve　149, **156**, 157
線維性関節　Fibrous joint　6
線維性関節包　Fibrous capsule　18, 26, 37
線維軟骨結合　Symphysis　6
線維輪《椎体間の》　Annulus fibrosus　177
前外側骨静脈叢　Anterior external plexus　208
前角《脊髄の》　Ventral(anterior)horn　203
前額面　Frontal plane　217
前下小脳動脈　Anterior inferior cerebellar artery　227
前環椎後頭膜　Anterior atlanto-occipital membrane　182
前弓《環椎の》　Anterior arch　175
前胸鎖靱帯　Anterior sternoclavicular ligament　18
前鋸筋　Serratus anterior　**22**, 33
前距腓靱帯　Anterior talofibular ligament　130, 131
前脛距靱帯　Anterior tibiotalar ligament　131
前脛骨筋　Tibialis anterior　**143**, 150
前脛骨動脈　Anterior tibial artery　149, 159
前脛腓靱帯　Anterior tibiofibular ligament　127, 131
前結節　Anterior tubercle　175
前交通動脈　Anterior communicating artery　227
前骨間神経　Anterior interosseous nerve　86
前根《脊髄神経の》　Ventral roots　202
前索《脊髄神経の》　Anterior funiculus　203
前枝《脊髄神経の》　Ventral ramus　202
前室間枝　Anterior interventricular artery　170
前斜角筋　Scalenus anterior　190, **191**
前斜靱帯《母指の手根中手関節の》　Anterior oblique ligament　62
前十字靱帯　Anterior cruciate ligament　**117**, 118

前縦靱帯　Anterior longitudinal ligament
　　　　　165, **181**, 182
前正中裂　Anterior median fissure
　　　　　203, 226
前脊髄動脈　Anterior spinal artery
　　　　　203, 227
前仙骨孔　Anterior sacral foramen　93
前仙腸靱帯　Anterior sacroiliac ligament
　　　　　95
前大脳動脈　Anterior cerebral artery　227
前恥骨靱帯　Anterior pubic ligament　96
前庭階　Scala vestibuli　229
前庭神経　Vestibular nerve　229
前殿筋線　Anterior gluteal line　92, 98
前頭極　Frontal pole　224
前頭骨　Frontal bone　216
前頭直筋　Rectus capitis anterior　192
前頭面　Frontal plane　2
前頭葉　Frontal lobe　224, 226
前突　Protraction
——《下顎骨の》　220
——《胸鎖関節の》　19
——《肩甲骨の》　20
前内椎骨静脈叢　Anterior internal plexus
　　　　　208
前捻角《大腿骨の》　Angle of anteversion
　　　　　99
前腓骨頭靱帯　Anterior ligament of
　fibular head　127
前部線維束《三角筋の》　Anterior fibres of
　deltoid　30
前方　Anterior　2
前放線状胸肋靱帯　Anterior radiate
　ligaments　165
前立腺　Prostate　212
前腕　Forearm　14, 44
——の動き　49
——の関節面　46
前腕骨間膜　Interosseous membrane of
　forearm　47, 48
前腕深筋膜　Deep fascia of forearm　42
前腕正中皮静脈　Median vein of forearm
　　　　　42, 48

そ

咀嚼筋　Masticatory muscles　221
鼡径鎌（結合腱）　Conjoint tendon　211
鼡径管　Inguinal canal　197
鼡径靱帯　Inguinal ligament　195, 197
鼡径ヘルニア　Inguinal hernia　197, 211
僧帽筋　Trapezius　**21**, 190
僧帽弁　Mitral valve　169
総頸動脈　Common carotid artery
　　　　　190, 227
（総）指伸筋　Extensor digitorum
　　　　　59, **69**, 76
（総）指伸筋腱　Tendon of extensor
　digitorum　59, 66, 78
総胆管　Common bile duct　210
総腸骨動脈　Common iliac artery　159
総腓骨神経　Common peroneal nerve
　　　　　123, 155, **156**
足関節　Ankle joint　90, 129
——の動き　128, 132
——の関節面　126, 130
——の筋　141〜143
——の触診　149
足関節中心　Ankle joint centre　112
足関節裂隙線　Ankle joint line　129
足弓　Foot arch　150
足根間関節　Tarsal joints
——の関節面　136
——の靱帯　137, 138
足根骨　Tarsal bones　134
足根中足関節　Tarsometatarsal joints　135
足底　Planter surface of foot　2, 90
足底筋　Plantaris　115, 123, **141**
足底腱膜　Plantar aponeurosis　142, 150
足底動脈弓　Plantar arch　159
足底方形筋　Quadratus plantae　146
足背　Dorsum of foot　2, 90
足背静脈弓　Dorsal venous arch　160
足背動脈　Dorsalis pedis artery　159
側角《脊髄の》　Lateral horn　203
側屈　Lateral flexion　3
——《下部頸椎の》　187
——《胸椎の》　188

側屈　Lateral flexion
　——《後頭下部の》　186
　——《脊柱の》　185
　——《腰椎の》　189
側索《脊髄の》　Lateral funiculus　203
側頭窩　Temporal fossa　218
側頭筋　Temporalis　218, 221
側頭骨　Temporal bone　216, 229
側頭葉　Temporal lobe　224, 226
側副靱帯　Collateral ligament
　——《MCP 関節の》　62, 65, 66
　——《MTP 関節の》　139
　——《膝関節の》　116
　——《足関節の》　131
側弯症　Scoliosis　174
外返し　Eversion　4
　——《足の》　140

た

多羽状筋　Multipennate muscle　7
多裂筋　Multifidus　194
楕円関節　Ellipsoid joint　6
対立《母指の》　Opposition　63
対輪　Antihelix　229
大円筋　Teres major　**32**, 88
大胸筋　Pectoralis major　**31**, 33
大頬骨筋　Zygomaticus major　222
大結節　Greater tubercle　24, 25
大孔　Foramen magnum　227
大後頭直筋　Rectus capitis posterior major　192
大坐骨孔　Greater sciatic foramen　95
大坐骨切痕　Greater sciatic notch　92, 98
大耳介神経　Greater auricular nerve　199
大十二指腸乳頭　Duodenal papilla　210
大静脈孔　Vena caval opening　167
大心臓静脈　Great cardiac vein　170
大腎杯　Major calyces　212
大泉門　Anterior fontanelle　216
大腿　Thigh　90
大腿筋膜　Fascia lata　110
大腿筋膜張筋　Tensor fascia lata　110, **122**
大腿脛骨角　Femorotibial angle　112
大腿骨　Femur　90
　——の軸　99
大腿骨顆軸　Axes of femoral condyles　114
大腿骨頸　Neck of femur　98, 100
大腿骨膝窩面　Popliteal surface of femur　123
大腿骨頭　Head of femur　98, 100
大腿骨頭窩　Fovea capitis femoris　98, 100
大腿骨頭靱帯　Ligamentum teres femoris　102
大腿四頭筋　Quadriceps femoris　121
大腿四頭筋腱　Quadriceps tendon　116
大腿鞘　Femoral sheath　197
大腿神経　Femoral nerve　106, **152**, 153
大腿深動脈　Profunda femoris artery　159
大腿直筋　Rectus femoris　110, **121**
大腿動静脈　Femoral vessels　110
大腿動脈　Femoral artery　159
大腿二頭筋　Biceps femoris　**109**, 123
大腿二頭筋腱　Tendon of biceps femoris　126, 127
大腿ヘルニア　Femoral hernia　211
大腿方形筋　Quadratus femoris　105, **108**, 110
大大脳静脈　Great cerebral vein　228
大腸　Large intestine　210
大殿筋　Gluteus maximus　110
大転子　Greater trochanter　98, 100
大動脈圧痕　Aortic impression　173
大動脈弓　Arch of aorta　172
大動脈弁　Aortic valve　169
大動脈裂孔　Aortic opening　167
大内転筋　Adductor magnus　105, **107**, 108, 110
大脳　Cerebrum　224
大脳回　Gyri　224
大脳外側面　Lateral cerebral surface　227
大脳鎌　Falx cerebri　225, 228
大脳縦裂　Longitudinal fissure　224, 226
大脳内側面　Medial cerebral surface　227
大脳半球　Cerebral hemisphere　224
大脳皮質　Cerebral cortex　225
大伏在静脈　Long (great) saphenous vein　149, 160

大腰筋　Psoas major　**106**, 110, 197
大菱形筋　Rhomboid major　21
大菱形骨　Trapezium　51, 61
第1のてこ　First-class lever　9
第2のてこ　Second-class lever　9
第3のてこ　Third-class lever　9
第三腓骨筋　Peroneus tertius　**143**, 144
脱臼　Dislocation　43
胆嚢　Gall bladder　210
胆嚢管　Cystic duct　210
短後仙腸靱帯　Short posterior sacroiliac ligament　95
短骨　Short bone　5
短軸《橈骨頭の》　Minor axis　49
短趾屈筋　Flexor digitorum brevis　147
短趾伸筋　Extensor digitorum brevis　145, 149
短掌筋　Palmaris brevis　77
短小指屈筋　Flexor digiti minimi brevis　74
短小趾屈筋　Flexor digiti minimi brevis　147
短橈側手根伸筋　Extensor carpi radialis brevis　**57**, 59, 76
短内転筋　Adductor brevis　**107**, 110
短腓骨筋　Peroneus brevis　144, 149, 150
短母指外転筋　Abductor pollicis brevis　74
短母指屈筋　Flexor pollicis brevis　74
短母趾屈筋　Flexor hallucis brevis　147
短母指伸筋　Extensor pollicis brevis　**73**, 76
短母趾伸筋　Extensor hallucis brevis　149
短母指伸筋腱　Tendon of extensor pollicis brevis　59

ち

恥骨　Pubis　92, 98
恥骨弓靱帯　Arcuate pubic ligament　94, 96
恥骨筋　Pectineus　106, 110
恥骨筋線　Pectineal line　98
恥骨結合　Pubic symphysis　**94**, 197, 214
　── の触診　Palpation　96
恥骨結節　Pubic tubercle　92, 98
恥骨体　Body of pubis　94, 96
恥骨大腿靱帯　Pubofemoral ligament　103
恥骨尾骨筋　Pubococcygeus　214
恥骨稜　Pubic crest　92
緻密骨　Compact bone　5
腟　Vagina　212, 214
腟円蓋　Lateral fornix　213
中間位　Neutral position　4
中間楔状骨　Intermediate cuneiform　129, 134
中間広筋　Vastus intermedius　121
中関節上腕靱帯　Middle glenohumeral ligament　27
中間仙骨稜　Intermediate sacral crest　93
中耳　Middle ear　229
中斜角筋　Scalenus medius　190, **191**
中手骨　Metacarpal　51, 66
中手骨体　Body of metacarpal　51, 60
中手骨底　Base of metacarpal　51, 60
中手骨頭　Head of metacarpal　51, 60
中手指節(MCP)関節　Metacarpophalangeal(MCP)joint　66
中心管　Central canal　203
中心溝　Central sulcus　224
中心後回　Postcentral gyrus　224
中心後溝　Postcentral sulcus　224
中心前回　Precentral gyrus　224
中心前溝　Precentral sulcus　224
中心臓静脈　Middle cardiac vein　170
中心リンパ節　Central lymph nodes　33
中節骨　Middle phalanx　51, 60, 78
中足骨　Metatarsals　129, 134, 150
中足骨間関節　Intermetatarsal joint　135
中足骨痛症　metatarsalgia　150
中足趾節(MTP)関節　Metatarsophalangeal(MTP)joints　135
中足動脈　Metatarsal arteries　159
中大脳動脈　Middle cerebral artery　227
中殿筋　Gluteus medius　108, 110
中脳　Midbrain　226
中鼻甲介　Middle concha　172
中部線維束《三角筋の》　Middle fibres of deltoid　30

中葉《肺の》 Middle lobe 173
虫垂 Appendix 210
虫様筋 Lumbricals muscles
　——《足の》 Lumbricals muscles 146
　——《手の》 Lumbricals muscles
　　　　　　　　　　　　　72, 79
肘窩 Cubital fossa 42
肘関節 Elbow joint 14, 35
　—— の関節包 47
　—— の関節面 36
　—— の動き 39
肘筋 Anconeus 41, 50
肘正中皮静脈 Median cubital vein 42, 88
肘頭 Olecranon 36, 37, 44
肘頭窩 Olecranon fossa 35, 36
肘頭部滑液包炎 Olecranon bursitis 43
長管骨 Long bone 5
長胸神経 Long thoracic nerve 82
長後仙腸靱帯 Long posterior sacroiliac ligament 95
長軸《橈骨頭の》 Major axis 49
長趾屈筋 Flexor digitorum longus
　　　　　　　　　　　146, 149
長趾伸筋 Extensor digitorum longus
　　　　　　　　　　　145, 149
長掌筋 Palmaris longus 56, 58
長足底靱帯 Long plantar ligament
　　　　　　　　　　　137, 138, 150
長橈側手根伸筋 Extensor carpi radialis longus 57, 76
長橈側手根伸筋腱 Tendon of extensor carpi radialis longus 59
長内転筋 Adductor longus **107**, 110
長腓骨筋 Peroneus longus
　　　　　　　　　142, **144**, 149, 150
長腓骨筋腱 Tendon of peroneus longus 138
長母指外転筋 Abductor pollicis longus
　　　　　　　　　　　59, **73**, 76
長母指屈筋 Flexor pollicis longus
　　　　　　　　　　　59, **72**, 76
長母趾屈筋 Flexor hallucis longus
　　　　　　　　　142, 149, 150

長母指伸筋 Extensor pollicis longus
　　　　　　　　　　　73, 76
長母趾伸筋 Extensor hallucis longus
　　　　　　　　　　　145, 149
長母指伸筋腱 Tendon of extensor pollicis longus 59, 62
腸脛靱帯 Iliotibial tract 115, 122
腸骨 Ilium 92, 98
腸骨窩 Iliac fossa 92
腸骨下腹神経 Iliohypogastric nerve
　　　　　　　　　　　152, 157
腸骨筋 Iliacus 106, 110
腸骨鼠径神経 Ilioinguinal nerve
　　　　　　　　　　　152, 157
腸骨粗面 Iliac tuberosity 92
腸骨大腿靱帯 Iliofemoral ligament 103
腸骨尾骨筋 Iliococcygeus 214
腸骨稜 Iliac crest 92, 98
腸骨稜結節 Tubercle of iliac crest
　　　　　　　　　　　92, 98
腸恥隆起 Iliopubic eminence 92
腸腰筋 Iliopsoas 110
腸腰靱帯 Iliolumbar ligaments 95, **183**
腸肋筋 Iliocostalis 193
蝶下顎靱帯 Sphenomandibular ligament
　　　　　　　　　　　219
蝶形骨棘 Spine of sphenoid 219
蝶形骨小翼 Lesser wing of sphenoid
　　　　　　　　　　　216
蝶形骨大翼 Greater wing of sphenoid
　　　　　　　　　　　216
蝶形頭頂静脈洞 Sphenoparietal sinus
　　　　　　　　　　　228
蝶番関節 Hinge joint 6
直静脈洞 Straight sinus 228
直腸 Rectum 210, 212

つ

ツチ骨 Malleus 229
つかみ Precision grip 80
椎間円板 Intervertebral disc 6, **178**, 183
椎間関節 Zygapophysial joints 178
椎間孔 Intervertebral foramen 181
椎弓根 Pedicle 175, 176

椎弓板　Lamina　175, 176
椎孔　Neural canal　176
椎骨動脈　Vertebral artery　190, 227
椎体　Vertebral body　164, 175, 176, 178
椎体鈎状関節　Uncovertebral joint　178, 187
椎体静脈　Basivertebral vein　208
槌指　Mallet finger　69

て

テニス肘　Tennis elbow　43
デケルバン腱鞘炎　DeQuervain's tenosynovitis　73
デュプュイトラン拘縮　Dupuytren's contracture　77
デルマトーム（皮節）　Dermatomes　87
てこ　Lever　9
てさげ握り　Hook grip　80
手　Hand　14, 60
底屈　Plantarflexion　4
　──《足関節の》　128, 132
底側楔舟靱帯　Plantar cuneonavicular ligament　138
底側楔立方靱帯　Plantar cuneocuboid ligament　138
底側骨間筋　Plantar interossei　148
底側踵舟靱帯　Plantar calcaneonavicular ligament　**138**, 142, 150
底側踵立方靱帯　Plantar calcaneocuboid ligament　**137**, 138, 150
底側靱帯　Plantar ligament　139
底側足根中足靱帯　Plantar tarsometatarsal ligaments　139
底側中足靱帯　Plantar intermetatarsal ligament　138
底側立方舟靱帯　Planter cuboideonavicular ligament　138
釘植　Gomphosis　6
転子窩　Trochanteric fossa　98
転子間線　Intertrochanteric line　98
殿筋粗面　Gluteal tuberosity　98, 105
殿部　Gluteal　90

と

トレンデレンブルク歩行　Trendelenburg gait　105
豆状骨　Pisiform　51
等尺性収縮　Isometric contraction　7
等張性収縮　Isotonic contraction　7
頭蓋　Skull　216
頭蓋腔　Cranial cavity　216
頭頸軸《上腕骨の》　Axis of head and neck　25
頭最長筋　Longissimus capitis　193
頭長筋　Longus capitis　192, 199
頭頂骨　Parietal bone　216
頭頂葉　Parietal lobe　224
頭半棘筋　Semispinalis capitis　190, **194**
頭板状筋　Splenius capitis　190, **192**
橈骨　Radius　35, **44**, 46
橈骨窩　Radial fossa　35, 36
橈骨頸　Neck of radius　35, 44
橈骨茎状突起　Styloid process of the radius　44, 51
橈骨手根関節　Radiocarpal joint　**52**, 53
橈骨神経　Radial nerve　42, 82, **85**, 87
橈骨神経溝　Spiral groove　24, 85
橈骨神経浅枝　Superficial radial nerve　42, 58
橈骨切痕　Radial notch　36, 46
橈骨粗面　Radial tuberosity　44
橈骨頭　Head of radius　35, 44, 46
橈骨動脈　Radial artery　58, 59, 76, **88**
橈骨輪状靱帯　Annular ligament of radius　46, 47, **48**, 49
橈側手根屈筋　Flexor carpi radialis　**56**, 59, 76
橈側皮静脈　Cephalic vein　42, 58, **88**
動眼神経　Oculomotor nerve　226
動脈　Artery
　──《下肢の》　159
　──《上肢の》　88
　──《脳の》　227
動揺腕　Flail arm　82
瞳孔　Pupil　230

な

内果　Medial malleolus　125, 129
　——の触診　Palpation　128
内果関節面　Medial malleolar surface
　　　130
内頸静脈　Internal jugular vein　190, 228
内頸動脈　Internal carotid artery　227
内耳　Internal ear　229
内耳神経　vestibulocochlear nerve　226
内旋　Medial rotation　3
　——《肩関節の》　28
　——《股関節の》　104
　——《膝関節の》　120
内側　Medial　2
内側縁《肩甲骨の》　Medial border　16
内側顆　Medial condyle
　——《大腿骨の》　113
　——《脛骨の》　113
内側顆上稜　Medial supracondylar ridge
　　　35
内側弓状靱帯　Medial arcuate ligament
　　　167
内側胸筋神経　Medial pectoral nerve　82
内側距踵靱帯　Medial talocalcaneal
　ligament　137
内側筋間中隔　Medial intermuscular
　septum　84
内側楔状骨　Medial cuneiform　129, 134
内側広筋　Vastus medialis　115, **121**, 123
内側膝蓋支帯　Medial patellar
　retinaculum　115
内側縦足弓　Medial longitudinal arch
　　　150
内側手根側副靱帯　Ulnar collateral carpal
　ligament　54
内側踵骨枝　Medial calcaneal nerve　155
内側上顆　Medial epicondyle
　——《上腕骨の》　35, 50, 56
　——《大腿骨の》　113
内側上腕皮神経　Medial cutaneous nerve
　of arm　82, 87
内側神経束　Medial cord　82, 86

内側前腕皮神経　Medial cutaneous nerve
　of forearm　42, 87
内側足縁静脈　Medial marginal vein　160
内側足底神経　Medial plantar nerve
　　　155, 157
内側足底動脈　Medial plantar artery　159
内側側副靱帯　Medial collateral ligament
　——《膝関節の》　115, **116**, 118
　——《肘関節の》　37, **38**, 54
内側直筋　Medial rectus　230
内側頭　Medial head　141
内側半月　Medial meniscus　117, 118
内側翼突筋　Medial pterygoid　221
内腸骨動脈　Internal iliac artery　159
内転　Adduction　3
　——《足の》　140
　——《肩関節の》　28
　——《股関節の》　104
　——《手関節，手根》　55
　——《指の》　67
内転筋結節　Adductor tubercle　113
内転筋腱裂孔　Adductor hiatus　159
内反股　Coxa vara　111
内反膝　Genu varus　112
内反変形　Varus deformities　124
内腹斜筋　Internal oblique　**195**, 197
内閉鎖筋　Obturator internus
　　　108, 110, 214
内肋間筋　Internal intercostal muscle
　　　168, 200
軟口蓋　Soft palate　172
軟骨終板《椎体間の》　Cartilage end plate
　　　177
軟骨性関節　Cartilaginous joint　6
軟骨性骨化　Endochondral ossification　5
軟膜　Pia mater　204, 225

に

二次軟骨性関節　Secondary cartilaginous
　joint　6
二分岐性棘突起　Bifid spinous process
　　　175
二分靱帯　Bifurcate ligament　137, **138**
握り　Power grip　80

乳頭体　Mammillary body　226
乳頭突起　Mammillary process　176
尿管　Ureter　212, 213
尿道　Urethra　212, 214

の

ノルアドレナリン　Noradrenaline　205
脳硬膜　Cranial dura mater　225
脳神経　Cranial nerves　226
脳脊髄液　Cerebrospinal fluid　225
脳底動脈　Basilar artery　227
脳梁　Corpus callosum　224
囊状陥凹《下槌尺関節の》　Sacciform recess　47

は

ハムストリングス　Hamstrings　110
バケツの取っ手運動の軸　Axis for 'bucket handle' Movements　166
パチニ小体　Pacinian corpuscle　10
ばね指　Trigger finger　77
把握　Grips　80
破骨細胞　Osteoclast　5
馬尾　Cauda equina　201
背筋　Back muscles　193, 194, 200
背屈　Dorsiflexion　4
── 《足関節の》　128, 132
背側距舟靱帯　Dorsal talonavicular ligament　138
背側結節　Dorsal tubercle　44
背側骨間筋　Dorsal interossei　75, 148
背側指神経　Dorsal digital nerve　79
背側手根間靱帯　Dorsal intercarpal ligament　54
背側手根中手靱帯　Dorsal carpometacarpal ligament　54
背側踵立方靱帯　Dorsal calcaneocuboid ligament　137, 138
背側足根中足靱帯　Dorsal tarsometatarsal ligaments　139
背側橈骨手根靱帯　Dorsal radiocarpal ligament　54
背側立方舟靱帯　Dorsal cuboideonavicular ligament　138
肺　Lungs　173
──, 体表目印　171
肺静脈　Pulmonary veins　173
肺動脈弁　Pulmonary valve　169
白質　White matter　203
白線　Linea alba　195, 197
剥離骨折　Avulsion fracture　43
薄筋　Gracilis　**107**, 110, 123
反回神経　Recurrent laryngeal nerve　190
半羽状筋　Unipennate muscle　7
半関節形成術　Hemiarthroplasty　111
半規管　Semicircular ducts　229
半規管膨大部　Ampulla of semicircular ducts　229
半棘筋　Semispinalis　193
半月膝蓋線維　Menisco-patellar fibres　118
半月大腿靱帯　Menisco-femoral ligament　118
半腱様筋　Semitendinosus　**109**, 123, 154
半膜様筋　Semimembranosus　**109**, 118, 122, 155
伴行静脈　Vena comitans　**88**, 160

ひ

ヒラメ筋　Soleus　123, **141**
ヒラメ筋線　Soleal line　113
皮下乳頭　Subcutaneous papilla　10
皮脂腺　Sebaceous gland　10
皮神経支配　Cutaneous nerve supply　87
皮膚　Skin　10
皮膚分布　Cutaneous distribution　87
泌尿器系　Urinary system　212
腓骨　Fibula　90, **125**
── の触診　125
腓骨筋　Peroneus　144
腓骨前縁　Anterior border of fibula　113
腓骨頭　Head of fibula　113
腓骨動脈　Fibular artery　159
腓腹筋　Gastrocnemius　141
腓腹筋外側頭　Lateral head gastrocnemius　115
腓腹筋内側頭　Medial head gastrocnemius　115

腓腹神経　Sural nerve　123, 155
尾骨　Coccyx　90, **93**
尾骨角　Cornu of coccyx　93
尾骨筋　Coccygeus　214
尾骨神経叢　Coccygeal plexus　152
尾状葉《肝臓の》　Caudate lobe　210
鼻筋　Nasalis　222
鼻腔　Nasal cavity　222
鼻骨　Nasal bone　216
鼻根筋　Procerus　222
「左-」→「さ-」の項もみよ
左冠状動脈　Left coronary artery　170
左鎖骨下動脈　Left subclavian artery　172
左主気管支　Left main bronchus　172
左心室圧痕　Left ventricular impression　173
左心室後静脈　Left posterior ventricular vein　170
左総頸動脈　Left common carotid artery　172
左椎骨動脈　Left vertebral artery　227
左内頸動脈　Left internal carotid artery　227
表皮　Epidermis　10

ふ

不規則骨　Irregular bone　5
浮腫　Edema　12
浮遊肋　Floating ribs　162
富裕線　Fortune line　60
伏在神経　Saphenous nerve　149, 153
伏在裂孔　Saphenous opening　160
副交感神経系　Parasympathetic nervous system　206
副神経　Accessory nerve　226
副閉鎖神経　Accessory obturator nerve　152
腹横筋　Transversus abdominis　**195**, 197
腹横筋膜　Transversalis fascia　196, 197
腹筋　Abdominal muscles　195, 196
腹腔神経節　Coeliac ganglion　205
腹大動脈　Abdominal aorta　207
腹直筋　Rectus abdominis　96, **196**
腹直筋鞘　Rectus sheath　196
腹直筋離開　Diastasis recti　196
腹部　Abdomen　209
腹壁膨張　Parietal bulge　211
腹膜　Peritoneum　196
腹膜外筋膜　Extraperitoneal fascia　211
腹膜嚢　Peritoneal sac　211

へ

ヘルニア　Hernia　211
ベイカー嚢胞　Baker's cyst　124
ベル麻痺　Bell's palsy　222
ペルテス病　Perthes' disease　111
平滑筋　Smooth muscle　7
平面関節　Plane joint　6
閉鎖孔　Obturator foramen　92, 94, 95, 98
閉鎖神経　Obturator nerve　106, **152**, 153, 157
閉鎖動脈　Obturator artery　159
壁側胸膜　Parietal pleura　111
壁側腹膜　Parietal peritoneum　211
変形性関節症　Osteoarthritis　111, 124
扁平股　Coxa plana　111
扁平骨　Flat bone　5
扁平足　Flat foot (Pes planus)　150

ほ

ポンプの柄運動の軸　Axis for 'pump handle' movements　166
母指　Thumb
　── の動き　63
　── の関節面　61
母趾外転筋　Abductor hallucis　142, **148**, 150
母指球筋　Thenar muscles　58
母指対立筋　Opponens pollicis　75
母指内転筋　Adductor pollicis　74
母趾内転筋　Adductor hallucis　**148**, 150
方形回内筋　Pronator quadratus　50
方形筋結節　Quadrate tubercle　98
方形靱帯　Quadrate ligament　47, 48
方形葉《肝臓の》　Quadrate lobe　210
放線状有頭骨靱帯　Radiate capitate ligament　54

放線状肋骨頭靱帯　Radiate ligament of head of rib　164, **165**
縫合　Suture　6
縫工筋　Sartorius　110, **122**, 123
紡錘状筋　Fusiform muscle　7
傍矢状面　Parasagittal plane　2
傍指尖-外側対立　Subtermino-lateral opposition　80
膀胱　Bladder　212

ま

マイスネル小体　Meissner's corpuscle　10
末梢神経　Peripheral nerve　8
末節骨　Distal phalanx　51, 60
膜内骨化　Intramembranous ossification　5

み

「右-」→「う-」の項もみよ
右縁枝　Right marginal artery　170
右冠状動脈　Right coronary artery　170
右鎖骨下動脈圧痕　Right subclavian artery impression　173
右主気管支　Right main bronchus　172
右心房圧痕　Right atrial impression　173
右腎静脈　Right renal vein　212
右腎動脈　Right renal artery　212
右椎骨動脈　Right vertebral artery　227
右内頸動脈　Right internal carotid artery　227
耳　Ear　229
脈絡膜　Choroid　230

む

無漿膜野　Bare area　210
無髄線維　Non-myelinated nerve fiber　8

め

メルケル盤　Merkel's disc　10
目　Eye　230
迷走神経　Vagus nerve　190, 226

も

毛乳頭　Hair papilla　10

毛包　Hair follicle　10
毛包求心性神経線維　Hair follicle afferent　10
毛様小帯　Ciliary zonule　230
毛様体　Ciliary body　230
盲腸　Caecum　210
網膜　Retina　230
網膜中心動脈　Central artery of retina　230

ゆ

有鈎骨　Hamate　51, 53
有鈎骨鈎　Hook of hamate　51
有髄線維　Myelinated nerve fiber　8
有頭骨　Capitate　51, 53, 58
指　Finger
　――の動き　67, 68
　――の関節面　65

よ

腰神経叢　Lumbar plexus　152, 202
腰仙骨神経幹　Lumbosacral trunk　152
腰仙骨神経叢　Lumbosacral plexus　152, 202
腰仙連結　Lumbosacral joint　183
腰腸肋筋　Iliocostalis lumborum　193
腰椎　Lumbar vertebrae　174, **176**
　――の動き　189
腰動脈　Lumber arteries　207
腰方形筋　Quadratus lumborum　**194**, 197
翼状靱帯　Alar ligaments　182
翼突筋静脈叢　Pterygoid venous plexus　228

ら

ラムダ縫合　Lambdoid suture　216
卵円窓　Oval window　229
卵管　Uterine tube　213
卵管采　Ovarium fimbria ovarica　213
卵管内腔　Lumen of uterine tube　213
卵形嚢　Utricle　229
卵巣　Ovary　213

り

リスター結節　Lister's tubercle　45
リンパ　Lymph　11
リンパ管　Lymph vessel　11
リンパ系　Lymphatic system　11
リンパ節　Lymph node　11
梨状筋　Piriformis　105, **108**, 110, 214
離断性骨軟骨炎　Osteochondritis dessicans　124
立方骨　Cuboid　129, 134, 150
立毛筋　Arrector pili muscle　10
菱形靱帯　Trapezoid ligament　18, 19
菱形靱帯線　Trapezoid line　16
輪状靱帯　Annular ligament　37
輪状軟骨　Cricoid cartilage　172
輪帯　Zona orbicularis　101, 102
輪帯線維　Zona orbicularis fibers　101

る・れ

ルシュカ関節　Luschka joint　178
ルフィニ小体　Ruffini corpuscle　10
裂孔ヘルニア　Hiatus hernia　211

ろ

漏斗　Infundibulum　226
肋横突関節　Costotransverse joint　164
肋横突靱帯　Costotransverse ligament　164
肋間静脈　Intercostal veins　168
肋間神経　Intercostal nerves　168, **200**, 202
肋骨　Rib　**163**, 164, 165
──の動き　166
肋骨角　Angle of rib　163
肋骨挙筋　Levatores costarum　168
肋骨頸　Neck of rib　163
肋骨結節　Tubercle of rib　163
肋骨溝　Subcostal groove of rib　163
肋骨前端　Anterior end of rib　163
肋骨体　Shaft(body)of rib　163
肋骨頭　Head of rib　163
肋骨頭関節　Costovertebral joint　164
肋骨部線束　Costal fibres　167
肋鎖靱帯　Costoclavicular ligament　18, 19
肋鎖靱帯圧痕　Costoclavicular roughened area　16
肋軟骨　Costal cartilage　17, 18, 162
肋軟骨間関節　Intercostal joints　165

わ

鷲手　Claw hand
腕神経叢　Brachial plexus　82, 202
腕橈骨筋　Brachioradialis　**40**, 42, 59, 76
腕頭動脈　Brachiocephalic artery　172, 227

欧文索引

A

Abdomen　腹部　209
Abdominal aorta　腹大動脈　207
Abdominal muscles　腹筋　195, 196
Abducens nerve　外転神経　226
Abduction　外転　3
Abductor digiti minimi
　―― 小指外転筋　59, **74**, 76
　―― 小趾外転筋　**148**, 150
Abductor hallucis　母趾外転筋
　　　　　　　　142, **148**, 150
Abductor pollicis brevis　短母指外転筋
　　　　　　　　74
Abductor pollicis longus　長母指外転筋
　　　　　　　　59, **73**, 76
Accessory nerve　副神経　226
Accessory obturator nerve　副閉鎖神経
　　　　　　　　152
Acetabular fossa　寛骨臼窩　100
Acetabular labrum　関節唇《股関節の》
　　　　　　　　99, **102**
Acetabular notch　寛骨臼切痕　100
Acetabulum　寛骨臼　92, 98, **100**
Acetylcholine　アセチルコリン　8, 206
Achilles tendon　アキレス腱　141
Acromial angle　肩峰角　16, 24
Acromial facet　肩峰関節面　16
Acromioclavicular joint　肩鎖関節　14, 15
Acromioclavicular ligament　肩鎖靱帯　18
Acromion　肩峰　16, 25
Adduction　内転　3
Adductor brevis　短内転筋　**107**, 110
Adductor hallucis　母趾内転筋　**148**, 150
Adductor hiatus　内転筋腱裂孔　159
Adductor longus　長内転筋　**107**, 110
Adductor magnus　大内転筋
　　　　　　　　105, **107**, 108, 110
Adductor pollicis　母指内転筋　74
Adductor tubercle　内転筋結節　113

Afferent nerve fiver　求心性線維　8
Ala of sacrum　仙骨翼　93
Alar ligaments　翼状靱帯　182
Ampulla of semicircular ducts　半規管膨
　大部　229
Anatomical axis　解剖軸《大腿骨の》　99
Anatomical neck　解剖頚　24
Anatomical position　解剖学的位置　2
Anatomical snuffbox　解剖学的嗅ぎタバ
　コ窩　59, 76
Anconeus　肘筋　41, 50
Angle of anteversion　前捻角《大腿骨の》
　　　　　　　　99
Angle of inclination　傾斜角（頚体角）
　　　　　　　　25, 99
Angle of retroversion　後捻角《上腕骨の》
　　　　　　　　25
Angle of rib　肋骨角　163
Angle of Wiberg　ウイベルク角　99
Ankle joint　足関節　90, 129
Ankle joint centre　足関節中心　112
Ankle joint line　足関節裂隙線　129
Annular ligament　輪状靱帯　37
Annular ligament of radius　橈骨輪状靱帯
　　　　　　　　46, 47, **48**, 49
Annulus fibrosus　線維輪《椎体間の》　177
Anococcygeal ligament　肛門尾骨靱帯
　　　　　　　　214
Ansa cervicalis　頚神経ワナ　199
Anterior　前方　2
Anterior arch　前弓《頚椎の》　175
Anterior atlanto-occipital membrane　前環
　椎後頭膜　182
Anterior border of fibula　腓骨前縁　113
Anterior cerebral artery　前大脳動脈　227
Anterior communicating artery　前交通動
　脈　227
Anterior cruciate ligament　前十字靱帯
　　　　　　　　117, 118
Anterior end of rib　肋骨前端　163

Anterior external plexus 前外椎骨静脈叢 208
Anterior fibres of deltoid 前部線維束《三角筋の》 30
Anterior fontanelle 大泉門 216
Anterior funiculus 前索《脊髄の》 203
Anterior gluteal line 前殿筋線 92, 98
Anterior inferior cerebellar artery 前下小脳動脈 227
Anterior inferior iliac spine 下前腸骨棘 92, 98
Anterior internal plexus 前内椎骨静脈叢 208
Anterior interosseous nerve 前骨間神経 86
Anterior interventricular artery 前室間枝 170
Anterior ligament of fibular head 前腓骨頭靱帯 127
Anterior longitudinal ligament 前縦靱帯 165, **181**, 182
Anterior median fissure 前正中裂 203, 226
Anterior mediastinum 縦隔前部 169
Anterior oblique ligament 前斜靱帯 62
Anterior pubic ligament 前恥骨靱帯 96
Anterior radiate ligaments 前放線状胸肋靱帯 165
Anterior sacral foramen 前仙骨孔 93
Anterior sacroiliac ligament 前仙腸靱帯 95
Anterior spinal artery 前脊髄動脈 203, 227
Anterior sternoclavicular ligament 前胸鎖靱帯 18
Anterior superior iliac spine 上前腸骨棘 92, 98
Anterior talofibular ligament 前距腓靱帯 130, 131
Anterior tibial artery 前脛骨動脈 149, 159
Anterior tibiofibular ligament 前脛腓靱帯 127, 131

Anterior tibiotalar ligament 前脛距靱帯 131
Anterior tubercle 前結節 175
Antihelix 対輪 229
Anus 肛門 210, 214
Aortic impression 大動脈圧痕 173
Aortic opening 大動脈裂孔 167
Aortic valve 大動脈弁 169
Apex of patella 膝蓋骨尖 113
Apical ligament of the dens 歯尖靱帯 182
Aponeurosis 腱膜 7
Appendix 虫垂 210
Aqueous chamber 眼房 230
Arachnoid granulation クモ膜顆粒 225
Arachnoid mater クモ膜 204, 225
Arch of aorta 大動脈弓 172
Arch of foot 足弓 150
Arcuate fibres 弓状線維 101
Arcuate line 弓状線 92
Arcuate popliteal ligament 弓状膝窩靱帯 115
Arcuate pubic ligament 恥骨弓靱帯 94, 96
Arm 上腕 14
Arrector pili muscle 立毛筋 10
Artery 動脈 88, 159, 227
Arthroplasty 関節形成術 111
Articular cartilage 関節軟骨 47
Articular disc 関節円板 17, 46, 47, 52, 218
Articular surfaces 関節面
——, ankle 足関節の 130
——, elbow 肘関節の 36
——, fingers 指の 65
——, foot 足の 136
——, forearm 前腕の 46
——, hip 股関節の 100
——, knee 膝関節の 114
——, pectoral girdle 上肢帯の 17
——, pelvic girdle 下肢帯の 94
——, sacrococcygeal joint 仙尾関節の 94
——, sacroiliac joint 仙腸関節の 94

——, shoulder joint　肩関節の　25
——, symphysis pubis　恥骨結合の　94
——, thumb　母指の　61
——, tibiofibular joints　上脛腓関節の　126
——, wrist and carpus　手関節，手根の　52
Articular surfaces of axis　軸椎関節面　180
Ascending aorta　上行大動脈　170
Ascending colon　上行結腸　210
Atlantoaxial joints　環軸関節　180
Atlanto-occipital joints　環椎後頭関節　179
Atlas　環椎　179, 180
Auditory ossicles　耳小骨　229
Auditory tube　耳管　172
Auricular surface of sacrum　耳状面《仙骨の》　93, 94
Autonomic nervous system　自律神経系　205, 206
Avascular necrosis　虚血性壊死　111
Avulsion fracture　剥離骨折　43
Axes of femoral condyles　大腿骨顆軸　114
Axial rotation　軸回旋　19, 185, 189
Axilla　腋窩　33
Axillary artery　腋窩動脈　33, **88**
Axillary nerve　腋窩神経　82, **83**, 87
Axillary sheath　腋窩鞘　33
Axillary vein　腋窩静脈　33, **88**
Axis for 'bucket handle' Movements　バケツの取っ手運動の軸　166
Axis for 'pump handle' movements　ポンプの柄運動の軸　166
Axis of head and neck　頭頸軸《上腕骨の》　25
Axis of rotation　回旋軸《椎弓間の》　178
Axis through the epicondyles　上顆間軸《上腕骨の》　25
Axon　軸索　8

B

Back muscles　背筋　193, 194, 200

Baker's cyst　ベイカー嚢胞　124
Ball and socket joint　臼状関節　6
Bare area　無漿膜野　210
Base of metacarpal　中手骨底　51, 60
Base of proximal phalanx　基節骨底　61
Basilar artery　脳底動脈　227
Basilar membrane　基底膜　229
Basilic vein　尺側皮静脈　42, 58, **88**
Basivertebral vein　椎体静脈　208
Bell's palsy　ベル麻痺　222
Biceps brachii　上腕二頭筋　33, **40**, 42
Biceps femoris　大腿二頭筋　**109**, 123
Bicipital aponeurosis　上腕二頭筋腱膜　40, 42
Bifid spinous process　二分岐性棘突起　175
Bifurcate ligament　二分靱帯　137, **138**
Bipennate muscle　羽状筋　7
Bladder　膀胱　212
Body of mandible　下顎体　217
Body of metacarpal　中手骨体　51, 60
Body of pubis　恥骨体　94, 96
Body of sternum　胸骨体　163
Body of uterus　子宮体　213
Bone　骨　5
——, development　発達　5
——, elbow　肘の　35
——, foot　足の　134
——, forearm　前腕の　44, 45
——, growth　の成長　5
——, hand　手の　60
——, hip　股関節の　91, 92, 98, 100
——, knee　膝の　113
——, pectoral girdle　上肢帯の　16
——, pelvic girdle　下肢帯の　92, 93
——, shoulder joint　肩関節の　24
——, tibiofibular joints　脛腓関節の　125
——, upper limb　上肢の　14, 24
——, wrist and carpus　手関節，手根の　51
Bony labyrinth　骨迷路　229
Brachial artery　上腕動脈　42, 88
Brachial plexus　腕神経叢　82, 202
Brachialis　上腕筋　**40**, 42

Brachialis impression 尺骨粗面 35, 44
Brachiocephalic artery 腕頭動脈 172, 227
Brachioradialis 腕橈骨筋 **40**, 42, 59, 76
Broad ligament of uterus 子宮広間膜 213
Bronchi 気管支 **172**, 173
Buccinator 頬筋 222
Bursa 滑液包 6
Bursitis 滑液包炎 124

C

Caecum 盲腸 210
Calcaneocuboid joint 踵立方関節 135, 137
Calcaneofibular ligament 踵腓靱帯 130, 131
Calcaneonavicular ligament 踵舟靱帯 135
Calcaneus 踵骨 129, 134, 138
Cancellous bone 海綿骨 5
Capitate 有頭骨 51, 53, 58
Capitulum of humerus 上腕骨小頭 35, 36
Capsular fibres 関節包線維 115
Cardiac muscle 心筋 7
Cardiac notch 心切痕 173
Carotid sheath 頸動脈鞘 190
Carpal bones 手根骨 14
Carpal tunnel 手根管 58
Carpal tunnel syndrome 手根管症候群 86
Carpometacarpal(CM)joint 手根中手 (CM)関節 51, 53
Carpus 手根 51
Cartilage end plate 軟骨終板《椎体間の》 177
Cartilaginous joint 軟骨性関節 6
Cauda equina 馬尾 201
Caudate lobe 尾状葉《肝臓の》 210
Cavernous sinus 海綿静脈洞 228
Central artery of retina 網膜中心動脈 230
Central canal 中心管 203
Central lymph nodes 中心リンパ節 33

Central sulcus 中心溝 224
Central tendon 腱中心 167
Cephalic vein 橈側皮静脈 42, 58, **88**
Cerebellum 小脳 224, 226
Cerebral cortex 大脳皮質 225
Cerebral hemisphere 大脳半球 224
Cerebrospinal fluid 脳脊髄液 225
Cerebrum 大脳 224
Cervical canal 子宮頸管 213
Cervical plexus 頸神経叢 202
Cervical vertebrae 頸椎 174, **175**
Cervix of uterus 子宮頸部 213
Chondromalacia patella 膝蓋軟骨軟化症 124
Choroid 脈絡膜 230
Ciliary body 毛様体 230
Ciliary zonule 毛様小帯 230
Circumflex branch 回旋枝 170
Clavicle 鎖骨 15, **16**
Clavicular facet 鎖骨関節面 16
Clavicular notch 鎖骨切痕 163
Claw hand 鷲手 84
Coccygeal plexus 尾骨神経叢 152
Coccygeus 尾骨筋 214
Coccyx 尾骨 90, **93**
Cochlea 蝸牛 229
Cochlear duct 蝸牛管 229
Cochlear nerve 蝸牛神経 229
Coeliac ganglion 腹腔神経節 205
Collateral ligament 側副靱帯 62, 65, 66, 116, 139
Common bile duct 総胆管 210
Common carotid artery 総頸動脈 190, 227
Common iliac artery 総腸骨動脈 159
Common peroneal nerve 総腓骨神経 123, 155, **156**
Compact bone 緻密骨 5
Concentric contraction 求心性収縮 7
Concha 耳甲介 229
Condylar process 関節突起 217
Condyloid joint 顆状関節 6
Confluence of sinuses 静脈洞交会 228

Conjoint tendon　鼡径鎌（結合腱）　195, 211
Conjunctiva　結膜　230
Conoid ligament　円錐靱帯　18, 19
Conoid tubercle　円錐靱帯結節　16
Coracoacromial ligament　烏口肩峰靱帯　18, 26, **27**
Coracobrachialis　烏口腕筋　**31**, 33
Coracoclavicular ligament　烏口鎖骨靱帯　17, 18, **27**
Coracohumeral ligament　烏口上腕靱帯　26, **27**
Coracoid process　烏口突起　**16**, 18, 24
Cornea　角膜　230
Cornu of coccyx　尾骨角　93
Coronal plane　冠状面　2
Coronal suture　冠状縫合　216
Coronary sinus　冠状静脈洞　170
Coronoid fossa　鈎突窩　35, 36
Coronoid process　筋突起　35, 36, 217
Corpus callosum　脳梁　224
Corrugator supercilii　皺眉筋　222
Costal cartilage　肋軟骨　17, 18, 162
Costal fibres　肋骨部線維束　167
Costoclavicular ligament　肋鎖靱帯　18, 19
Costoclavicular roughened area　肋鎖靱帯圧痕　16
Costotransverse joint　肋横突関節　164
Costotransverse ligament　肋横突靱帯　164
Costovertebral joint　肋骨頭関節　164
Coxa magna　過大骨頭　111
Coxa plana　扁平股　111
Coxa valga　外反股　111
Coxa vara　内反股　111
Cranial cavity　頭蓋腔　216
Cranial dura mater　脳硬膜　225
Cranial nerves　脳神経　226
Cricoid cartilage　輪状軟骨　172
Cruciate ligaments　十字靱帯《膝関節の》　117
Cruciform ligament　十字靱帯《脊柱の》　182

Cubital fossa　肘窩　42
Cuboid　立方骨　129, 134, 150
Cuneiform　楔状骨　129, 134, 150
Cuneocuboid joint　楔立方関節　135
Cuneonavicular joint　楔舟関節　135
Cutaneous distribution　皮膚分布　87
Cutaneous nerve supply　皮神経支配　87
Cystic duct　胆嚢管　210

D

Deep　深側　2
Deep cervical lymph chain　深頸リンパ節　190
Deep fascia　深筋膜　42, 149
Deep fascia of forearm　前腕深筋膜　42
Deep inguinal ring　深鼡径輪　197, 211
Deep palmar arch　深掌動脈弓　88
Deep peroneal nerve　深腓骨神経　149, **156**, 157
Deep transverse metacarpal ligament　深横中手靱帯　66, 79
Deep transverse metatarsal ligament　深横中足靱帯　139
Deep vein thrombosis (DVT)　深静脈血栓症　160
Deltoid　三角筋　26, **30**
Deltoid ligament　三角靱帯　131, 138
Deltoid tubercle　三角筋結節　16
Deltoid tuberosity　三角筋粗面　24
Dens　歯突起　175
Denticulate ligament　歯状靱帯　204
Depression　下制　19, 20, 220
Depressor anguli oris　口角下制筋　222
Depressor labii inferioris　口唇下制筋　222
DeQuervain's tenosynovitis　デケルバン腱鞘炎　73
Dermal papilla　真皮乳頭　10
Dermatomes　デルマトーム（皮節）　87
Dermis　真皮　10
Descending aorta　下行大動脈　172
Descending colon　下行結腸　210
Developmental dysplasia of hip　股関節の形成異常　111

Diaphragm　横隔膜　167, 169
Diaphysis　骨幹　5
Diastasis recti　腹直筋離開　196
Digastric　顎二腹筋　223
Digestive system　消化器系　210
Digital nerves　指神経　86
Dislocation　脱臼　43
Distal　遠位　2
Distal interphalangeal (DIP) joint　遠位趾節間 (DIP) 関節　135
Distal phalanx　末節骨　51, 60
Distraction　伸延《後頭下部の》　186
Dorsal calcaneocuboid ligament　背側踵立方靱帯　137, 138
Dorsal carpometacarpal ligament　背側手根中手靱帯　54
Dorsal cuboideonavicular ligament　背側立方舟靱帯　138
Dorsal digital expansion　伸筋腱膜　69
Dorsal digital nerve　背側指神経　79
Dorsal intercarpal ligament　背側手根間靱帯　54
Dorsal interossei　背側骨間筋　75, 148
Dorsal radiocarpal ligament　背側橈骨手根靱帯　54
Dorsal ramus　後枝《脊髄神経の》　202
Dorsal roots　後根《脊髄神経の》　202
Dorsal scapular nerve　肩甲背神経　82
Dorsal talonavicular ligament　背側距舟靱帯　138
Dorsal tarsometatarsal ligaments　背側足根中足靱帯　139
Dorsal tubercle　背側結節　44
Dorsal venous arch　手(足)背静脈弓　88, 160
Dorsal horn　後角《脊髄の》　203
Dorsalis pedis artery　足背動脈　159
Dorsiflexion　背屈　4
Dorsum of foot　足背　2, 90
Dorsum of hand　手背　2, 14
Downward rotation　下方回旋《肩甲骨の》　20
Drop wrist　下垂手　85
Duodenal papilla　大十二指腸乳頭　210

Duodenum　十二指腸　210
Dupuytren's contracture　デュピュイトラン拘縮　77
Dura mater　硬膜　204, 225
Dural sac　硬膜嚢　204
Dural sleeve　硬膜袖　204
Dural venous sinuses　硬膜静脈洞　228

E

Ear　耳　229
Eccentric contraction　遠心性収縮　7
Ectopic ossification　異所性骨化　43
Edema　浮腫　12
Efferent nerve fiver　遠心性線維　8
Elbow　肘　35
Elbow joint　肘関節　14, 35
Elevation　挙上　19, 20, 220
Ellipsoid joint　楕円関節　6
Endocardium　心内膜　169
Endochondral ossification　軟骨性骨化　5
Endomysium　筋内膜　7
Endoneurium　神経内膜　8
Epidermis　表皮　10
Epimysium　筋上膜　7
Epineurium　神経上膜　8
Epiphyseal growth plate　骨端成長板　5
Epiphyseal line　骨端線《上腕骨の》　26
Epiphysis　骨端　5
Erb's palsy　エルプ麻痺　82
Erector spinae　脊柱起立筋　193
Eversion　外返し　4, 140
Extension　伸展　3
Extensor carpi radialis brevis　短橈側手根伸筋　57, 59, 76
Extensor carpi radialis longus　長橈側手根伸筋　57
Extensor carpi radialis longus　長橈側手根伸筋　76
Extensor carpi ulnaris　尺側手根伸筋　57, 58, 76
Extensor digiti minimi　小指伸筋　58, **70**, 76
Extensor digitorum　(総)指伸筋　59, **69**, 76

Extensor digitorum brevis　短趾伸筋　145, 149
Extensor digitorum longus　長趾伸筋　145, 149
Extensor expansion　伸筋腱膜　66, 79
Extensor hallucis brevis　短母趾伸筋　149
Extensor hallucis longus　長母趾伸筋　145, 149
Extensor hood　指背腱膜　69
Extensor indicis　示指伸筋　**70**, 76
Extensor pollicis brevis　短母指伸筋　**73**, 76
Extensor pollicis longus　長母指伸筋　59, **73**, 76
Extensor retinaculum　伸筋支帯　59, 70, 73, 76, 149
Extensor tendon　伸筋腱　66
External auditory meatus　外耳道　229
External carotid artery　外頸動脈　227
External ear　外耳　229
External iliac artery　外腸骨動脈　159
External intercostal muscle　外肋間筋　**168**, 200
External oblique　外腹斜筋　**195**, 197
External occipital protuberance　外後頭隆起　21
External os of uterus　子宮口　213
Extraocular muscles　外眼筋　230
Extraperitoneal fascia　腹膜外筋膜　211
Eye　目　230

F

Facet for dens　歯突起窩　175
Facial muscles　顔面筋　222
Facial nerve　顔面神経　226, 229
Facial skeleton　顔面頭蓋　216
Falciform ligament　肝鎌状間膜　210
Falx cerebri　大脳鎌　225, 228
Fascia lata　大腿筋膜　110
Fascicle　神経線維束　8
Fasciculus　筋線維束　7
Fate line　運命線(母指球皮線)　60
Femoral artery　大腿動脈　159
Femoral hernia　大腿ヘルニア　211
Femoral nerve　大腿神経　106, **152**, 153
Femoral sheath　大腿鞘　197
Femoral vessels　大腿動静脈　110
Femorotibial angle　大腿脛骨角　112
Femur　大腿骨　90
Fibrous capsule　線維性関節包　18, 26
Fibrous flexor sheaths　屈筋腱の線維鞘　66
Fibrous joint　線維性関節　6
Fibula　腓骨　90, **125**
Fibular artery　腓骨動脈　159
Filum terminale　終糸　204
Finger　指　65, 67, 68
First-class lever　第1のてこ　9
Flail arm　動揺腕　82
Flat bone　扁平骨　5
Flat foot(Pes planus)　扁平足　150
Flexion　屈曲　3
Flexor accessorius　足底方形筋　146
Flexor carpi radialis　橈側手根屈筋　**56**, 59, 76
Flexor carpi ulnaris　尺側手根屈筋　56
Flexor digiti minimi brevis　短小指(趾)屈筋　74, 147
Flexor digitorum brevis　短趾屈筋　147
Flexor digitorum longus　長趾屈筋　**146**, 149
Flexor digitorum profundus　深指屈筋　58, **72**, 78
Flexor digitorum superficialis　浅指屈筋　58, **71**, 78
Flexor hallucis brevis　短母趾屈筋　147
Flexor hallucis longus　長母趾屈筋　**142**, 149, 150
Flexor pollicis brevis　短母指屈筋　74
Flexor pollicis longus　長母指屈筋　59, **72**, 76
Flexor retinaculum　屈筋支帯　**58**, 71, 72, 76
Floating ribs　浮遊肋　162
Foot　足　90, 133
Foot arch　足弓　150
Foramen magnum　大孔　227
Foramen transversarium　横突孔　175

Force arm　力点距離　9
Forearm　前腕　14, 44
Fortune line　富裕線　60
Fovea capitis femoris　大腿骨頭窩　98, 100
Fracture　骨折　43
Free nerve ending　自由神経終末　10
Frontal bone　前頭骨　216
Frontal lobe　前頭葉　224, 226
Frontal plane　前頭面　2
Frontal pole　前頭極　224
Fundus of uterus　子宮底　213
Fusiform muscle　紡錘状筋　7

G

Gall bladder　胆嚢　210
Gastrocnemius　腓腹筋　141
Gemellus inferior　下双子筋　105, **108**, 110
Gemellus superior　上双子筋　105, **108**
Genitofemoral nerve　陰部大腿神経　152, 157
Genu valgus　外反膝　112
Genu varus　内反膝　112
Glenohumeral joint　肩関節　15
Glenohumeral ligament　関節上腕靱帯　27
Glenoid fossa　関節窩　24, **25**, 26
Glenoid labrum　関節唇《肩関節の》　26
Glial cell　グリア　224
Gliding　滑り《膝関節の》　119
Glossopharyngeal nerve　舌咽神経　226
Gluteal　殿部　90
Gluteal tuberosity　殿筋粗面　98, 105
Gluteus maximus　大殿筋　110
Gluteus medius　中殿筋　108, 110
Gluteus minimus　小殿筋　**105**, 110
Golfer's elbow　ゴルファー肘　43
Gomphosis　釘植　6
Gracilis　薄筋　**107**, 110, 123
Great cardiac vein　大心臓静脈　170
Great cerebral vein　大大脳静脈　228
Greater auricular nerve　大耳介神経　199
Greater sciatic foramen　大坐骨孔　95
Greater sciatic notch　大坐骨切痕　92, 98

Greater trochanter　大転子　98, 100
Greater tubercle　大結節　24, 25
Greater wing of sphenoid　蝶形骨大翼　216
Grey matter　灰白質　203
Grips　把握　80
Groove for subclavian artery　鎖骨下動脈溝　163
Groove for subclavian vein　鎖骨下静脈溝　163
Gyri　大脳回　224

H

Hair cells　感覚有毛細胞　229
Hair follicle　毛包　10
Hair follicle afferent　毛包求心性神経線維　10
Hair papilla　毛乳頭　10
Hamate　有鈎骨　51, 53
Hamstrings　ハムストリングス　110
Hand　手　14, 60
Hard palate　硬口蓋　172
Head line　頭脳線（近位手掌皮線）　60
Head of femur　大腿骨頭　98, 100
Head of fibula　腓骨頭　113
Head of humerus　上腕骨頭　**25**, 26
Head of mandible　下顎頭　217, 218
Head of metacarpal　中手骨頭　51, 60
Head of radius　橈骨頭　35, 44, 46
Head of rib　肋骨頭　163
Head of ulna　尺骨頭　44, 46
Heart　心臓　170
Heart line　感情線（遠位手掌皮線）　60
Helix　耳輪　229
Hemiarthroplasty　半関節形成術　111
Hepatic ducts　肝管　210
Hernia　ヘルニア　211
Hiatus hernia　裂孔ヘルニア　211
Hinge joint　蝶番関節　6
Hip joint　股関節　90
Hook grip　てさげ握り　80
Hook of hamate　有鈎骨鈎　51
Horizontal fissure　水平裂《肺の》　171, 173
Horizontal plane　水平面　2

Humeral trochlea　上腕骨滑車　35, 36
Humerus　上腕骨　14
Hyaline cartilage　硝子軟骨　6
Hyaloid canal　硝子体管　230
Hyoid bone　舌骨　172, 223
Hyoid Muscles　舌骨筋　223
Hyperextension　過伸展　119
Hypermetropia　遠視　230
Hypoglossal nerve　舌下神経　226
Hypothenar muscles　小指球筋　58

I

Ileum　回腸　210
Iliac crest　腸骨稜　92, 98
Iliac fossa　腸骨窩　92
Iliac tuberosity　腸骨粗面　92
Iliacus　腸骨筋　106, 110
Iliococcygeus　腸骨尾骨筋　214
Iliocostalis　腸肋筋　193
Iliocostalis cervicis　頸腸肋筋　193
Iliocostalis lumborum　腰腸肋筋　193
Iliocostalis thoracis　胸腸肋筋　193
Iliofemoral ligament　腸骨大腿靱帯　103
Iliohypogastric nerve　腸骨下腹神経　152, 157
Ilioinguinal nerve　腸骨鼠径神経　152, 157
Iliolumbar ligaments　腸腰靱帯　95, **183**
Iliopsoas　腸腰筋　110
Iliopubic eminence　腸恥隆起　92
Iliotibial tract　腸脛靱帯　115, 122
Ilium　腸骨　92, 98
Incus　キヌタ骨　229
Inferior　下方　2
Inferior acromioclavicular ligament　下肩鎖靱帯　17
Inferior angle　下角　16, 24
Inferior concha　下鼻甲介　172
Inferior epigastric vessels　下腹壁動・静脈　211
Inferior extensor retinaculum　下伸筋支帯　144, 149
Inferior glenohumeral ligament　下関節上腕靱帯　27
Inferior gluteal line　下殿筋線　92, 98

Inferior gluteal nerve　下殿神経　152, 154
Inferior lateral angle　下外側角《仙骨の》　93
Inferior lobe　下葉《肺の》　173
Inferior mesenteric ganglion　下腸間膜動脈神経節　205
Inferior oblique　下斜筋　230
Inferior orbital fissure　下眼窩裂　216
Inferior peroneal retinaculum　下腓骨筋支帯　144
Inferior petrosal sinus　下錐体静脈洞　228
Inferior radioulnar joint　下橈尺関節　14, **46**, 49
Inferior radioulnar joint capsule　下橈尺関節関節包　48
Inferior rectus　下直筋　230
Inferior sagittal sinus　下矢状静脈洞　225, 228
Inferior surface of clavicle　鎖骨下面　18
Inferior tibiofibular joint　下脛腓関節　90
Inferior triangular space　下三角隙　85
Inferior vena cava　下大静脈　170, 210
Infraglenoid tubercle　関節下結節　16, 24
Infrahyoid muscles　舌骨下筋群　223
Infrapatellar bursitis　膝蓋下滑液包炎　124
Infrapatellar fat pad　膝蓋下脂肪体　117
Infraspinatus　棘下筋　**29**, 33
Infraspinous fossa　棘下窩　16
Infundibulum　漏斗　226
Inguinal canal　鼠径管　197
Inguinal hernia　鼠径ヘルニア　197, 211
Inguinal ligament　鼠径靱帯　195, 197
Innermost intercostal muscle　最内肋間筋　**168**, 200
Innominate　寛骨　90
Intercarpal joints　手根間関節　53
Intercarpal ligaments　手根間靱帯　54, 58
Interclavicular ligament　鎖骨間靱帯　18
Intercondylar eminence　顆間隆起　113, 114
Intercondylar line　顆間線　113
Intercondylar fossa　顆間窩　113
Intercostal joints　肋軟骨間関節　165

Intercostal nerves　肋間神経
168, **200**, 202
Intercostal veins　肋間静脈　168
Intercuneiform joint　楔間関節　135
Intermediate cuneiform　中間楔状骨
129, 134
Intermediate sacral crest　中間仙骨稜　93
Intermetatarsal joint　中足骨間関節　135
Internal carotid artery　内頸動脈　227
Internal ear　内耳　229
Internal iliac artery　内腸骨動脈　159
Internal intercostal muscle　内肋間筋
168, 200
Internal jugular vein　内頸静脈　190, 228
Internal oblique　内腹斜筋　**195**, 197
Interossei　骨間筋　79
Interosseous border of tibia　脛骨骨間縁
113
Interosseous cuboideonavicular ligament
骨間立方舟靱帯　138
Interosseous membrane　骨間膜　6
Interosseous membrane of forearm　前腕
骨間膜　47, 48
Interosseous membrane of leg　下腿骨間
膜　125
Interosseous sacroiliac ligament　骨間仙腸
靱帯　95
Interosseous talocalcaneal ligament　骨間
距踵靱帯　137, 138
Interosseous tarsometatarsal ligaments　骨
間足根中足靱帯　139
Interosseous tibiofibular ligaments　骨間脛
腓靱帯　127
Interphalangeal (IP) joint　指節間 (IP) 関節
66
Interspinalis　棘間筋　194
Interspinous ligament　棘間靱帯　**181**, 184
Intertransversarii　横突間筋　194
Intertransverse ligaments　横突間靱帯
181
Intertrochanteric line　転子間線　98
Intertubercular groove　結節間溝　24, 25
Intervertebral disc　椎間円板　6, **177**, 183
Intervertebral foramen　椎間孔　181

Intra-articular ligament　関節内靱帯　165
Intramembranous ossification　膜内骨化
5
Inversion　内返し　4, 140
Iris　虹彩　230
Irregular bone　不規則骨　5
Ischial spine　坐骨棘　92, 98
Ischial tuberosity　坐骨結節　92, 98
Ischiofemoral ligament　坐骨大腿靱帯
103
Ischium　坐骨　92, 98
Isometric contraction　等尺性収縮　7
Isotonic contraction　等張性収縮　7
Isthmus　子宮狭部　213

J

Jejunum　空腸　210
Joint　関節　6, 135, 164, 177, 178
Joint capsule　関節包
——, pectoral girdle　上肢帯の　18
——, shoulder joint　肩関節の　26, 27
——, elbow　肘の　37
——, forearm　前腕の　47
——, wrist and carpus　手関節，手根の
53
——, hip　股関節の　101
——, knee　膝の　115
——, temporomandibular joint　顎関節の
219
Joint space　関節腔　6, 26

K

kidney　腎臓　212
Klumpke's palsy　クルンプケ麻痺　82
Knee joint　膝関節　90, 112
Knee joint centre　膝関節中心　112
Krause's end bulb　クラウゼ終末小体　10
Kyphosis　円背　174

L

Lambdoid suture　ラムダ縫合　216
Lamina　椎弓板　175, 176
Large intestine　大腸　210
Lateral　外側，外方　2

Lateral cutaneous nerve of forearm　外側前腕皮神経　83
Lateral (fibular) collateral ligament　外側側副靱帯　115, **116**, 118
Lateral accessory vein　外側副伏在静脈　160
Lateral arcuate ligament　外側弓状靱帯　167
Lateral atlantoaxial joints　外側環軸関節　180
Lateral border of scapula　肩甲骨外側縁　16, 24
Lateral cerebral surface　大脳外側面　227
Lateral circumflex femoral artery　外側大腿回旋動脈　159
Lateral collateral ligament　外側側副靱帯　131
Lateral condyle　外側顆　113
Lateral cord　外側神経束　82, 86
Lateral costotransverse ligament　外側肋横突靱帯　164
Lateral cutaneous nerve of calf　外側腓腹皮神経　156, 157
Lateral cutaneous nerve of forearm　外側前腕皮神経　42
Lateral cutaneous nerve of leg　外側下腿皮神経　123
Lateral cutaneous nerve of thigh　外側大腿皮神経　152, 157
Lateral epicondyle　外側上顆　35, 50, 113
Lateral flexion　側屈　3, 185〜189
Lateral fornix　腟円蓋　213
Lateral funiculus　側索《脊髄の》　203
Lateral head gastrocnemius　腓腹筋外側頭　115
Lateral head of triceps brachii　上腕三頭筋外側頭　41
Lateral horn　側角《脊髄の》　203
Lateral ligament　外側靱帯《顎関節の》　219
Lateral longitudinal arch　外側縦足弓　150
Lateral lumbosacral ligament　外側腰仙靱帯　183

Lateral lymph nodes　外側リンパ節　33
Lateral malleolar surface　外果関節面　130
Lateral malleolus　外果　125, 129
Lateral marginal vein　外側足縁静脈　160
Lateral mass of sacrum　外側塊《仙骨の》　93
Lateral meniscus　外側半月　117, 118
Lateral patellar retinaculum　外側膝蓋支帯　115
Lateral pectoral nerve　外側胸筋神経　82
Lateral plantar artery　外側足底動脈　159
Lateral plantar nerve　外側足底神経　**155**, 157
Lateral pterygoid　外側翼突筋　218, **221**
Lateral rectus　外側直筋　230
Lateral rotation　外旋　3, 28, 104, 120
Lateral sacral crest　外側仙骨稜　93
Lateral sulcus　外側溝　224
Lateral supracondylar ridge　外側顆上稜　35
Lateral talocalcaneal ligament　外側距踵靱帯　131, **137**, 138
Latissimus dorsi　広背筋　**32**, 197
Left common carotid artery　左総頸動脈　172
Left coronary artery　左冠状動脈　170
Left internal carotid artery　左内頸動脈　227
Left lobe　左葉《肝臓の》　210
Left lung　左肺　173
Left main bronchus　左主気管支　172
Left marginal artery　左縁枝　170
Left marginal vein　左縁静脈　170
Left posterior ventricular vein　左心室後静脈　170
Left subclavian artery　左鎖骨下動脈　172
Left ventricular impression　左心室圧痕　173
Left vertebral artery　左椎骨動脈　227
Leg　下腿　90
Lens　水晶体　230
Lesion of menisci　関節半月損傷　124
Lesser occipital nerve　小後頭神経　199

Lesser sciatic foramen　小坐骨孔　95
Lesser sciatic notch　小坐骨切痕　92
Lesser trochanter　小転子　98, 100
Lesser tubercle　小結節　24, 25
Lesser wing of sphenoid　蝶形骨小翼　216
Levator anguli oris　口角挙筋　222
Levator ani　肛門挙筋　212, **214**
Levator labii superioris　上唇挙筋　222
Levator labii superioris alaeque nasi　上唇鼻翼挙筋　222
Levator scapulae　肩甲挙筋　**21**, 190
Levatores costarum　肋骨挙筋　168
Lever　てこ　9
Life line　生命線　60
Ligament　靱帯
――, ankle　足関節の　131
――, elbow　肘の　38
――, finger joints　指の関節の　66
――, foot　足の　137
――, forearm　前腕の　48
――, hip　股関節の　103
――, knee　膝の　116
――, pectoral girdle　上肢の　18
――, sacroiliac joint　仙腸関節の　95
――, shoulder joint　肩関節の　26
――, symphysis pubis　恥骨結合の　96
――, temporomandibular joint　顎関節の　219
――, thorax　胸郭の　165
――, thumb　母指の　62
――, tibiofibular joints　脛腓関節の　127
――, vertebral column　脊柱の　181
――, wrist and carpus　手関節，手根の　54
Ligament disorders　靱帯損傷　124
Ligamentum flavum　黄色靱帯　**181**, 184
Ligamentum nuchae　項靱帯　21, **181**, 190
Ligamentum patellae　膝蓋靱帯　115, **121**
Ligamentum teres femoris　大腿骨頭靱帯　102
Linea alba　白線　195, 197
Lingula　下顎小舌　217, 219

Lister's tubercle　リスター結節　45
Liver　肝臓　210
Load arm　作用点距離　9
Lobule　耳垂　229
Long (great) saphenous vein　大伏在静脈　149, 160
Long bone　長管骨　5
Long head of biceps brachii　上腕二頭筋長頭　33, 40
Long head of triceps brachii　上腕三頭筋長頭　41
Long plantar ligament　長足底靱帯　137, 138, 150
Long posterior sacroiliac ligament　長後仙腸靱帯　95
Long thoracic nerve　長胸神経　82
Longissimus　最長筋　193
Longissimus capitis　頭最長筋　193
Longissimus cervicis　頸最長筋　193
Longissimus thoracis　胸最長筋　193
Longitudinal fibres　縦走線維《股関節の》　101
Longitudinal fissure　大脳縦裂　224, 226
Longus capitis　頭長筋　192, 199
Longus colli　頸長筋　192
Lower cervical region　下部頸椎　186
Lower limb　下肢
Lumber arteries　腰動脈　207
Lumbar plexus　腰神経叢　152, 202
Lumbar vertebrae　腰椎　174, **176**
Lumbosacral joint　腰仙連結　183
Lumbosacral plexus　腰仙骨神経叢　152, 202
Lumbosacral trunk　腰仙骨神経幹　152
Lumbricals muscles　虫様筋　**72**, 79, 146
Lumen of uterine tube　卵管内腔　213
Lunate　月状骨　51
Lunate surface　月状面　100
Lungs　肺　173
Luschka joint　ルシュカ関節　178
Lymph　リンパ　11
Lymph node　リンパ節　11
Lymph vessel　リンパ管　11
Lymphatic system　リンパ系　11

M

Major axis　長軸　49
Major calyces　大腎杯　212
Malleolar fossa　外果窩　129
Mallet finger　槌指　69
Malleus　ツチ骨　229
Mammillary body　乳頭体　226
Mammillary process　乳頭突起　176
Mandible　下顎骨　216, 217
Mandibular fossa　下顎窩　218
Manubriosternal joint　胸骨柄結合　18
Manubrium of sternum　胸骨柄　163
Masseter　咬筋　221
Masticatory muscles　咀嚼筋　211
Maxilla　上顎骨　216
Mechanical axis　荷重軸　25, 99, 112
Medial　内側　2
Medial arcuate ligament　内側弓状靱帯　167
Medial border　内側縁《肩甲骨の》　16
Medial calcaneal nerve　内側踵骨枝　155
Medial cerebral surface　大脳内側面　227
Medial collateral ligament　内側側副靱帯　38, **116**
Medial condyle　内側顆　113
Medial cord　内側神経束　82, 86
Medial cuneiform　内側楔状骨　129, 134
Medial cutaneous nerve of arm　内側上腕皮神経　82, 87
Medial cutaneous nerve of forearm　内側前腕皮神経　42, 87
Medial epicondyle　内側上顆　35, 50, 56, 113
Medial head　内側頭　141
Medial head gastrocnemius　腓腹筋内側頭　115
Medial head of triceps brachii　上腕三頭筋内側頭　41
Medial intermuscular septum　内側筋間中隔　84
Medial longitudinal arch　内側縦足弓　150
Medial malleolar surface　内果関節面　130
Medial malleolus　内果　125, 129
Medial marginal vein　内側足縁静脈　160
Medial meniscus　内側半月　117, 118
Medial patellar retinaculum　内側膝蓋支帯　115
Medial pectoral nerve　内側胸筋神経　82
Medial plantar artery　内側足底動脈　159
Medial plantar nerve　内側足底神経　**155**, 157
Medial pterygoid　内側翼突筋　221
Medial rectus　内側直筋　230
Medial rotation　内旋　3, 28, 104, 120
Medial supracondylar ridge　内側顆上稜　35
Medial talocalcaneal ligament　内側距踵靱帯　137
Median atlantoaxial joint　正中環軸関節　180
Median cubital vein　肘正中皮静脈　42, 88
Median nerve　正中神経　42, 82, **86**
Median plane　正中面　2
Median sacral crest　正中仙骨稜　93
Median vein of forearm　前腕正中皮静脈　42, 88
Medulla oblongata　延髄　226
Meissner's corpuscle　マイスネル小体　10
Meninges　髄膜　225
Menisci　関節半月　118
Menisco-femoral ligament　半月大腿靱帯　118
Menisco-patellar fibres　半月膝蓋線維　118
Mentalis　オトガイ筋　222
Merkel's disc　メルケル盤　10
Metacarpal　中手骨　51, 66
Metacarpophalangeal (MCP) joint　中手指節(MCP)関節　66
Metatarsal arteries　中足動脈　159
metatarsalgia　中足骨痛症　150
Metatarsals　中足骨　129, 134, 150

Metatarsophalangeal (MTP) joint 中足趾節(MTP)関節 135
Midbrain 中脳 226
Midcarpal joint 手根中央関節 52, 53
Middle cardiac vein 中心臓静脈 170
Middle cerebral artery 中大脳動脈 227
Middle concha 中鼻甲介 172
Middle ear 中耳 229
Middle fibres of deltoid 中部線維束《三角筋の》 30
Middle glenohumeral ligament 中関節上腕靱帯 27
Middle lobe 中葉《肺の》 173
Middle mediastinum 縦隔中部 169
Middle phalanx 中節骨 51, 60, 78
Midtarsal joint 横足根関節 135, 136
Minor axis 短軸《橈骨頭の》 49
Minor calyces 小腎杯 212
Mitral valve 僧帽弁 169
Motor nerve fiver 運動線維 8
Motor root 運動根 226
Movement 動き 3
Multifidus 多裂筋 194
Multipennate muscle 多羽状筋 7
Muscle 筋 7
　——, ankle 足関節の 141〜143
　——, back 背部の 193
　——, elbow joint 肘の 40, 41
　——, foot 足の 144〜148
　——, forearm 前腕の 50
　——, hip 股関節の 105〜109
　——, knee 膝関節の 121, 122
　——, pectoral girdle 上肢帯の 21, 22
　——, shoulder joint 肩関節の 29〜33
　——, wrist and carpus 手関節, 手根の 56, 57
Muscles of mastication 咀嚼筋 221
Musculocutaneous nerve 筋皮神経 82, **83**, 87
Myelin sheath 髄鞘 8
Myelinated nerve fiber 有髄線維 8
Mylohyoid 顎舌骨筋 223
Mylohyoid line 顎舌骨筋線 219
Myocardium 心筋層 169
Myofibril 筋原線維 8
Myopia 近視 230
Myositis ossificans 骨化性筋炎 43

N

Nasal bone 鼻骨 216
Nasal cavity 鼻腔 216
Nasalis 鼻筋 222
Navicular 舟状骨《足の》 129, 134
Neck muscles 頸筋 191, 192
Neck of femur 大腿骨頸 98, 100
Neck of mandible 下顎頸 217
Neck of radius 橈骨頸 35, 44
Neck of rib 肋骨頸 163
Neck of ulna 尺骨頸 44
Nerve supply 神経支配 82, 152, 157
Neural canal 椎孔 176
Neural canal (vertebral foramen) 脊柱管（椎孔） 175
Neuromuscular junction 神経筋接合部 8
Neutral position 中間位 4
Non-myelinated nerve fiber 無髄線維 8
Noradrenaline ノルアドレナリン 205
Nucleus pulposus 髄核 177, 184
Nutrient foramen 栄養孔 113

O

Oblique cord 斜索 48
Oblique fibres 斜走線維 101
Oblique fissure 斜裂 171, 173
Oblique popliteal ligament 斜膝窩靱帯 115, 122
Obliquus capitis inferior 下頭斜筋 192
Obliquus capitis superior 上頭斜筋 192
Obturator artery 閉鎖動脈 159
Obturator externus 外閉鎖筋 108, 110
Obturator foramen 閉鎖孔 92, 94, 95, 98
Obturator internus 内閉鎖筋 108, 110, 214
Obturator nerve 閉鎖神経 106, **152**, 153, 157
Occipital bone 後頭骨 179, 216
Occipital condyle 後頭顆 186
Occipital lobe 後頭葉 224, 226

Occipital pole　後頭極　224
Occipitofrontalis　後頭前頭筋　222
Oculomotor nerve　動眼神経　226
Odontoid process (dens)　歯突起　175
Oesophageal impression　食道圧痕　173
Oesophageal opening　食道裂孔　167
Oesophagus　食道　190, 210
Olecranon　肘頭　36, 37, 44
Olecranon bursitis　肘頭部滑液包炎　43
Olecranon fossa　肘頭窩　35, 36
Olfactory bulb　嗅球　226
Olfactory nerve　嗅神経　226
Olfactory tract　嗅索　226
Olive　オリーブ　226
Omohyoid　肩甲舌骨筋　190, **223**
Opening of subscapular bursa　肩甲下包の開口部　26
Opponens digiti minimi　小指対立筋　75
Opponens pollicis　母指対立筋　75
Opposition　対立　63
Optic axis　眼軸　230
Optic chiasma　視交叉　226
Optic disc (blind spot)　視神経円板 (盲点)　230
Optic nerve　視神経　226
Optic tract　視索　226
Orbicularis oculi (orbital part)　眼輪筋　222
Orbicularis oris　口輪筋　222
Osgood–Schlatter's disease　オズグッド–シュラッター病　124
Ossification center　骨化中心　5
Osteoarthritis　変形性関節症　111, 124
Osteoblast　骨芽細胞　5
Osteochondritis dessicans　離断性骨軟骨炎　124
Osteoclast　破骨細胞　5
Oval window　卵円窓　229
Ovarium fimbria ovarica　卵管采　213
Ovary　卵巣　213

P

Pacinian corpuscle　パチニ小体　10
Palm　手掌　2, 14

Palmar aponeurosis　手掌腱膜　77
Palmar carpometacarpal ligament　掌側手根中手靱帯　54
Palmar digital artery　掌側指動脈　79
Palmar digital nerve　掌側指神経　79
Palmar grip　掌側握り　80
Palmar intercarpal ligament　掌側手根間靱帯　54
Palmar interossei　掌側骨間筋　75
Palmar ligament　掌側靱帯　62, 66
Palmar radiocarpal ligament　掌側橈骨手根靱帯　54
Palmar surfaces　掌側面　52
Palmar ulnocarpal ligament　掌側尺骨手根靱帯　54
Palmaris brevis　短掌筋　77
Palmaris longus　長掌筋　**56**, 58
Palpation　触診
　——, carpal bones　手根骨の　51
　——, medial malleolus　内果の　128
　——, radius　橈骨の　45, 51
　——, sacrococcygeal joint　仙尾連結の　94
　——, symphysis pubis　恥骨結合の　96
　——, ulna　尺骨の　45, 51
Pancreas　膵臓　210
Pancreatic duct　膵管　210
Parasagittal plane　傍矢状面　2
Parasympathetic nervous system　副交感神経系　206
Paratenon　腱傍組織　141
Parietal bone　頭頂骨　216
Parietal bulge　壁腹膨張　211
Parietal lobe　頭頂葉　224
Parietal peritoneum　壁側腹膜　211
Parietal pleura　壁側胸膜　111
Patella　膝蓋骨　90, 118
Patellar surface　膝蓋面　113
Patellofemoral disorders　膝蓋大腿疾患　124
Pectineal line　恥骨筋線　98
Pectineus　恥骨筋　106, 110
Pectoral girdle　上肢帯　15
Pectoral lymph nodes　胸筋リンパ節　33

Pectoralis major　大胸筋　**31**, 33
Pectoralis minor　小胸筋　**22**, 33
Pedicle　椎弓根　175, 176
Pelvic floor　骨盤底　214
Pelvic girdle　下肢帯　91
Pennate muscles　羽状筋群　7
Perforating branches　貫通枝　152
Perimysium　筋周膜　7
Perineal body　会陰腱中心　214
Perineal nerve　会陰神経　152
Perineurium　神経周膜　8
Periodontal membrane　歯根膜　6
Periosteum　骨膜　6
Peripheral nerve　末梢神経　8
Peritoneal sac　腹膜嚢　211
Peritoneum　腹膜　196
Peroneus　腓骨筋　144
Peroneus brevis　短腓骨筋　144, 149, 150
Peroneus longus　長腓骨筋　142, **144**, 149, 150
Peroneus tertius　第三腓骨筋　**143**, 144
Perthes' disease　ペルテス病　111
Pes cavus　凹足　150
Pes planus　扁平足　150
Phalanges
　—— 指骨/指節骨　51, 66
　—— 趾骨/趾節骨　90, 129, 134
Pharynx　咽頭　210
Phrenic nerve　横隔神経　199
Pia mater　軟膜　204, 225
Pincer grip　指尖つまみ　80
Pinch grip　指腹つまみ　80
Piriformis　梨状筋　105, **108**, 110, 214
Pisiform　豆状骨　51
Pivot joint　車軸関節　6
Plane joint　平面関節　6
Plantar aponeurosis　足底腱膜　142, 150
Plantar arch　足底動脈弓　159
Plantar calcaneocuboid ligament　底側踵立方靱帯　**137**, 138, 150
Plantar calcaneonavicular ligament　底側踵舟靱帯　**138**, 142, 150
Planter cuboideonavicular ligament　底側立方舟靱帯　138

Plantar cuneocuboid ligament　底側楔立方靱帯　138
Plantar cuneonavicular ligament　底側楔舟靱帯　138
Plantar intermetatarsal ligament　底側中足靱帯　138
Plantar interossei　底側骨間筋　148
Plantar ligament　底側靱帯　139
Plantar tarsometatarsal ligaments　底側足根中足靱帯　139
Plantarflexion　底屈　4
Plantaris　足底筋　115, 123, **141**
Planter surface of foot　足底　2, 90
Platysma　広頸筋　190, 222
Pleura　胸膜　171
Pleural sac　胸膜嚢　171
Pons　橋　226
Pontine branches　橋枝　227
Popliteal artery　膝窩動脈　123, 159
Popliteal cyst　膝窩嚢胞　124
Popliteal fossa　膝窩　123
Popliteal surface　膝窩面　113
Popliteal surface of femur　大腿骨膝窩面　123
Popliteal vein　膝窩静脈　123, 160
Popliteus　膝窩筋　115, 118, **122**, 123
Porta hepatis　肝門脈　210
Postcentral anastomosis　後中心吻合　207
Postcentral gyrus　中心後回　224
Postcentral sulcus　中心後溝　224
Posterior　後方　2
Posterior arch　後弓《頸椎の》　175
Posterior atlanto-occipital membrane　後環椎後頭膜　182
Posterior cerebral artery　後大脳動脈　227
Posterior communicating artery　後交通動脈　227
Posterior cord　後神経束　82, 85
Posterior cruciate ligament　後十字靱帯　**117**, 118
Posterior cutaneous nerve of thigh　後大腿皮神経　110, 152, 154
Posterior external plexus　後外椎骨静脈叢　208

Posterior fibres of deltoid　後部線維束《三角筋の》　30
Posterior fontanelle　小泉門　216
Posterior funiculus　後索《脊髄の》　203
Posterior gluteal line　後殿筋線　92, 98
Posterior inferior cerebellar artery　後下小脳動脈　227
Posterior inferior iliac spine　下後腸骨棘　92, 98
Posterior intermediate sulcus　後中間溝《脊髄の》　203
Posterior internal plexus　後内椎骨静脈叢　208
Posterior interosseous nerve　後骨間神経　42, 85
Posterior interventricular artery　後室間枝　170
Posterior lateral sulcus　後外側溝《脊髄の》　203
Posterior ligament of head of fibula　後腓骨頭靱帯　126, 127
Posterior ligament　後靱帯　131
Posterior longitudinal ligament　後縦靱帯　**181**, 182
Posterior median sulcus　後正中溝《脊髄の》　203
Posterior oblique ligament　後斜靱帯　62
Posterior radiate ligament　後放線状胸肋靱帯　165
Posterior sacral foramen　後仙骨孔　93
Posterior sacroiliac ligament　後仙腸靱帯　95
Posterior spinal arteries　後脊髄動脈　203
Posterior sternoclavicular ligament　後胸鎖靱帯　18
Posterior superior iliac spine　上後腸骨棘　92, 98
Posterior talocalcaneal ligament　後距踵靱帯　131, **137**
Posterior talofibular ligament　後距腓靱帯　126
Posterior tibial artery　後脛骨動脈　149, 159

Posterior tibiofibular ligament　後脛腓靱帯　126, 127
Posterior tibiotalar ligament　後脛距靱帯　131
Postjunctional membrane　神経筋接合部後膜　8
Postvertebral muscles（Erector spinae）　脊柱起立筋　197
Power grip　握り　80
Precentral gyrus　中心前回　224
Precentral sulcus　中心前溝　224
Precision grip　つかみ　80
Prejunctional membrane　神経筋接合部前膜　8
Prepatellar bursitis　膝蓋前滑液包炎　124
Primary cartilaginous joint　一次軟骨性関節　6
Procerus　鼻根筋　222
Profunda brachii artery　上腕深動脈　88
Profunda femoris artery　大腿深動脈　159
Pronated position　回内位　4
Pronation　回内　4, 49, 140
Pronator quadratus　方形回内筋　50
Pronator teres　円回内筋　42, **50**
Prostate　前立腺　212
Protraction　前突　19, 20, 220
Proximal　近位　2
Proximal interphalangeal（PIP）joint　近位趾節間（PIP）関節　135
Proximal phalanx　基節骨　60, 65
Psoas major　大腰筋　**106**, 110, 197
Pterygoid venous plexus　翼突筋静脈叢　228
Pubic crest　恥骨稜　92
Pubic symphysis　恥骨結合　92
Pubic tubercle　恥骨結節　92, 98
Pubis　恥骨　92, 98
Pubococcygeus　恥骨尾骨筋　214
Pubofemoral ligament　恥骨大腿靱帯　103
Pudendal nerve　陰部神経　110, 152
Pulmonary valve　肺動脈弁　169
Pulmonary veins　肺静脈　173
Pupil　瞳孔　230
Pyramid　錐体　226

Pyramid（medulla） 腎錐体（腎髄質） 212
Pyramidalis 錐体筋 96

Q

Quadrate ligament 方形靱帯 47, 48
Quadrate lobe 方形葉《肝臓の》 210
Quadrate tubercle 方形筋結節 98
Quadratus femoris 大腿方形筋 105, **108**, 110
Quadratus lumborum 腰方形筋 **194**, 197
Quadratus plantae 足底方形筋 146
Quadriceps femoris 大腿四頭筋 121
Quadriceps tendon 大腿四頭筋腱 116

R

Radial artery 橈骨動脈 58, 59, 76, **88**
Radial carpometacarpal ligament 外側手根中手靱帯 62
Radial collateral carpal ligament 外側手根側副靱帯 54
Radial collateral ligament 外側側副靱帯《肘関節の》 37, **38**
Radial fossa 橈骨窩 35, 36
Radial nerve 橈骨神経 42, 82, **85**, 87
Radial notch 橈骨切痕 36, 46
Radial tuberosity 橈骨粗面 44
Radiate capitate ligament 放線状有頭骨靱帯 54
Radiate ligament of head of rib 放線状肋骨頭靱帯 164, **165**
Radiocarpal joint 橈骨手根関節 **52**, 53
Radius 橈骨 35, **44**, 46
Ramus of mandible 下顎枝 217
Rectum 直腸 210, 212
Rectus abdominis 腹直筋 96, **196**
Rectus capitis anterior 前頭直筋 192
Rectus capitis posterior major 大後頭直筋 192
Rectus capitis posterior minor 小後頭直筋 192
Rectus femoris 大腿直筋 110, **121**
Rectus sheath 腹直筋鞘 196
Recurrent laryngeal nerve 反回神経 190

Renal column（cortex） 腎柱（腎皮質） 212
Renal cortex 腎皮質 212
Renal fascia 腎被膜 212
Renal pelvis 腎盤 212
Reproductive system 生殖器系 213
Respiratory muscles 呼吸筋 167, 168
Respiratory tree 気道 172
Retina 網膜 230
Retraction 後退 19, 20, 220
Rheumatoid arthritis 関節リウマチ 124
Rhomboid major 大菱形筋 21
Rhomboid minor 小菱形筋 21
Rib 肋骨 **163**〜165
Right atrial impression 右心房圧痕 173
Right coronary artery 右冠状動脈 170
Right internal carotid artery 右内頸動脈 227
Right lobe 右葉《肝臓の》 210
Right lung 右肺 173
Right main bronchus 右主気管支 172
Right marginal artery 右縁枝 170
Right renal artery 右腎動脈 212
Right renal vein 右腎静脈 212
Right subclavian artery impression 右鎖骨下動脈圧痕 173
Right ureter 右尿管 212
Right vertebral artery 右椎骨動脈 227
Rotation 回旋 23, 187, 188
Rotator cuff muscle 回旋筋腱板 33
Rotatores 回旋筋 194
Round ligament of ovary 固有卵巣索 213
Round window 正円窓 229
Ruffini corpuscle ルフィニ小体 10

S

Sacciform recess 囊状陥凹《下橈尺関節の》 47
Saccule 球形囊 229
Sacral canal 仙骨管 93
Sacral cornua 仙骨角 93
Sacral hiatus 仙骨裂孔 93
Sacral plexus 仙骨神経叢 202

Sacral promontory 仙骨岬角 93
Sacral vertebrae 仙椎 174
Sacrococcygeal joint 仙尾連結 94
Sacroiliac joint 仙腸関節 90, **94**
Sacroiliac ligament 仙腸靱帯 95
Sacrospinous ligament 仙棘靱帯 95
Sacrotuberous ligament 仙結節靱帯 95, 105
Sacrum 仙骨 90, **93**, 214
Saddle joint 鞍関節 6
Sagittal suture 矢状縫合 216
Sagittal plane 矢状面 2
Saphenous nerve 伏在神経 149, 153
Saphenous opening 伏在裂孔 160
Sarcolemma 筋細胞膜 6
Sarcoplasm 筋形質 8
Sartorius 縫工筋 110, **122**, 123
Scala tympani 鼓室階 229
Scala vestibuli 前庭階 229
Scalenus anterior 前斜角筋 190, **191**
Scalenus medius 中斜角筋 190, **191**
Scalenus posterior 後斜角筋 191
Scaphoid 舟状骨《手の》 51, 54
Scapula 肩甲骨 15, **16**, 30
Schwann cell シュワン細胞 8
Sciatic nerve 坐骨神経 110, 152, **154**
Sclera 強膜 230
Scoliosis 側弯症 174
Sebaceous gland 皮脂腺 10
Secondary cartilaginous joint 二次軟骨性関節 6
Second-class lever 第2のてこ 9
Semicircular ducts 半規管 229
Semimembranosus 半膜様筋 **109**, 118, 122, 155
Semispinalis 半棘筋 193
Semispinalis capitis 頭半棘筋 190, **194**
Semispinalis cervicis 頸半棘筋 194
Semispinalis thoracis 胸半棘筋 194
Semitendinosus 半腱様筋 **109**, 123, 154
Sensory nerve fiver 感覚線維 8
Sensory root 感覚根 226
Serratus anterior 前鋸筋 **22**, 33

Serratus posterior inferior 下後鋸筋 **168**, 197
Serratus posterior superior 上後鋸筋 168
Sesamoid bone 種子骨 60, 129
Shaft(body) of rib 肋骨体 163
Sheet of muscle 筋薄板 7
Shenton's line シェントン線 98
Short (lesser) saphenous vein 小伏在静脈 149, 160
Short bone 短骨 5
Short head of Biceps brachii 上腕二頭筋短頭 40
Short posterior sacroiliac ligament 短後仙腸靱帯 95
Shoulder joint 肩関節 24
Sigmoid colon S状結腸 210
Sigmoid sinus S状静脈洞 228
Skeletal muscle 骨格筋 7
Skin 皮膚 10
Skull 頭蓋 216
Small cardiac vein 小心臓静脈 170
Small intestine 小腸 210
Smooth muscle 平滑筋 7
Soft palate 軟口蓋 172
Soleal line ヒラメ筋線 113
Soleus ヒラメ筋 123, **141**
Span grip 円板握り 80
Spermatic cord 精索 197
Sphenomandibular ligament 蝶下顎靱帯 219
Sphenoparietal sinus 蝶形頭頂静脈洞 228
Sphincter vagina 球海綿体筋 214
Spinal cord 脊髄 203, 204, 224
Spinal cord segments 脊髄節 201
Spinal meninges 脊髄髄膜 204
Spinal nerve 脊髄神経 190, **201**, 202
Spinal segments 脊髄節 201
Spinalis 棘筋 193
Spinalis thoracis 胸棘筋 193
Spine of scapula 肩甲棘 16
Spine of sphenoid 蝶形骨棘 219
Spinoglenoid notch 棘関節窩切痕 16
Spinous process 棘突起 175, 176

Spiral groove　橈骨神経溝　24, 85
Splanchnic nerve　骨盤内臓神経　206
Splenius capitis　頭板状筋　190, **192**
Splenius cervicis　頸板状筋　191
Spondylolisthesis　脊椎すべり症　183
Stapes　アブミ骨　229
Sternal angle　胸骨角　163
Sternal fibres　胸骨部線維束《横隔膜の》　167
Sternoclavicular joint　胸鎖関節　15, 17
Sternocleidomastoid　胸鎖乳突筋　190, **191**
Sternocostal joints　胸肋関節　164
Sternohyoid　胸骨舌骨筋　190, **223**
Sternothyroid　胸骨甲状筋　190, **223**
Sternum　胸骨　162, **163**, 166
Stomach　胃　172, 210
Straight sinus　直静脈洞　228
Stress incontinence　ストレス失禁　214
Stylohyoid　茎突舌骨筋　223
Styloid process　茎状突起　218, 219
Styloid process of the radius　橈骨茎状突起　44, 51
Stylomandibular ligament　茎突下顎靱帯　219
Subacromial bursa　肩峰下包　26
Subarachnoid space　クモ膜下腔　204, 225
Subclavian artery　鎖骨下動脈　**88**, 227
Subclavian groove　鎖骨下筋溝　16
Subclavius　鎖骨下筋　22
Subcostal groove of rib　肋骨溝　163
Subcutaneous papilla　皮下乳頭　10
Suboccipital region　後頭下部　186
Subscapular fossa　肩甲下窩　16, 24
Subscapular lymph nodes　肩甲下リンパ節　33
Subscapular nerves　肩甲下神経　82
Subscapularis　肩甲下筋　**29**, 33
Subtalar joint　距骨下関節　**135**, 137
Subterminal opposition　指腹対立　80
Subtermino-lateral opposition　傍指尖-外側対立　80

Superficial circumflex iliac vein　浅腸骨回旋静脈　160
Superficial epigastric vein　浅下腹静脈　160
Superficial external pudendal vein　浅外陰部静脈　160
Superficial inguinal ring　浅鼠径輪　197, 211
Superficial palmar arch　浅掌動脈弓　88
Superficial peroneal nerve　浅腓骨神経　149, **156**, 157
Superficial radial nerve　橈骨神経浅枝　42, 58
Superior　上方　2
Superior acromioclavicular ligament　上肩鎖靱帯　17
Superior angle　上角《肩甲骨の》　16
Superior articular facet　上関節面　175
Superior articular process　上関節突起《仙骨の》　93, 176
Superior border　上縁《肩甲骨の》　16
Superior cerebellar artery　上小脳動脈　227
Superior cerebral veins　上大脳静脈　228
Superior cervical ganglion　上頸神経節　205
Superior concha　上鼻甲介　172
Superior costotransverse ligament　上肋横突靱帯　165
Superior extensor retinaculum　上伸筋支帯　144
Superior glenohumeral ligament　上関節上腕靱帯　27
Superior gluteal nerve　上殿神経　152, 154
Superior lobe of Lung　上葉《肺の》　173
Superior mediastinum　縦隔上部　169
Superior mesenteric ganglion　上腸間膜動脈神経節　205
Superior nuchal line　上項線　21
Superior oblique　上斜筋　230
Superior orbital fissure　上眼窩裂　216
Superior peroneal retinaculum　上腓骨筋支帯　144, 149

Superior petrosal sinus 上錐体静脈洞 228
Superior pubic ligament 上恥骨靱帯 94, 96
Superior radioulnar joint 上橈尺関節 14, 49
Superior rectus 上直筋 230
Superior sagittal sinus 上矢状静脈洞 225, 228
Superior tibiofibular joint 上脛腓関節 126
Superior vena cava 上大静脈 170
Supinated position 回外位 4, 49
Supination 回外 4, 49, 140
Supinator 回外筋 50
Supinator crest 回外筋稜 50
Supraclavicular nerve 鎖骨上神経 199
Supracondylar fracture 顆上骨折 43
Supraglenoid tubercle 関節上結節 24
Suprahyoid muscles 舌骨上筋群 223
Supraorbital notch 眼窩上切痕 216
Suprapatellar bursa 膝蓋上包 115
Suprascapular nerve 肩甲上神経 82
Suprascapular notch 肩甲切痕 16
Supraspinatus 棘上筋 **29**, 33
Supraspinous fossa 棘上窩 16
Supraspinous ligament 棘上靱帯 **181**, 184
Supravaginal cervix 子宮頸腔上部 213
Sural nerve 腓腹神経 123, 155
Surgical neck 外科頸 24
Suture 縫合 6
Sweat gland 汗腺 10
Sympathetic nervous system 交感神経系 205
Symphysis 線維軟骨結合 6
Symphysis pubis 恥骨結合 **94**, 197, 214
Syndesmosis 靱帯結合 6
Synovial fold 滑膜ヒダ 130
Synovial joint 滑膜性関節 6
Synovial membrane 滑膜 18, 26, 47, 53, 101, 115
Synovial membrane outpouching 嚢状陥凹 37, 47
Synovial sheath for tendon of biceps 上腕二頭筋腱滑液鞘 26
Synovial sheaths 滑液鞘《手の》 76

T

Tactile corpuscle 触覚小体 10
Talocalcaneal ligament 距踵靱帯 137
Talocalcaneonavicular joint 距踵舟関節 135, **138**
Talus 距骨 134, 135
Tarsal bones 足根骨 134
Tarsal joints 足根間関節 136～138
Tarsometatarsal joints 足根中足関節 135
Tectorial membrane 蓋膜 182, 229
Temporal bone 側頭骨 216, 229
Temporal lobe 側頭葉 224, 226
Temporal fossa 側頭窩 218
Temporalis 側頭筋 218, 221
Temporomandibular joint 顎関節 218
Tendinitis 腱炎 77
Tendocalcaneus 踵骨腱（アキレス腱） 141, 149
Tendon 腱 7
Tendon of biceps femoris 大腿二頭筋腱 126, 127
Tendon of extensor carpi radialis longus 長橈側手根伸筋腱 59
Tendon of extensor digitorum （総）指伸筋腱 **59**, 66, 78
Tendon of extensor indicis 示指伸筋腱 59
Tendon of extensor pollicis brevis 短母指伸筋腱 59
Tendon of extensor pollicis longus 長母指伸筋腱 59, 62
Tendon of flexor digitorum profundus 深指屈筋腱 **71**, 72, 79
Tendon of flexor digitorum superficialis 浅指屈筋腱 71, 79
Tendon of long head of biceps brachii 上腕二頭筋長頭腱 26

Tendon of peroneus longus　長腓骨筋腱　138
Tendon of popliteus　膝窩筋腱　117
Tendon of tibialis posterior　後脛骨筋腱　138
Tennis elbow　テニス肘　43
Tenosynovitis　腱滑膜炎　77
Tensor fascia lata　大腿筋膜張筋　110, **122**
Tentorium cerebelli　小脳テント　225, 228
Teres major　大円筋　**32**, 88
Teres minor　小円筋　**29**, 33
Terminal opposition　指尖対立　80
Testis　精巣　211
The cervical plexus　頸神経叢　199
Thenar muscles　母指球筋　58
Thigh　大腿　90
Third-class lever　第3のてこ　9
Thoracic cage　胸郭　162
Thoracic inlet　胸郭上口　162
Thoracic outlet　胸郭下口　162
Thoracic vertebrae　胸椎　174, **176**
Thoracodorsal nerve　胸背神経　82
Thoracolumbar fascia　胸腰筋膜　197
Thorax　胸郭　162
Thumb　母指　61, 63
Thyrohyoid　甲状舌骨筋　223
Thyroid cartilage　甲状軟骨　172, 227
Thyroid gland　甲状腺　190
Tibia　脛骨　90, **125**
Tibial nerve　脛骨神経　123, 149, 154, **155**
Tibial tuberosity　脛骨粗面　113
Tibialis anterior　前脛骨筋　**143**, 150
Tibialis posterior　後脛骨筋　**142**, 149, 150
Tibiocalcaneal ligament　脛踵靱帯　131
Tibiofibular joint　脛腓関節　90, 125
Tibionavicular ligament　脛舟靱帯　131
Tongue　舌　172
Torticolis　斜頸　191
Trachea　気管　**172**, 190
Tracheal cartilages　気管軟骨　172
Tragus　耳珠　229
Transverse acetabular ligament　寛骨臼横靱帯　102
Transversalis fascia　腹横筋膜　196, 197

Transverse arch　横足弓　150
Transverse colon　横行結腸　210
Transverse costal facet　横突肋骨窩　176
Transverse cutaneous nerve of neck　頸横神経　199
Transverse humeral ligament　上腕横靱帯　27
Transverse ligament of atlas　環椎横靱帯　180, **182**
Transverse ligament of knee　膝横靱帯　117, 118
Transverse plane　横断面　2
Transverse process　横突起　175, 176
Transverse ridges
　――　横線《仙骨の》　93
　――　横稜《膝蓋骨の》　114
Transverse sinus　横静脈洞　228
Transverse talofibular ligament　横距腓靱帯　130
Transversus abdominis　腹横筋　**195**, 197
Transversus thoracis　胸横筋　**168**, 200
Trapezium　大菱形骨　51, 61
Trapezius　僧帽筋　**21**, 190
Trapezoid　小菱形骨　51
Trapezoid ligament　菱形靱帯　18, 19
Trapezoid line　菱形靱帯線　16
Trendelenburg gait　トレンデレンブルク歩行　105
Triangular subcutaneous area　三角形状の皮下領域　129
Triceps brachii　上腕三頭筋　41
Tricuspid valve　三尖弁　169
Trigeminal ganglion　三叉神経節　226
Trigeminal nerve　三叉神経　226
Trigger finger　ばね指　77
Triquetral　三角骨　51
Trochanteric fossa　転子窩　98
Trochlea　滑車　36
Trochlear nerve　滑車神経　226
Trochlear notch　滑車切痕　35, **36**
Trochlear surface　滑車面　130
Tubercle of iliac crest　腸骨結節　92, 98
Tubercle of rib　肋骨結節　163
Tympanic membrane　鼓膜　229

U

Ulna　尺骨　35, **44**, 47
Ulnar artery　尺骨動脈　42, **88**
Ulnar collateral carpal ligament　内側手根側副靱帯　54
Ulnar groove　尺骨神経溝　35
Ulnar nerve　尺骨神経　42, **84**, 87
Ulnar nerve entrapment　尺骨神経絞扼　43
Ulnar notch　尺骨切痕　46
Ulnar styloid process　尺骨茎状突起　44, 51
Uncovertebral joint　椎体鉤状関節　178, 187
Uncus　鉤　226
Unipennate muscle　半羽状筋　7
Upper lateral cutaneous nerve of the arm　上外側上腕皮神経　83
Upper limb　上肢　14
Upward rotation　上方回旋《肩甲骨の》　20
Ureter　尿管　212, 213
Urethra　尿道　212, 214
Urinary system　泌尿器系　212
Uterine cavity　子宮腔　213
Uterine tube　卵管　213
Uterus　子宮　212
Utricle　卵形囊　229

V

Vagina　腟　212, 214
Vaginal cervix　子宮頸腟部　213
Vagus nerve　迷走神経　190, 226
Valgus deformities　外反変形　124
Varicose veins　拡張蛇行静脈　160
Varus deformities　内反変形　124
Vastus intermedius　中間広筋　121
Vastus lateralis　外側広筋　115, **121**, 123
Vastus medialis　内側広筋　115, **121**, 123
Vein　静脈　88, 160, 228
Vena caval opening　大静脈孔　167
Vena comitans　伴行静脈　**88**, 160
Ventral ramus　前枝《脊髄神経の》　202
Ventral roots　前根《脊髄神経の》　202
Ventral (anterior) horn　前角《脊髄の》　203
Vertebral artery　椎骨動脈　190, 227
Vertebral body　椎体　164, 175, 176, 178
Vertebral column　脊柱　174
Vertical line　垂線《大腿骨の》　99
Vestibular nerve　前庭神経　229
vestibulocochlear nerve　内耳神経　226
Visual axis　視軸　230
Vitreous chamber　硝子体眼房　230

W・X

Ward's triangle　ウォード三角　111
White matter　白質　203
Wrist　手関節　51
Xiphoid process　剣状突起　163

Z

Zona orbicularis　輪帯　101, 102
Zona orbicularis fibers　輪帯線維　101
Zygapophysial joints　椎間関節　178
Zygomatic bone　頬骨　216
Zygomatic arch　頬骨弓　216
Zygomaticus major　大頬骨筋　222
Zygomaticus minor　小頬骨筋　222